# The Art
## OF
# Fermentation

# 發　酵　聖　經

AN IN-DEPTH EXPLORATION OF ESSENTIAL CONCEPTS
AND PROCESSES FROM AROUND THE WORLD

## 蔬果、穀類、根莖、豆類

**SANDOR ELLIX KATZ**
**FOREWORD BY　MICHAEL POLLAN**

麥可・波倫──序　　**山鐸・卡茲**──著　　王秉慧──譯

發酵聖經：蔬果、穀類、根莖、豆類／
山鐸・卡茲（Sandor Ellix Katz）著；王秉慧譯.
－二版.－新北市：大家出版：遠足文化事業股份有限公司發行，2023.03.
　　面；　公分
譯自：The art of fermentation : an in-depth exploration
of essential concepts and processes from around the world
ISBN 978-986-5562-97-7（平裝）
1.CST: 健康飲食
411.3　　　　　　　111021042

# 發酵聖經
# The ART of FERMENTATION
*An In-Depth Exploration of*
*Essential Concepts and Processes around the World*
## 蔬果、穀類、根莖、豆類

作　　者　　山鐸・卡茲（Sandor Ellix Katz）
譯　　者　　王秉慧
責任編輯　　宋宜真
編輯協力　　杜欣祐、謝忍翾
校　　對　　魏秋綢
行銷企畫　　陳詩韻
總 編 輯　　賴淑玲
封面設計　　格式INFORMAT DESIGN CURATING
內頁構成　　黃暐鵬
社　　長　　郭重興
發 行 人　　曾大福
出 版 者　　大家／遠足文化事業股份有限公司
發　　行　　遠足文化事業股份有限公司
　　　　　　231 新北市新店區民權路108-2號9樓
　　　　　　電話　(02)2218-1417　傳真　(02)8667-1065
劃撥帳號　　19504465　戶名　遠足文化事業有限公司
法律顧問　　華洋法律事務所　蘇文生律師
Ｉ Ｓ Ｂ Ｎ　978-986-5562-97-7（平裝）
　　　　　　9789865562953（PDF）
　　　　　　9789865562960（EPUB）
定　　價　　480元
初版一刷　　2014年5月
二版一刷　　2023年3月

◎有著作權・侵犯必究◎　本書如有缺頁、破損、裝訂錯誤，請寄回更換
本書僅代表作者言論，不代表本公司／出版集團之立場與意見

# CONTENTS
# 目錄

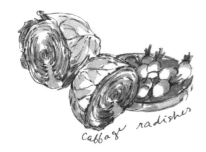

• Chapter 3 • ⋯⋯⋯45

# BASIC CONCEPTS AND EQUIPMENT
## 基本概念和器具

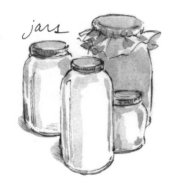

jars

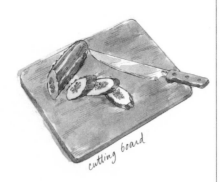

cutting board

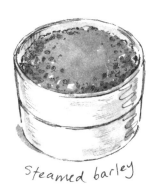

steamed barley

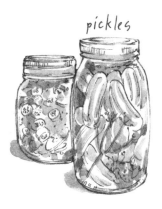

pickles

Contents

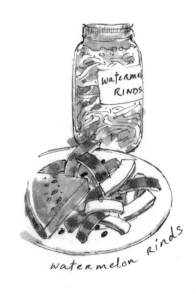

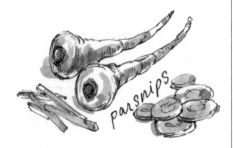

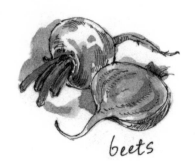

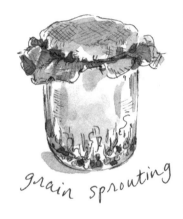

grain sprouting

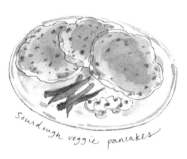

Sourdough veggie pancakes

Contents

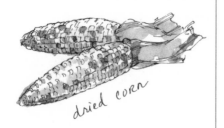

dried corn

• Chapter 6 • ………193
# GROWING MOLD CULTURES
## 培麴

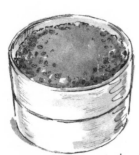

steamed barley

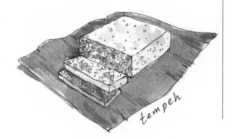

tempeh

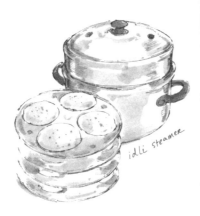
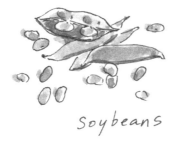
Contents

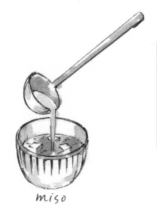

miso

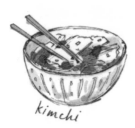

kimchi

# 推薦序

　　《發酵聖經》這本書深具啟發性。真的，我因此做了過去從未做過、如果沒讀這本書很可能也絕不會做的事。正因為讀了卡茲這本書，我家廚房流理台和地下室地板近來冒出了各式各樣的螺旋蓋玻璃罐、陶缸、果醬罐、瓶子和大玻璃瓶，透明的瓶罐還閃爍著神祕的色澤。自從迷上了卡茲所寫的「發酵之道」，我就動手做起一缸缸的德國酸菜和韓式泡菜，玻璃罐裡醃著黃瓜、胡蘿蔔、甜菜、白花菜、洋蔥、胡椒和野生韭蔥，果醬罐裡盛裝著優格和克菲爾白脫乳，還有好幾個20公升大的玻璃瓶裡釀著啤酒和蜂蜜酒。我總會不時想起，這些都是有生命的東西！每到深夜時分，屋子裡一片寂靜，就能聽見我發酵的東西正心滿意足發出咕嚕咕嚕的聲音。這代表我養的微生物很開心，因此聽來格外悅耳。

　　我隨時隨地都在閱讀食譜書，卻從未照書做出什麼名堂。《發酵聖經》為何如此不同？首先，卡茲描述發酵的轉化能力時，那股熱情充滿感染力，讓你忍不住也想試試究竟會發生什麼事。這讓我想起小學老師告訴我們把醋和小蘇打加在一起就會發生神奇的事情，那一天我也有同樣感覺。發酵這種微生物的轉化過程簡直神奇，轉化後的結果也是。原本再普通不過的材料，不經由人，而是經由細菌、真菌加工之後，竟出現令人為之驚艷的新風味以及引人入勝的新口感。

　　卡茲能鼓動讀者照著食譜去做以前聽都沒聽過的東西（卡瓦斯？斯拉巴？），還有另一個原因，那就是他不會讓讀者膽怯，反而讓讀者更有能力也更敢去做。而且我之後還會談到，《發酵聖經》還不只是一本食譜。雖然這本書的賣點是各類微生物的祕辛，作者卻有撥雲見日的能耐。他向讀者保證，其實事情沒有那麼複雜，德國酸菜誰都能做，而要做的事都寫在這裡了。要是出了什麼差錯呢？如果酸菜長出一叢嚇人的黴菌怎麼辦？別緊張，刮掉

黴菌，依舊可以享用下方的酸菜。

　　這種態度背後不只是作者在廚房隨遇而安的氣度，更有一套政治理念。《發酵聖經》不僅僅是食譜書。這麼說吧，如果說它只是食譜書，就像是說《禪與箭術》不過是弓與箭的製造指南。沒錯，書裡的確教你作法，但更重要的是還告訴你背後的道理，告訴你做做私房酸菜這種家常俗事，為何也能與世界建立緊密關係，而且還和好幾個不同的世界建立緊密關係，每個世界更是環環相扣。這些世界分別是：肉眼看不見的細菌和真菌、你所居住的地區，以及破壞人體和土地健康的食品工業。

　　不過是做一大缸酸菜，以上這番話聽起來口氣未免太大。然而，卡茲在本書中最重要的成就，就在於他真的能夠說服你。當今全球飲食口味和體驗漸趨一致，彷彿一片一望無際、景色單一的巨大草坪鋪蓋全球，而自己釀造或醃製食物，就是最有力的對抗。這就是一種獨立宣言。目前的經濟模式希望我們被動消費食品工業生產的商品，而不是做出能夠展現自我和居住地特色的獨特產品。自製發酵食物就是宣布脫離這樣的經濟模式，因為你做的酸菜或是私釀，跟我做的或別人做的絕對不一樣。

　　韓國人深諳發酵之道，能區分各種食物「口舌之味」與「手作之味」之間的差異。口舌之味不過是由分子接觸到味蕾所產生，是種廉價而方便的味道，任何食品科學家或食品公司都做得出來。手作之味這種飲食體驗則複雜得多，當中包含了做菜者的用心甚至是情意，成了飲食中不可磨滅的印記。親手製作的德國酸菜就帶著這樣的手作之味。

　　而且，相信我，你做的量還夠分贈親友。自製發酵食物最棒的事，就是可以脫離金錢交易的經濟制度，直接與他人分享。我現在常和自己釀酒的朋友交換一瓶瓶的啤酒和蜂蜜酒，也不斷與人流通瓶罐：罐子裝著滿滿的德國酸菜從我屋子離開，又裝滿了別人做的韓式泡菜或醃菜回到我家。探究發酵食物的世界，就等於進入發酵迷的圈子，而這些傢伙恰好既有趣又古怪，還非常慷慨。

　　當然，我們周遭、體內的細菌和真菌也自成一個圈子，只是我們看不

到，而這個圈子就須藉由《發酵聖經》這本護照或是簽證方能一窺究竟。倘若這本書還隱含某個目的（也的確有），那就是幫助我們重新思考生物學家馬古利斯（Lynn Margulis）口中的「微世界」和自己的關係。巴斯德（Louis Pasteur）在一個多世紀前發現了微生物在疾病中的角色，從此大多數人就開始不停與細菌對抗。我們為子女施打抗生素，盡可能讓孩子遠離微生物，通常也會努力消毒他們身邊的環境。我們生活在 Purell[1] 乾洗手的時代。然而生物學家已經逐漸明白，這場對抗細菌的戰爭中，由於細菌演化總是搶先人類一步，因此永遠是贏家，而且這場仗不只徒勞無功，結果還適得其反。

濫用抗生素已經產生了具抗藥性的細菌，這些細菌與先前好不容易剷除的細菌一樣致命。雪上加霜的是加工食品的夾擊，使人體體內缺少細菌以及細菌所需的纖維食物，結果擾亂了腸道內的微生物生態，其影響之深遠，我們至今才開始有所了解，而我們的許多健康問題也或許可用這一點來解釋。不讓孩童接觸細菌，得過敏和氣喘的機率反而較高。人類逐漸發現，想要身體健康，其中一個關鍵是與我們共用身體、共同演化的人體菌相（microflora）也要健康。

這場對細菌的戰爭中，卡茲是堅定的和平主義者，但他並不是袖手旁觀或夸夸其談，反而努力終結戰爭。身為後巴斯德主義者，他要我們與微世界重新協議關係，而《發酵聖經》就是具有說服力且實際可行的宣言，告訴我們如何一次一缸酸菜一步步做到。我衷心期盼本書能像活躍的微生物培養基一樣，培養出成千上萬的發酵迷來。這一天早該來了，歡迎加入。

——麥可・波倫（Michael Pollan），2011年12月22日

---

麥可・波倫，美國當代飲食界首屈一指的飲食作家，因親身追索食物從產地、屠宰、加工、商場到餐桌的流程，揭發現代食品工業的黑暗真相，被譽為食物界的良心。著有《雜食者的兩難》、《食物無罪》、《慾望植物園》等重要著作。

1 美國一家生產「乾洗手」液的公司。

## 作者序

　　我從小就在紐約市長大，孩提時便熱愛各種酸黃瓜，但怎麼也想不到那些美味、清脆、帶著蒜味的酸黃瓜有天竟然會領我踏上發掘和探索之途。事實上，除了酸黃瓜，麵包、乳酪、優格、酸奶油、義大利薩拉米香腸、醋、醬油、巧克力、咖啡、啤酒及葡萄酒這些發酵製品，早已是我們家重要的飲食之魂（就跟許多人家裡一樣），只是我們未曾認真談論或對待。然而，由於人生的際遇，我接觸到各種不同的營養觀念和飲食實驗，才確實了解到活性發酵食物上的細菌有益消化，並體驗到這些細菌有助於人體恢復健康。此外，我也記得自己當時身處園裡一堆堆的包心菜和蘿蔔之間，眼裡所見卻淨是頻頻向我招手誘惑的酸黃瓜。而我和酸黃瓜之間難分難捨的關係也就一直延續至今。

　　1999年，當我第一次在思夸奇山谷學院（Sequatchie Valley Institute）的工作坊指導製作德國酸菜時，我認知到美國文化對於在未冷藏情況下熟成食物有著莫大恐懼。在我們這個時代，大多數人從小就被灌輸這樣的觀念：細菌是危險的敵人，而冰箱則是家用必需品。為了促進細菌生長而不將食物冷藏起來，這樣的觀點可以想見會引起大家對於危險、疾病甚至死亡的懼怕。人們經常會問：「我怎麼知道長出來的細菌是我要的好菌？」大多數人都認為，要將食物安全地經由微生物轉化，就必須對此有廣泛的知識而且要能加以控制，因此，還是留給專家去做好了。

　　事實上，大部分食物的發酵，自人類有歷史以來就不斷進行，但這項古老儀式如今卻被移轉到工廠的生產線上。發酵已差不多要從家家戶戶的廚房中消失。千年以來，不同文化演進出不同的發酵技術（透過觀察自然現象及在嘗試和錯誤中學習，人們學會操控條件），如今正黯然而去且處於消失的危機裡。

　　我鑽進發酵的領域已將近二十個年頭，而我並沒有微生物學或食品科學的背景。我只不過是個愛好食物、嚮往回歸大地的發酵通才，我身陷發酵漩渦無法自拔，且受口腹之欲、珍惜食物以及想維持健康的渴望所驅使。迷上發酵之後，我做了大量實驗，與許多許多人談論這個主題，還廣泛閱讀了關於發酵的資訊。隨著做過的實驗及學到的知識越多，我也越發了解自己離「專家」還遠得很。從小成長環境中便與傳統發酵品為伍的人，他們的知識一定比我還要精通深入。還有些發酵專家成了專門的製造商，並為了維持生產和銷售品質的一致，發展出熟稔的技術。這些人多得數不完，也都比我還熟稔關於釀製啤酒、製作乳酪、烘焙麵包、醃製薩拉米香腸和釀製清酒的知識。那些專研基因學、新陳代謝、動力學、群落動態或其他發酵機制的微生物學家與科學家對發酵的了解，可是我望塵莫及的。

　　我對發酵的了解也並非百科全書式的。五大洲的人們各自發酵當地所食用的食物，而其中無止境的變化實在廣闊到沒有人可以全盤掌握。不過，我倒是很幸運能聽到許多很棒的故事，也嘗到不少自製和手工發酵食物。許多我的讀者、網站造訪者及參加工作坊的學生，都會講述他們祖父母製作發酵食物的故事。移民者也會興奮地告訴我關於他們母國的發酵食物，而這些食物也多半在他們移居之後，從他們的生活中消失。旅人訴說著他們一路上所見所聞的各種發酵食物，人們也談及他們家族裡稀奇古怪的各種發酵食物。至於其他像我一樣的實驗家，則分享他們的冒險故事。我也遇到了無數需要解決的問題，致使我得去研究並思考家中自製發酵食物時，必然會衍生出的各種棘手狀況。

　　這是本發酵智慧的輯要，囊括了許多人的說法。雖然我試圖把內容寫得更全面，但這本書仍遠不及百科全書的廣度。即使如此，當初寫書的決心卻從未改變，還是希望能幫助讀者分辨出不同的發酵類型，並傳達如何探索發酵和善用工具，將發酵帶入生活。我的使命是分享這些技能、資源和關於這項重要藝術的資訊，期望這些長時間深植於文化裡的共同演化關係，能跨越藩籬、擴散開來並加以適應，而非消失殆盡。

　　在我探索與思考發酵時，不斷浮現腦中的字是「文化」。發酵在很多方

面都與文化息息相關，並與鑲嵌在這個字詞中各個層次的意義相互呼應（從字義上、微生物學角度的專業解釋，到廣泛的言外之意）。我們把加入乳品中製作優格，或是引發發酵作用的酵種稱為菌種（culture）[1]。與此同時，文化則牽繫了人類力圖代代相傳的語言、音樂、藝術、文學、科學知識、信仰體系，以及農業和烹飪技術的整體性（發酵在這兩者中皆占有中心地位）。

事實上，「文化」這個字來自於拉丁語cultura，意指「培育」。培育土地及生於此的動植物、真菌和細菌，即為文化的中心要旨。重新找回我們的食物及參與培育的管道，就是復興文化的方式。採取行動以打破封閉、依賴、被當作小孩耍弄的消費者（使用者）角色，重回生產者和創造者的地位，以此奪回我們的尊嚴和權力。

其實，不單只有發酵（即便這是食物本身無可避免的生物趨力），這個態度更要應用在所有食物上。地球上每種生物都是透過食物與所處的環境緊密互動，然而，身處高科技社會中的人類卻大多切斷這個連結，也因此帶來災難性的後果。雖然今日富裕的人們擁有的食物選擇之多，是過去人們連做夢都想不到的；雖然今日個人的勞動，能比以往產出更多的食物。但是，支撐這些現象的大規模商業手段和系統，正在摧毀我們的地球、摧殘我們的健康，並且使我們喪失尊嚴。關於食物，全球人口多只靠著單作栽培、合成化學藥物、生物科技和運輸網絡，構成的這套賴以為生的脆弱系統。

若我們要朝向更和諧的生活方式並擁有更大的生存韌性，就需要積極參與。這意味著，我們要設法去察覺周遭的生物和那些構成我們食物的生物（即動植物、細菌、真菌），還有我們所仰賴的資源，如水、能源、材料、工具及運輸，並與這些事物產生連結。這也意味著，我們要對自己留下來的爛攤子負起責任[2]。我們可以創造出一個更美好的世界，創造出更好且更永續的

---

1　編注　「文化」的英文同為culture。

2　編注　這句話為雙關，原文為taking responsibility for our shit，除了要為我們「自己留下來的爛攤子負起責任」，也由於上文述及要人類與細菌產生聯結，所以也可理解為「我們要對自己的屎負責」，因為食物鏈中自然界的細菌會分解動物排泄物。

食物選擇，創造出對資源更清楚的意識，創造出以共享為基礎的社群。文化要強壯並富有彈性，就必須讓技能、資訊、創造力和價值觀流通其中。文化不能淪為消費天堂或他人旁觀之事。日常生活不斷提供我們參與行動的機會，請把握這些機會。

微生物界的文化只會以群落的方式存在，人類文化也是如此。人類文化裡，打造這些群落的最大功臣就是食物。我們用食物邀請人們進來坐坐，藉由食物讓家人團圓相聚。食物不僅能拿來迎接初來乍到的鄰居和行倦的旅人，還能宴請摯愛的老友。食物也能凝聚整個村落，畢竟眾人之力總是勝過單打獨鬥。另外，製作食物通常也能使各家形成專業分工，並於完成時相互交換成品。更尤其是，發酵食物（特別是發酵飲料）在凝聚社群向心力扮演著重要角色，功效顯著尤勝於一般食物。不僅有許多節慶、儀式和慶祝活動圍繞著發酵食物（例如麵包和酒），發酵食物還是最古老且最重要的食物，為社區的重要經濟基礎（農作物）增添價值和穩定性。任何以穀類為基礎的經濟體中，釀酒者和烘焙者都是中心人物。酒將易腐敗的葡萄轉化為穩定且令人渴求的商品，乳酪與乳品間的關係也是如此。

重新找回我們的食物意味重新建立起我們的社群，透過參與經濟上的專業互助和勞力分工，促進資源及在地互易的認知。全球性的貨物運輸會耗費大量資源並造成環境浩劫。雖然異地美食是激勵人心的款待，但若我們的生活都圍繞著外來食物，不僅不恰當，還具有破壞性。大多全球化食品都是產自大面積的單作栽培區，而這是以森林和各式各樣的自給性作物換來的。當我們全然依賴全球貿易系統，便會陷自身於極度脆弱的環境中，只要一點變動便可能造成崩解，例如自然災害（洪水、地震、颱風）、資源耗減（石油危機）和政治波動（戰爭、恐怖主義、組織性犯罪）等。

發酵可以是經濟復興的核心，讓食物重新在地化的涵義不只是振興農業，還包括過去人們如何轉化農產品並加以保存，成為人們每日飲食的內容，例如麵包、乳酪和啤酒等發酵物。透過參與農業和其他在地食物的製作，我們創造了有助於滿足每日基本需求的重要資源；透過支持在地食物復興，

我們讓流出的金錢回流到自己的社區，而這些金錢在社區中可以重複循環流通，支持人們生產、創造，提供人們學習重要技能的誘因。同時，也因為伴隨的燃料與汙染減少了，我們得到更新鮮、更健康的食物。當我們的社區能夠為自己提供更多的食物，從而收回我們的權力和尊嚴時，我們也降低了對脆弱的全球貿易系統的集體依賴性。文化復興意味的就是經濟復興。

　　無論我行到何處，我總會見見那些選擇參與文化復興工作的人。也許越來越多的年輕人選擇務農，就是文化復興的最佳例證。20世紀下半葉的美國及許多國家，地區性食物自給自足的傳統已瀕臨絕跡，但時至今日，傳統正在復興，因此，就讓我們全力支持並成為其中的一份子吧。許多理由都在在證明，多產的在地食物系統比全球化食物來得好，例如可以生產出更新鮮營養的食物，並增加當地就業機會和生產力。此外，也因為較不需要依賴燃料和大型設施，減少資源浪費的同時更獲得較多食物保障。我們必須透過食物與土地形成更緊密的連結，也必須要有人願意從事需要大量勞力的農場工作。重視並獎勵這樣的工作，並且起身參與其中。

　　我並不想讓人以為文化復興是一種嶄新的概念。過去就一直有人堅持抗拒新科技，例如從不採用化學方法的農夫、從未停止使用並極力保存前人所傳下的種子資源的人、總是以馬匹取代拖曳機的人，或是不斷從事發酵的家庭。總是會有人在尋求與傳統重新連接，或是不願意接受現代文化的「便利性」。正如文化一直以令人意想不到的方式自我創新，文化也是可以傳承延續的，且總有源頭可尋。

　　文化復興當然不是要人們放棄城市和市郊生活，跑去追求偏遠的鄉村。我們必須在人們和大型設施所在之處（也就是城市和市郊），創造出更和諧的生活方式。「永續性」（sustainability）和「恢復力」（resilience）不該是非得身處偏遠的鄉村才能實現的理想，而是要能夠也必須建立在生活中的日常倫理，讓身處任何地方的人，都有能力實踐。

　　將近20年前，我從生活了一段時間的曼哈頓搬到田納西州一個自給自足的農村社區。我很高興我當時這麼做了。有時你需要的就是一個戲劇性的

轉變。當時的我年方30，剛被測出身上有免疫不全病毒，因此想要尋找全面性的轉變。在一個偶然的機遇下，我前往樹林裡住著一群古怪傢伙的自耕農場。我個人是這麼認為的，重新定居鄉郊是值得且意義非凡的，但這不意味著就比都市生活來得好或者更永續。事實上，大多數人們都知道，鄉居生活需要經常駕著車子才能四處移動（包括我自己也是如此），反而城市裡大部分的人並沒有車子，多只靠大眾交通工具。

城市是人們匯聚之處，許多不可思議的創造性和革命性故事都發生在城市和市郊。都市農耕以及半農半X（urban-homesteading）[3] 正日益興盛，尤其在有著大片廢棄房地的城市中更是如此。手工發酵事業的復興也都集中在城市，主要是因為無論生產工作在哪裡進行，城市都能夠掌握主要的市場動態。

晚近的偉大城市規劃專家雅各布斯（Jane Jacobs）提出了一個有趣的理論，她認為農業發展是從城市開展出去的，而非源自鄉村的邊遠地區。在《城市經濟》（*The Economy of Cities*）一書中，雅各布斯拒絕接受「城市是建築在農村經濟的基礎之上」這個普遍假設，她甚至諷之為「以農業為中心的教條」。她主張，都市生活中的內在創造力才真正是催生（且不斷在創新）農業創造力的主要功臣：「新的穀物和動物散播，都是在城市之間進行……到目前為止，植物栽植和動物豢養都是只在城市裡進行的工作。」她的基本想法是，不同地區的人們會在貿易的落居處聚集，這裡會是種子偶然性配種和選擇性育種的動態環境，同時也為專業分工以及技術發展與傳播提供了較大的機會。

倘若雅各布斯的理論正確，那麼發酵的實作鐵定也是來自於城市。鄉村居民也許時常是傳承物（如種子、文化和專業技術）的守護者，但主要還是城市居民以創造需求的方式，驅使農村裡的農業進行改變，例如開創農夫市集並為社區協力農業（Community Supported Agriculture, CSA）提供大量支持。城市居民可以像農村居民一樣打理園子和從事發酵工作，城市居民也可

---

3 譯注 即一方面務農，一方面發揮個人專長賺取固定收入，並建立起個人與社會的連結。

以貼近城市中的創造力深流與必然存在的跨界交流，進而促使農業改變。這樣的改變可以融合處於消失危機中的古老智慧，恰如這樣的改變也能促發創新。不管如何，文化復興都不是單靠己力就可行，也不都只是來自於農村的努力。

20世紀許多關於發酵的文獻都宣稱，生產工作是從小規模社區型的家庭代工轉移到工廠裡，而實驗室裡打著「改善衛生、安全、營養和效率」名號的改良菌株則取代了世代相傳的傳統酵菌種。美國農業部發酵實驗室的海瑟廷（Clifford W. Hesseltine）和王麗華（Hwa L. Wang）在1977年提出：「當我們試圖向班圖人（Bantu）介紹西式飲料如啤酒、可樂和其他不含酒精的飲料時，他們拒絕了。因此，我們開始對當地村莊班圖啤酒的製程展開調查。當我們了解到當地的製程，也將過程中的酵母和細菌獨立分離出來後，便引入工業化的發酵製程與現代麥芽處理的設備。這些以現代發酵設備製造的班圖啤酒很快就獲得了當地人接受……而這種在具備衛生條件下製造出的產品，品質一致，售價也很低廉。」就我而言，這種「衛生、廉價、品質一致的量產品優於傳統村落製品」的想法，完全忽略了實作在村莊文化和經濟上的重要性。於此同時，南非的巴克（Paul Barker）寫道：「傳統發酵及其他許多實作，在我們非洲的文化中已經式微。我們必須在被肯德基、可口可樂和Levi's牛仔褲吞沒之前，把屬於我們的文化記錄下來。」

本書的目的是鼓勵大家復興家庭和社區裡的發酵文化，以此找回我們的食物及其廣闊的連結網絡。我們不只是發酵葡萄、大麥和大豆，也要發酵橡實、蕪菁、高粱，以及手邊所有的剩餘食物。大量的全球單作栽培發酵品確實很棒，不過，推動地方主義能讓我們學會充分利用豐富的剩餘物，例如橡實，以及最低人為干預的情況下，適應並生長良好的作物，例如田納西州農場裡的蕪菁和蘿蔔。

本書介紹了各種發酵物及其製作方法。前三章是廣泛的概述，以發酵的演化、實際效益和基本操作概念構成，其餘各章大多以發酵食物（基質）的種類，以及成品的主要成分是否含有酒精來劃分。下冊最後幾章則是提供一

些想法給想將自身發酵熱忱轉為事業的人，並分享發酵在非食品類的應用。全書最後則附有一篇發酵復興主義者的宣言。

　　本書聚焦於製作過程，因此會捨棄一般食譜的格式（他人提供的食譜除外，這些食譜我都列在欄框裡）。我希望傳達的是具備廣泛應用性的概念，而非只是特定的食譜。我列舉了普遍使用的比例、各種不同的比例和製程參數，有時甚至有調味搭配的建議。我試圖解釋每種發酵製作中該做些什麼以及為何要這麼做。發酵比起烹飪還具有機動性和變化性，因為這件事是我們和其他生物協力完成的。有時這種複雜關係中的「如何」和「為何」，比起不同配方與傳統下的食材數量和組成來得重要。我想幫助你了解發酵裡頭的「如何」及「為何」，當你有了這樣的理解力，你會發現製作配方俯拾皆是，甚至還可以在探索時，盡情發揮自己的創意。

# • Chapter 1 •

# FERMENTATION AS A COEVOLUTIONARY FORCE

## • 第一章 •

## 發酵為共同演化的力量

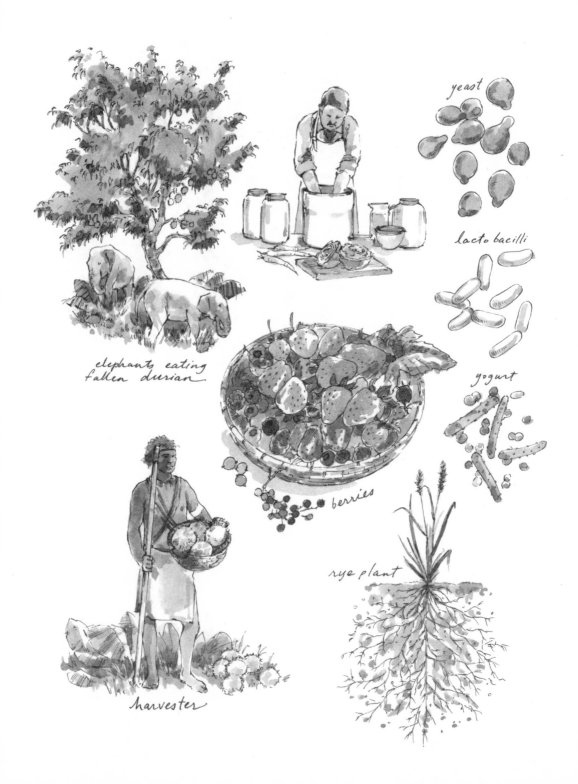

yeast

lacto bacilli

yogurt

elephants eating
fallen durian

berries

rye plant

harvester

❧❦❧

**本**書中，你會讀到各種發酵方法，教你如何做出既美味又營養的食物和飲料。這裡談的發酵，指的是各種細菌、真菌以及這些生物產生的酵素將食物加以轉化的過程。人們利用這種轉化的能力來造酒、保存食物，使食物更容易消化、降低毒性，或增加美味。據估計，世界各地的食物有多達三分之一都經過發酵，若將各類型的食物發酵視為一個產業，那會是世界上最大的產業之一。之後我們會看到，發酵在人類文明的演進過程中扮演關鍵角色。不過切記，發酵這種自然現象不只是一種料理方式，人體細胞也有發酵的能力。換言之，並不是人類發明或創造了發酵。更精確來說，是發酵創造了我們。

## 細菌：人類的祖先
## 以及共同演化的夥伴

生物學家用「發酵」一詞來指「厭氧新陳代謝」（anaerobic metabolism）的過程，也就是在無氧狀態下，利用養分產生能量。一般認為，發酵細菌來自遠古時代的太初渾湯（primordial soup），當時大氣中的氧氣濃度還不足以支持或演化出好氧生物。生物學家馬古利斯就寫道：「地球出現生命後的前20億年只有細菌居住。細菌不斷改造地表和大氣，並創造出所有生命必需的微型化學系統。」馬古利斯等人的研究讓許多生物學家相信，發酵細菌與其他早期單細胞生物的共生關係其實永遠留存了下來，並表現在今日植物、動物和真菌構成的第一批真核（eukaryotic）細胞上。馬古利斯和兒子薩根（Dorian Sagan）在合著的《演化之舞》（*Microcosmos*）一書中寫道，這樣的共生關係可能始於獵食者與獵物間的關係：

> **❝** 有些獵物幾經演化，變得能夠忍受好氧獵食者入侵，於是獵食者

得以在食物豐富的宿主體內存活得很好，兩種生物會利用彼此的代謝物質。獵食者若能在獵物細胞內繁衍且不造成傷害，就會放棄原本獨立的生存方式，永久移居到獵物體內。**,,**

由這樣共生關係發展出的演化即為共生發源（symbiogenesis）。微生物學家索尼亞（Sorin Sonea）和馬修（Léo G. Mathieu）又進一步闡發此一概念：「真核生物由於與成千上萬種細菌共生發源，原本有限的代謝潛能大為增強。比起單靠隨機突變，這種方式讓生存適應的過程變得更快更容易。」

細菌的發酵過程與所有生命息息相關。發酵在養分循環中扮演各式要角，因此所有生物（包括人類）都與發酵共同演化。細菌藉由共生起源和共同演化，融合成新的形態，孕育出所有生命。分子生物學家徐堅和戈登（Jeffery I. Gordon）指出：「過去數十億年，細菌總界的生物是決定真核生物存亡的主要力量，因而影響了真核生物演化的樣貌。細菌與多細胞生物的共同演化關係是地球上生命的重要特徵。」細菌以及人體與細菌的交互作用再重要不過。沒有了細菌夥伴，人類就不可能存在，人體機能也無法運作。

人類和所有複雜的多細胞生命體一樣，體內也住著一群複雜的原生物種。有些遺傳學家主張我們是「許多物種的組合」，人體的基因地圖裡不僅有人類基因，還有與我們共生的細菌的基因。人體內的細菌多過有人類獨特DNA的細胞，比例超過10：1。這些細菌絕大多數都存在於人體腸道，數量多達百兆（$10^{14}$）。細菌能分解人類原本無法消化的營養物，近來人們也才逐漸發現細菌在平衡能量的利用和儲存上扮演重要角色。腸道細菌會產生維生素B群和K群等人體必需的營養，而且這類細菌「不論是在競爭生態棲位還是代謝基質上，都能

berries

贏過入侵的病原體」，因而能提供人體重要的抵抗力。除此之外，腸道細菌還能夠調節人類某些和「多種基礎生理功能」有關的基因表現，其中也包括免疫反應。「新發現的證據不斷快速成長」，證明腸道細菌和腸襯裡的免疫細胞之間有「積極的互動」。

以上談的不過是腸道裡的細菌，至於人體表面，各種各樣的棲位也都有微生物菌落。2009年有份關於皮膚細菌基因多樣性的研究就發現：「多毛而潮濕的腋下與光滑乾燥的上臂相距不過咫尺，但是兩處棲位的生態差異卻宛若雨林與沙漠。」體表到處都住著細菌，尤其是溫暖、多汗的濕潤之處，以及眼睛、上呼吸道和各處腔孔。健康的口腔裡已經檢測出700種以上的細菌。

就連生殖也需要發酵作用。目前已發現人類的陰道會分泌肝醣，有利原生乳酸桿菌生長，此菌種會將肝醣發酵成乳酸。由於病原細菌無法在酸性環境中生存，因而能保護陰道免受病原細菌的感染。正常陰道菌群中的乳酸桿菌是生殖健康的重要因素。人體內的原生細菌隨時隨地保護著我們，以各種方式維持人體正常機能，只是人類現在才開始了解。從演化的觀點來看，大量的微生物群「讓人體不必自行演化，就能擁有某些機能」。在人體內與我們共生、讓我們得以生存的細菌，就是共同演化的奇蹟。微生物學家威爾森（Michael Wilson）發現：「人體體表每個暴露在外的地方都有微生物占領，而這些微生物也發展出特有的方法來適應環境。」然而，這些微生物群的動態以及與人體的互動仍有許多未解的謎題，2008年一份乳酸菌基因比較分析就坦言，現在的研究「只不過稍稍觸及人類與人體微生物群之間的複雜關係」。

細菌因為適應力和變異性強，所以是有助於共同演化的友好夥伴。細菌遺傳學家薛皮羅（James Shapiro）就說過：「細菌會根據探測到的訊息不斷

*harvester*

監測體外及體內環境,並估算功能成效。」他還發現了「多個廣布的細菌系統,可以驅動和操縱DNA分子」。人體的真核細胞基因物質固定不變,原核細菌則不同,基因可以自由浮動,且可以頻繁交換。也因此,有些微生物學家認為不應該區分細菌的物種。索尼亞和馬修就說:「原核生物並沒有物種之別。」馬古利斯則更進一步說明:「各種細菌比較像是一連串的連續體。對細菌而言,基因可以撿來用,也可以丟掉,很有彈性。」索尼亞和馬修說過,細菌像是有個「基因的自由市場」,市場裡「每個細菌都可以擔任雙向廣播站,基因則是發送訊號的分子」,基因「只有在需要時才會被細菌帶走⋯⋯就好像人類有時會隨身帶著一套精密工具」。

我們已挖掘出越來越多基因轉移的細節,而這些知識也十分有意思。除了直接與其他細菌交換基因,細菌還有受體能從原噬菌體(prophage)接收基因,索尼亞和馬修說這種受體是:「一種具有生物特性卻無生命的特殊構造,是用來交換基因的微型機器⋯⋯構造就像是超微小的注射器,有中空的容器(頭部),還有一根超微小的針頭(尾部)⋯⋯這種細菌特有的生物基因交換工具還可藉由水、風、動物等媒介帶到很遠的地方。」

由於細菌有那麼多機制可以交換基因,馬古利斯和薩根就說:「世界上所有的細菌基本上都能夠利用同一個基因庫,也就等於能利用整個細菌界的各種適應機制。」除了基因的流動性,遺傳學家薛皮羅說:「基因還會利用複雜的機制來進行細胞間的溝通,甚至還能把『較高等』動植物的基本細胞生物現象強行納為己有,以滿足需求。」現在科學界對細菌有了全新的認識,細菌絕不單單只是「較低等形式」的生命而已,有越來越多人認為細菌經過高度演化,還有複雜的系統能適應及忍受環境變化。

任何環境都有細菌基因總庫裡的某些子集合。最近有個有趣的研究發現了由 *Zobellia galactaniv-orans* 這種海洋細菌產生的酵素可以消化一種稱為紫質

rye plant

（porphyran）的多醣。紫質存在於某些海藻之中（包括紫菜），而這些海藻裡同樣也有這種細菌。藉由染色體分析，研究人員在細菌裡找到生產這種酵素的特殊基因，接著再搜尋基因序列的資料庫，發現日本人的腸道細菌也有相同的基因，但北美洲人卻沒有。研究人員因此得出結論：「這表示人類腸道細菌裡之所以會有這些新的酵素，應是攝取了含有相關海洋細菌的海藻。」研究人員還進一步說明：「人類腸道微生物具有酵素多樣性，可能是因為接觸了非無菌的食物。」也就是說在某種程度上，我們吃進的微生物，決定了我們的代謝能力。

這項發現引發了許多思考過去以及未來的大哉問。《自然》期刊就曾討論：「儲存在環境中的微生物基因可以藉由橫向轉移來幫助適應環境，工業化國家的人攝取太過衛生、大量生產、高度加工、高熱量的食物，就等於在測試人體的微生物菌叢被剝奪了這些基因後，還能適應得多快。」

不必再這樣虐待自己了！消毒、加工過的食物讓體內的微生物群無法獲得基因刺激，而富含細菌基因的活酵食物則是各地人類文化遺產的一部分。藉由改變飲食，我們可以大飽口福，還可以吃各種富含活菌的食物。這麼做正是為了在腸道裡儲存多種基因，並提高代謝功能和免疫功能等調節性的生理機能。

人類並不是唯一和細菌共生體共同演化的生物，植物同樣也與細菌夥伴共同演化，並且十分依賴細菌。很多人認為，光合作用細菌（photosynthesizing bacteria）和其他原核生物之間的共生關係，是植物細胞裡行光合作用的葉綠體的起源。植物根部周圍的土壤叫做「根圍」，植物在根圍裡與多面向的「土壤食物網絡」進行複雜的互動，藉此得到養分。土壤微生物學家英格漢（Elaine Ingham）說：「我們對天上星星的了解比對腳下的土壤還要多。」植物的根以及根部與土壤互動的接觸面其實遠比肉眼所見的還要複雜許多。一株一季生的裸麥就有數以百萬計的細根，總長加起來多達 1,094 公里，每根細根又包覆着更細小的根毛，這樣的毫毛每

棵植物上共有數十億根，總長度加起來有10,600公里。毫毛會釋放「滲出液」到土壤裡，這是經過嚴格調節的分泌物，包含糖類、胺基酸、酵素等營養物質和特殊的化學化合物，藉此創造出只適合少數生物的環境。根據環境及藥草醫學系布納（Stephen Harrod Buhner）的說法，這樣的環境可以「只吸引適當的細菌到植物生長的地方來」。植物跟人類一樣，必須仰賴細菌方能生存，而且還演化出複雜精細的機制來吸引細菌，與之互動。

由於人類經過演化已經成雜食動物，還與食物共同演化，因此人類的共同演化史包含的不只是所食用的動植物，還包括動植物的微生物夥伴。這類生命體從太初即存在，但肉眼看不到，直至幾百年前才被人發現。正因為這些無所不在的生命體，才有我們愛吃愛喝的發酵物。幾乎所有的發酵物都早在史前時代就已出現。這些發酵物自然發酵的型態早就存在，人類要到後來才知道如何藉由操控各種條件來引導發酵過程。不過。我們對發酵的了解確實與時俱進，而發酵的技藝也隨之精進。發酵生物以及人類生產發酵生物的能力，跟人、植物、酵母菌或是細菌一樣，都是共同演化的產物。也因此，共同演化甚至還包含了文化。

## 發酵與文化

文化究竟是什麼？在生物繁殖的領域中，訊息以基因的形式進行編碼和複製。文化領域則不同，訊息以摹因（meme）的形式來編碼。摹因透過語言文字、概念、影像、過程、抽象觀念來傳遞，例如故事、照片、書籍、電影、照片、電腦程式、記事帳冊等。此外還有神祕的家族食譜，以及各項生存課題，包括學習辨識可食植物、種植、烹飪、釣魚，還有如何獲取、運用和保存珍貴的食材。還有發酵。

我們所說的「文化」有很大一部分來自人類與植物（以及相關的微生物）的互動史。英語中「文化」一詞為culture，源於拉丁語cultura，詞根為動詞coler，意指耕種或犁田。《牛津英語字典》對culture的第一條定義只

寫了:「耕作土地,以及其他的衍生意義。」透過這些衍生意義及各式各樣的表現形式,「什麼可以種植培養」的想法越來越多元。人類養殖珍珠、培養細胞、生產乳品,還養殖水產、栽植葡萄、養花蒔草,更不用說還孕育流行文化。許多人努力以文化教養後代。有時會有人譴責文化遭到挪用,或要捍衛文化的純粹性。Culture 始於整地、播種,並讓人類為了生生不息而周而復始從事的活動逐漸有了目的。的確,這個詞更早的詞源是印歐語詞根kwel,意指「週期循環」。從這個詞根衍生出「循環」(cycle)、「週期」(circle)、「脈輪」(chakra)等詞,當然還有「文化」(culture)。文化就是耕作,但並不自立於一切之外。從定義上來說,文化是世代更迭、循環不歇的一部分。

Culture 可用來指將乳品轉化成優格的菌群,也指生存的方式,還指語言、音樂、藝術、文學、科學、宗教信仰。人類存在的方式有多種樣貌,卻又有重疊之處,這當中為了生生不息而尋求的事物都是文化。我們用同一個詞來指稱上述事物,實在意義非凡。在我探索發酵之道的同時,也會不停回來討論這點。先前談過,人體與細菌和諧共存有其生物學上的必要,而此一重要事實便以發酵技藝的形式展現在人類文化上。人類若想要有餘糧可吃,就必須在有微生物的狀態下,找到像發酵這樣能夠保存食物的方法。發酵食物和飲料絕不只是偶然間發現的烹飪新法,各種烹飪傳統中都能找到某種形式的發酵食物或飲品。世上是否有哪個文化完全沒有任何形式的發酵?我找過,但遍尋不著。發酵食物是許多菜系的重要特色,也許大多菜系都是如此。移民漂洋過海時身上帶的東西就是全部家當,而他們就經常帶著家傳的酸酵或其他酵種,或起碼帶了發酵食物的知識和技藝。發酵酵種及用法具體而微展現了文化,而文化深植於人的欲望和渴求之中,無法輕易捨棄。

我們能想像沒有酒的文化會是什麼樣子嗎?有些宗教和國家全面禁酒,但即便如此,酒仍然廣為人知也廣為運用,儀式、慶典、節慶上都能廣見酒的重要性。人類學家麥戈文(Patrick E. McGovern)從有九千年歷史的陶片上鑑定出酒精殘留,他指出:「酒的地位無與倫比又具有普世的魅力,可說是在生物上、社會上和宗教上都有其必要,因此若想理解人類這個物種及其文

*lacto bacilli*

化，酒十分重要。人類與發酵飲料的親密關係已經有數百萬年之久，兩者之間的關係大大影響了今天的人類。」人類的意識是天賦也是負擔，很多人似乎都喜歡想盡辦法加以操控，而酒向來是最容易到手、使用又最廣的麻醉劑。

我們對酒的起源仍一無所知。麥戈文教授在中國賈湖遺址新石器時代聚落所鑑定出來的酒，是以米、蜂蜜和水果混合製成。雖然表面看來，早期釀酒的人只是把手邊的碳水化合物和酵母原料混合起來，但他們對釀酒過程可能早有概念。也許，不是人類「發現」了酒精，然後才精通釀酒之道，而是酒精一直伴隨著人類的演化。有沒有這種可能？人類學家阿塞夫（Mikal John Aasved）指出：「所有脊椎動物都具備可以代謝酒精的肝酵素系統。」許多動物都有在自然棲地攝取酒精的紀錄，其中，生活在馬來西亞叢林中的食蟲樹鼩（*Ptilocercus lowii*）每日都會攝取酒精。有趣的是，科學家認為這種哺乳動物是「早期靈長類祖先的後代中，型態變異程度最小的」，因此將其視為靈長類祖先的「活標本」。樹鼩每日所攝取的酒精來自巴丹椰（*Eugeissona tristis*），巴丹椰「特化的花苞富含發酵酵母菌落」，能產生酒精，而樹鼩則是巴丹椰的授粉者。樹、為其授粉的樹鼩、發酵酵母菌落就這樣共同演化。這個群體互利共生，若只將其中一個物種視為主角，實在大謬不然。

靈長類家族從樹鼩分支出來後，就喪失了這種特化的、與酒精緊密連結的關係。但是我們的靈長類和猿人祖先應該吃了大量的水果，而水果在成熟時會發酵，在溫暖且潮濕的叢林氣候中發酵得更快。生物學家達德利（Robert Dudley）推論，我們的先人經常接觸水果中的酒精，「長期接觸酒精，使人類在一路演化的過程中，逐漸發展出酒精的生理適應性以及偏好，而現代人類仍保有這項特質」。

與酒相比，水果的酒精含量很少，但由於季節性水果能吃得到的時間很短，總讓人忍不住狼吞虎嚥。我自己看到結實纍纍的成熟莓果時就是這種反應，而且我並不是特例。在成癮研究學家西格爾（Ronald Siegel）筆下，

馬來西亞的動物對成熟掉落、迸裂、發酵榴槤的反應是：

> 66 一群叢林裡的野獸受到成熟果實的氣味吸引，成群結隊去尋找掉落的果實……大象可能會從遙遠的地方聞香而來，有時會狼吞虎嚥大啖地上已發酵的水果，並開始搖搖晃晃昏昏欲睡。猴子常會因此無法協調動作，爬也爬不好，並且搖頭晃腦起來。
> 狐蝠是世界上最大的蝙蝠，味覺跟人類相同，夜間覓食，主要以發酵腐爛的水果為食……這類食物會擾亂蝙蝠的聲納系統，造成導航困難，使蝙蝠不停從空中摔落，在地上蹣跚而行。 99

　　麥戈文總結：「酒精與酵母、植物、果蠅、大象、人類等各種動物共構出錯縱複雜的關係網絡，這個網絡有利於彼此互惠互利、生殖繁衍。」也許我們的靈長類祖先也週期性參加類似馬來西亞叢林宴的狂歡活動，而且沉醉在酒精所造成的改變中。若真如此，那麼人類這一支後代並不是發現了酒，而是始終都有酒的相伴，還與之一同演化，同時應用自己不斷精進的理解能力和製作工具的技術，確保酒源源不絕。麥戈文說：「十萬年前，人類已經演化出許多獨有的特徵，當時我們可能早已知道哪裡可以採集水果來發酵飲用了。人類這個物種出現之初，可能就已經相當清楚一年當中何時要出去採集穀物、水果和塊莖來製作飲料了。」

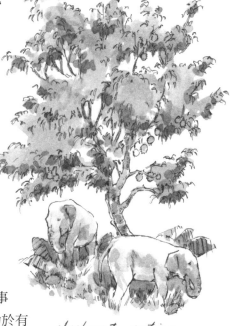

elephants eating fallen durian

　　知道如何控制條件釀酒，並與他人分享所知，是人類文化演進的一大里程碑。還有一件事更重要，或者說更符合日常需求，那就是有助於有

效儲存食物的文化資訊。若不每日狩獵採集，又想生存，至少要粗略知道如何儲存食物。只有學會儲存食物以備未來所需，人類才可以不用終日為填飽肚子而辛苦忙碌。

人類學家明茲（Sidney Mintz）指出，松鼠等動物「只要一有機會，就會出自本能去收集、儲藏以後要吃的食物」。他又說，人類的不同之處，在於這麼做較不是出於本能，反而更像是「一種發明、建構、借鑑象徵意義的傳送技術」。人類社會當時才剛開始出現，文化訊息藉由符號和語言傳遞，加強了古老的共同演化關係。理論家林多斯（David Rindos）曾說：「事實上，農業生態學的發展與人類運用象徵的能力密不可分。」

> **❝** 語言可以用來將目前使用的或未來可能用上的資源，依據資源的使用量、使用類型加以分類。有時資源的用途還不明顯，但人類語言可以先將資源保留下來……這樣的行為即使可能會被象徵因子修正，依舊讓人類更有能力影響原有的共同演化關係。**❞**[1]

基因有了摹因輔助，成了承載共同演化變異的載體。耕植、儲存和加工處理的相關訊息可以教，也可以交流。為了解決發酵和儲存食物的難題，就有了陶罐等變通之道，帶來重大技術進展。儲存食物的能力，強化了生產餘糧的想法，而餘糧則需要更有效的儲存策略。因此，專業化及精緻化隨之而來。

保存食物未必都得發酵。很多時候主要是讓食物保持乾燥卻又不會太乾，保持陰涼卻又不至於過冷。不過要從有限的科技創造出理想的儲存條件並不容易。要學會如何有效乾燥和儲存食物，過程中總有許多錯誤和意外：

---

1　譯注　這段引文在林多斯原書中的意思是，人類能夠透過語言這個傳遞訊息的工具將資源區分為「可用」、「不可用」或「可能可用」，例如：將植物分類為「作物」或者是「雜草」。這樣的分類行為將影響其他生物與人類共同演化的關係。人類的語言具有將萬物分類為「食用」、「可能可食用」以及「不可食用」的認知功能，這是源自於涂爾幹學派和李維史陀結構主義語言學的觀念。

諾珊（Blair Nosan），密西根州底特律市

發
酵
的
節
奏

發酵的節奏已成為我生活的一部分，讓我得到很深的滿足，我覺得這會陪伴我很久很久。在發酵時，我們需要不斷回頭查看、添料加菌，如此周而復始。就像每週一次的安息日，我也會在每週六或週日重新培養一批優格，並檢查廚房櫃子底下正在釀造的東西。生活中有這樣的節奏，我滿懷感激，因為這讓我感到能在這虛浮的世界中扎根，也讓我重溫昔日先民時時感知四時遞嬗的舊時生活。在全然現代（且仍不斷現代化）的世界中，能有機會培養這種感知，我實在感激。

種子和穀物受潮發芽或發霉，蔬菜水果開始發酵或腐爛，乳品在不同環境之下會以不同速度熟成，肉類和魚類則隨濕度和鹽分產生不同變化。農業社會逐漸變得依賴某些動植物，而隨著動植物的種類逐漸變少，要與動植物共同演化，就有必要認識食物在不同儲存條件下如何熟成。從游牧生活定居下來，改以農作物或產乳、產肉動物為生，就需要懂這些事，否則農業社會就不可能發展。

能分辨新鮮和腐敗的食物相當重要，這是生存的法門，也是人類各文化中的神話故事主題。知道什麼可以、什麼不可以放進嘴裡，是每個人從嬰兒期就開始吸收的文化訊息。新鮮與腐敗的二元對立之間也有變通的餘地，那就是經過妥善保存的食物，即活菌食物，這種深植人類文化的發酵食品。

## 發酵與共同演化

「共同演化」這個概念最迷人之處，在於了解到變化的過程是無止境的環環相扣。共同演化是兩物種之間的動態變化，有人形容這是「某一群體中的個體特質為因應另一群體的個體特質而開始演化，接著第二個群體又隨著第一個群體的改變而產生演化反應」。只不過，生命從沒那麼簡單，生命不

只是兩個相關物種之間的關係。共同演化是複雜多變的過程,所有的生命都因為這樣的關係而息息相關。

　　早期人類以漁獵採集為生,所吃的植物就和我們的靈長類祖先一樣,皆由獨特的化合物,以及酵素、細菌等人類祖先及體內微生物群所能適應的微生物(也有可能無法適應,不過這些人也就不在了)所組成。此外,植物共同演化的歷史也不僅繞著人類打轉,舉例來說:某些大型水果當初之所以演化,有沒有可能是為了吸引現已滅絕的巨型動物注意,並希望巨型動物散播種子,最後卻使人類永遠受益?至於有些植物最後是與人類共同演化,我們則將這種方式稱為「馴化」。麥可·波倫在《慾望植物園》(The Botany of Desire)一書中寫道:「人類不假思索地認為馴化是我們對其他物種所做的事。但如果把馴化視為某些動植物對人類所做的事,也一樣有道理,這是動植物為了促進自身利益而發展出的高明演化策略。有些植物花了一萬年左右的時間,找到替人類填飽肚子、治療疾病、製作衣物、迷醉神經的最佳方法,甚至是取悅人類,因而讓自己成為大自然中最偉大的成功故事。」

　　共同演化的影響改變了參與其中所有物種。若說某一物種創造或掌控了另一物種,就只是一廂情願的過度簡化。我們所謂的「馴化」,其實是一種連續變動的依存過程。在民族植物學家克萊門特(Charles R. Clement)筆下,這個過程從野生開始,到「意外開始共同演化」、「初期馴化」、「半馴化」再到「地方物種」,進而成為「現代培育物種」,整個過程代表了「人類在選種和操控環境方面不斷投注的心力」。馴化跟任何共同演化的過程一樣,對各方都有影響。若是順利共同演化,就可能出現非常專化的關係。先前也談過,樹鼩吃發酵花蜜的同時也為巴丹椰授粉,就是個活生生的例子。

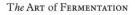

　　以人類的主要糧食作物而言,人類投注心力選種和操控環境也使我們成為「專性中介」,意即「十分依賴某些植物,以致於我們能否生存,端看這些植物是否能夠生存」。

　　由於這樣的依存關係,在所有文化特質中,人類都展現

了自己與植物共同演化的過程，一如植物展現了與人類共同演化的過程。在這類關係裡，並非只有人類有所行動，與人建立關係並從中受益的生命體，也不是只有植物而已。用來釀酒、做麵包的首要酵母菌「釀酒酵母」（Saccharomyces cerevisiae）就是一個例子。酵母菌在自然界分布很廣，但釀酒酵母由於和人類素有淵源，人類又願意大量栽植、加工處理某些植物以投其所好，並慷慨餵養，所以在培養了數千年後，發展成今日的共生夥伴釀酒酵母。佩德森（Carl S. Pederson）於1979年在微生物學教科書上形容「微生物是人類最用之不竭的僕役」，可謂一語道出以人類為演化之造物主、可隨意利用其他生命體的世界觀。這種把自己視為造物主、把微生物視為僕役的觀點，否定了彼此之間的相依關係。與其說釀酒酵母是人類的僕役，倒不如說人類是酵母菌的忠實粉絲和忠僕，一如我們對待葡萄或大麥的態度。

而且，我們經常忽略了，人類其實還有各式各樣的乳酸菌相伴。在2007年，遺傳學家還會這樣強調：「世界上每個人都會接觸到乳酸菌。我們一出生就會經由食物和環境接觸到這些物種。」乳酸菌的基因多樣性「使其得以棲居於各種生態棲位，從乳製品、肉類、蔬菜、酸酵麵包和酒類等食物基質，到口腔、陰道和腸胃道等人體黏膜表層，都有其蹤影」。基因組的比較分析發現，若棲位養分豐富，乳酸菌會將基因放進不再使用的代謝途徑，使效能專化。分析指出：「專化以適應牛奶這件事尤其有趣，因為倘若沒有人為的干涉，這樣的發酵環境就不會存在。因此擇汰的壓力不只來自於自然環境，也來自人類所創造的人為環境。」

那麼究竟誰是主誰是僕？乳品中的酸化細菌或葡萄汁裡的酵母菌是人類的僕役嗎？還是人類其實才是聽命行事的僕役，因為我們為對方創造出能大量繁殖生養的專化環境？我們不能再用這種高低尊卑的觀點思考，而該認清人類就跟萬物一樣，都參與了無限交互相關的生物反饋循環，一同織就了這個多變多樣、相互依存演化的故事。

## 發酵是自然現象

發酵食物並不全是人類的發明，而是人類從自然中觀察到現象，然後才學會如何培養。地方不同，就會觀察到不同的自然現象，這是因為各地生產過剩的食物不同，處理的方式也不同，而隨著環境不同，儲存的條件也不同。各文化的獨有特色來自各地的獨特之處：每種因大量生長而生產剩餘的物產上都會長出不同的微生物群落。在中國，主要作物為稻米和小米，裡頭的複合式碳水化合物會被黴菌消化，成為酒精發酵所需的單醣。黃興宗（H. T. Huang）寫道：「新石器時期發現了黴菌發酵，其實是三個因素巧妙結合的結果。首先，中國人所種植的古老穀物（也就是稻米和小米）所具備的獨特特性。其次，蒸煮逐漸成為最常用來烹調這類穀物的方法。第三則是環境中有各種真菌孢子……就目前所知，只有中國同時具備了這幾項要素。」中東「肥沃月灣」主要種植的穀物則是大麥和小麥，並且採用非常不同的催芽（麥芽處理）方法將穀物消化為糖，進行發酵。

在炎熱的熱帶以及寒冷的北極這兩個極端之間，各地有哪些食物可吃、當地自然發酵現象如何發生都迥然不同。寒帶地區中，生存絕對少不了發酵：人們趁著夏季入水，捕到魚類以及鳥類之後，就將獵物埋進深坑裡發酵數月，到冬天糧食短缺時再取出食用。住在熱帶氣候的人雖沒有這麼明顯的季節匱乏，發酵技術還是十分重要。光在蘇丹，迪拉爾（Hamid Dirar）就記錄了80種以上的發酵物。熱帶地區氣候炎熱，食物必定會迅速遭微生物轉化，發酵則可用來引導轉化作用，創造出美味佳餚而非分解食物。迪拉爾指出：「蘇丹的食物幾乎都是發酵過的。」美國農業部發酵實驗室的海瑟廷與王麗華說：「發酵食物在世界各地的飲食中都占有一席之地。」

## 抗菌戰爭

細菌是人類的祖先，也是所有生命的起源。細菌為人類執行許多重要的

生理功能，還替人改善、保存、保護食物，這一切都和「細菌與人為敵」這個常見的想法差距極大。由於生物學上最早的成就在於能夠辨別細菌病原體，並研發出能有效與之對抗的武器，我們的文化自此展開一項任務，我稱之為「抗菌戰爭」。人們說「反恐戰爭」已經說了十年，在那之前大家談的則是「毒品戰爭」。雖然很少有人說「抗菌戰爭」之類的詞彙，但這其實比前述兩者的歷史還要久遠，而且歷經數個世代，這樣的觀念已經深植人心。除了服用抗生素藥物，有時還會為了某些重要原因而定期餵牲畜吃抗生素、以化學藥劑消毒用水，並使用標榜可殺死99.9%細菌的抗菌肥皂（但上述幾件事通常下手都太重）。

問題是，殺死的99.9%細菌大多是可以保護人體的細菌，只有少數細菌才會致病。不斷濫殺周身的細菌，會使人更容易受感染，而不是變得更強壯。因為細菌具有基因易變性，病原細菌可以迅速發展出抗體去對抗普遍使用的抗生素藥物。美國醫學會就點明：「原料如經證實會使細菌產生抗藥性，即不應繼續用在民生用品中。」不斷全面攻擊細菌，加上意識形態的火上加油，不但是誤導而且還十分危險。馬古利斯就說：「有些人對細菌恨之入骨，想要趕盡殺絕，其實就是一心想自我毀滅。」

抗菌戰爭的結果是人體細菌的環境快速改變。過去人體胃裡普遍存在著一種細菌「幽門螺旋桿菌」（*Helicobacter pylori*），現在卻發現只有不到10%的美國孩童體內有這種細菌，該菌甚至有可能就此絕跡。幽門螺旋桿菌同人類相依相存至少已有六萬年之久，並且有證據證實，從一億五千萬年前哺乳

類動物的胃裡就有血緣相近的細菌。人們都喜歡將細菌分為「好菌」和「壞菌」。談到幽門螺旋桿菌，大家就想到胃潰瘍和胃癌等健康問題，而隨著這類細菌在人體中日漸絕跡，這類的健康問題也跟著減少。但即使幽門螺旋桿菌造成許多健康問題，仍是人體的一部分，人類也仰賴與之共同演化以獲得某些調節機能。科學家認為，這種特殊的細菌可以（或者該說「以前可以」）幫助人體調節胃酸酸度、某些免疫反應及控制食欲的賀爾蒙。幽門螺旋桿菌消失，則代表肥胖、氣喘、胃酸逆流和食道癌發生的機率增加。流行病學家麥（Volker Mai）警告：「將共生的細菌分為『害菌』或『益菌』，準確性相當可疑，因為這種分類只看特定幾種影響對人體健康的層面，而不管菌相與整體健康的關聯。」

身兼微生物學家和醫生二職的布拉斯（Martin Blaser）認為：「近來人體健康和疾病出現了一些新的模式，人體內生微生物菌相有所改變是部分原因。」他也建議：「也許可以將幽門螺旋桿菌視為『指標生物』，用來檢視人體微生物生態和疾病風險是否改變。」人類對自己共同演化的夥伴趕盡殺絕，可能要付出很大的代價。

## 培養親近生命的心態

閱讀本書並動手試做發酵食物和飲料時，希望你不要只培養發酵所需的細菌和真菌菌落，也要培養新的心態：把自己視為共同演化的生命，是更大生命網絡的一部分。生物學家威爾森（Edward O. Wilson）稱這樣的心態為「親生命性」（biophilic）。這個詞也許是個新詞，但這樣的心態在人類出現之始就已經存在。可惜，人類越來越自外於自然世界，心態上漸漸忽視動植物、真菌、細菌，也不再有意識地與之互動。我們必須找回這樣的關係，而不是繼續孤立自己，自絕於更大的生命網絡之外。要培養這樣的心態和關係，發酵就是具體可行的方式。

人類既然是演化而來，就必須認清細菌並不只是人體細胞的起源和互惠

的夥伴，也是未來最有前景的生物解決之道。除了利用細菌，還有別的方法可以解決人類不斷製造的有毒物質和廢棄物嗎？目前已知有細菌可以分解許多汙染物，包括橡膠輪胎、殺蟲劑、塑化劑、噴射燃料、化學戰裡使用的有機磷化合物，以及用於整形外科和化妝產品的磷苯二甲酸酯。2010年發生了可怕的「深水地平線」（Deepwater Horizon）鑽油平台漏油事件，長達數月。之後《科學》期刊報導，此次漏油事件刺激深海的「變形菌門」（protebacteria）發揮作用，對漏出的原油進行生物分解。真菌同樣也有解毒和適應的潛力，前景十分看好。倘若演化的當務之急是適應各項條件的改變，那麼人就必須接受微生物，助其滋長、與其共事，而非不論是否徒勞無功，也要想方設法加以根絕，或是以為可以憑著自己的意向準確地改造並操控微生物。共同演化會影響參與其中的所有生命，過程無比複雜，因而無法預料。人類不能掌控共同演化的發展，只能盡自己所能適應變動的環境條件。

　　適應變化並沒有公式可循，但我們卻非得去適應變化不可。我們只能把目光放遠，跨過文化革新的誘惑（電視、電腦，甚至是眼前所讀的印刷書頁），找回文化的根源及生物傳承。人類不能只和他人形成群體，也要修復共同演化關係的廣大網絡。動手發酵使我們有機會認識早已和人類共同演化的微生物群，並與之合作。不管有沒有人類，微生物都會繼續邁向未來。

發酵讓人成長 | 阿珠納（Shicani Arjuna），威斯康辛州
學習發酵的方法，讓人敞開內心，明白原來自己也可以用從未嘗試過的方式自給自足。發酵給人力量。

# • Chapter 2 •
# PRACTICAL BENEFITS OF FERMENTATION

## • 第二章 •
## 發酵的
## 實際效益

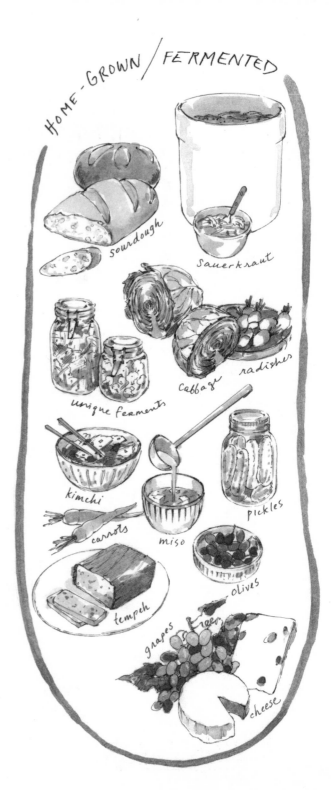

MANUFACTURED

manufactured
bread

canned
food

vitamins

HOME-GROWN / FERMENTED

sourdough

sauerkraut

unique ferments

cabbage

radishes

kimchi

carrots

miso

pickles

tempeh

olives

grapes

cheese

縱觀歷史，發酵除了用來釀造祭酒，保存食物也十分有用，因而一直備受重視。想想切達乳酪跟牛奶比起來有多耐放。雖然這幾代以來，因為罐頭、冷凍、化學防腐劑以及輻射照射等食物保存技術興起，導致發酵逐漸式微，不過這個保存食物的古老智慧至今仍然管用，而且在難以預料的未來很可能還是人類得以存續的重要關鍵。許多人因為發酵具備的營養價值和保健功能才開始對發酵產生興趣，而發酵的確有這方面的益處，且效果出奇。過去世界各文化都明白活菌食物和身體健康之間的關聯，現在這樣的關聯更由科學研究所證實。細菌在人體許多生理機能上都扮演要角，發酵食物則可以支持、補充人體微生物的生態系統，使之更加多元，而這樣的生態系統也可能是人體得以適應不斷改變的環境條件的關鍵。此外，發酵因為能消化某些需要長時間烹煮的營養物質，而且能夠讓食物在室溫下不變質，因此一向有助於節省能源。由於未來能源供應狀況仍是未知數，因此發酵的節能效益顯得越來越重要。不過，發酵除了保存、保健、節能這些好處，最最令人折服的（至少對我而言），還是鮮明而富有層次的風味。我一開始會對發酵產生興趣，也是因為這個原因。畢竟食物不是只有功能，還能讓人心情愉悅。本章將探討發酵的四大好處：保存、保健、節能以及風味。

## 發酵在保存食物上的效用及其限制

　　試想，生活中沒有冷藏設備，卻仍有源源不絕的食物可吃，這種情況是否有可能發生？我猜想本書讀者大多和我一樣，大半輩子都活在冷藏設備的歷史泡沫之中。冰箱的本質就是一種減緩發酵作用的裝置，藉由調控溫度來限制並減緩微生物的代謝過程，也牽制食物中用來消化食物的酵素，因而使食物能保持新鮮。我之所以說冷藏是「歷史泡沫」，是因為冷藏設備不過出現了數個世代，而且主要集中在世界上用電方便的富裕地區，卻已經嚴重扭

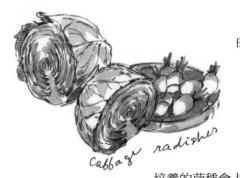

Cabbage radishes

曲了人類對於食物腐敗的看法，讓人不敢想像沒有冷藏設備的日子。既然冷藏如此耗電，未來冷藏是否還能如此普及且平價，還是個未知數。光是這點，我們就有必要維護傳統的食物保存技術，包括發酵。

發酵以很多方式延長食物壽命。首先，人為培養的菌種會占據食物，進而排擠其他細菌，抑制其生長。這些生物保護自己的機制之一，就是製造「細菌素」（bacteriocins）這種能抵禦相近細菌的抗菌蛋白質。此外，發酵生物新陳代謝的副產品主要為酒精、乳酸和醋酸，但也有二氧化碳等眾多物質。這些副產品在許多微生物和酵素作用過程中也有抑制的效果，因而有助於限制環境，只讓某些生物生長，並幫助保存食物。

不過，發酵的主要目的也不全是保存食物。例如，要保存小麥，乾燥的麥穀比發酵做成麵包更好。還有，即便把天貝（tempeh）冷藏起來，也只能多放幾天（要保存得更久，就得冷凍）。酒精是有效的防腐劑，能用來保存葡萄汁（葡萄酒），也經常用來保存和製作草藥（藥酒，又稱酊劑），但是酒精接觸到空氣會發酵成醋酸，而將酒轉變為醋。（除非酒精是以非發酵的方式濃縮而成。）

利用發酵來保存食物，最常用的作法就是酸化作用（acidification），而這更常藉由乳酸而非醋酸。根據食品科學家兼發酵學家史丹克勞斯（Keith Steinkraus）[1]的說法，食物酸化發酵的好處在於：

> **❝**（1）讓食物免受微生物汙染，並抑制食物毒素生成；（2）使食物比較不會轉移致病微生物；（3）能在收成到食用這段期間保存食物；（4）調整原食材的風味，且經常還能提升營養價值。**❞**

1 編注 以引領豆製品的發酵而聞名。

　　藉由酸化作用保存食物，講的就是醋、醃菜、酸菜、韓式泡菜、優格、多種乳酪、義大利薩拉米香腸等世界各地各種發酵食物。每種生鮮食材都因為發酵作用，而大幅拉長了可食用的時間。

　　為了更清楚了解發酵對食物保存有多重要，我們必須明白，近代以前，保存食物的技術發展一直相當有限。以前並沒有冰箱或冷凍櫃，有些地方的人會用冰塊來保鮮，但大多數地區沒有冰塊可用。製作罐頭則要到19世紀才開始發展。食物僅能放置在乾燥涼爽處，或以日光、微溫、煙燻或鹽醃加以乾燥（缺水時，微生物的活動就會趨緩）。或者，還可以用發酵達到保存的效果。利用神祕、冒泡的生命力量，讓食物產生酸化作用，創造出許多可口耐放的佳餚。

　　食物保存與食品安全密不可分。保存技術要有效，就必須以安全可靠的方式保存，而發酵所產生的酸化作用確實是確保食品安全的良方妙法。酸化細菌快速增長，就算有致病微生物也很難或根本不可能在食物上落地生根。除了乳酸和醋酸，酸化細菌還會產生其他「具有抑制效果的物質」，包括過氧化氫、細菌素等抗菌化合物。

　　最近有好幾起生蔬菜受細菌感染而引發大規模疾病的事件（通常肇因於工廠式農場的排泄物外流），從這點看來，**發酵食物可以說比生鮮食物更安全**。發酵中的生鮮食材即使受到細菌汙染，這些細菌恐怕還得跟酸化的細菌展開一場生存之戰。尤其這些酸化細菌已經在這量身打造、富含營養的環境中發展出穩定的菌落，更分泌出酸質等多種自我保護的化合物。這樣的環境中，沙門氏菌（*Salmonella*）、大腸桿菌（*Escherichia coli*）、李斯特菌（*Listeria*）、梭狀芽孢桿菌（*Clostridium*）等食源性病原體是無法生存的，也因此生乳製成的硬質乳酪得熟成至少60天才能合法販售，而較新鮮、較軟的生乳乳酪和生鮮液狀乳品就不能放那麼久。乳酪中的發酵細菌會產生酸質並不斷累積，可確保乳酪食用無虞，因此即使

管制食品的法律認為生乳很容易變質,也不得不承認大家害怕的病原體其實無法在酸性發酵的硬質乳酪中存活。

在這個文化的集體想像中,食品安全最大的威脅是肉毒桿菌中毒。這是一種由罕見但致命的「肉毒桿菌素」(botulinum)所引起的神經系統疾病。肉毒桿菌素是由肉毒桿菌所產生的毒素,是人類所知最毒的物質。這種神經性疾病最初期的症狀通常是視力模糊和複視,隨後會喪失運動神經功能,包括發聲受損、吞嚥困難、周邊肌肉無力。美國疾病預防管制中心警告:「病情嚴重時,除非接受支持療法,否則會影響呼吸肌,導致呼吸衰竭和死亡。」

這麼罕見的毒素我們之所以仍不時聽聞,主要原因是這和食物保存有關,尤其與罐頭製作有關。罐頭在19世紀出現時引發了食物保存的革命,罐頭製作與發酵恰恰相反,是以殺菌的方式保存食物。發酵作用是利用原生的微生物菌落或是高濃度的培養酵種來創造特殊環境,這樣的環境對於肉毒桿菌等致病細菌而言酸性過高,不利生存發展。在製作罐頭的過程中,則是用高熱殺光所有微生物。製作罐頭時容易受到肉毒桿菌素汙染,就是因為肉毒桿菌受熱時會產生一種高度耐熱的孢子。要殺死這種孢子,需要將溫度維持在高於沸點的116~121°C之間。若以壓力鍋處理,必須在每6平方公分施加4.5~6.8公斤的壓力,才能達到這樣的高溫。若要以一般100°C的沸點來殺死肉毒桿菌孢子,須花上11個小時!若加熱不足,孢子在非酸性的介質中存活了下來,就能在罐頭這種無氧真空的環境下盡情生長繁殖,而且沒有其他細菌與之競爭。

雖然肉毒桿菌是非常常見的土壤細菌,但是肉毒桿菌素中毒卻非常少見。一直要到罐頭出現以後,中毒案例才急速增加。1924年在奧勒岡州爆發了一件震驚社會的大事:一家12口死於自製四季豆罐頭中毒。類似這樣的意外事件在大家的集體印象中生根,一代代留下語焉不詳的警告。我常聽人們說他們不願意動手在家醃製德國酸菜,是因為害怕家人吃到肉毒桿菌素中毒而死。但肉毒桿菌之所以滋長,是由於製作食物罐頭的方式失當,而不是因為發酵。植物發酵食品由於有植物原生或外來添加的生物保護,所以很

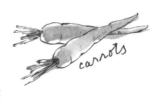

安全。至於魚、肉等食材則需要特殊預防措施，情
況不同，會在下冊第二章談到。

　　以發酵來保存的食物多半無法永久保存。現代人
認為食物保存應該要做到的事情，其實深受罐頭製作
的技術影響，也和隨後出現的防腐劑、包裝、超高溫處理、冷凍和輻射等
發展有關。要是你覺得大風暴或是末日就要來了，那麼，防災時將罐頭食
物儲放在避難所就可以放數十年之久，但大多數的發酵食物卻無法儲放這
麼久。發酵食物可以放多久還不壞而且依舊誘人可口，這不可一概而論。
儲放的期限會隨食物種類、酸鹼值、水的活性、鹽度、周圍環境的溫度和
濕度、儲存方式以及你的耐性等等而定。發酵食物是活性的、不斷變動的，
原本用來保存的微生物和酵素轉化作用最終會隨著儲存條件不同而被其他
微生物和酵素取代。德國酸菜最終還是會變得軟爛，但倘若不含鹽分，或
是在夏季高溫時醃製的，就會比含鹽或冬季醃製還要更快腐敗。在明白這
樣的變化之後，世界各地的文化一直都將發酵當作糧食盛產季節保存餘糧
的重要方法，用以幫助自己度過糧食較匱乏的時期。

　　雖然發酵在保存食物上已不那麼重要，但是對另外一種形式的保存卻
日益重要，那就是文化保存。格特曼（Naomi Guttman）和沃爾（Max Wall）
就注意到：「當前的飲食環境賦予傳統技術新的意義，這些技術原本保存營
養的功能已逐漸由保存文化的功能所取代。」對主張文化復興的人來說，食
物保存和文化保存有著密不可分的關係。

## 發酵食物的保健價值

　　整體而言，發酵食物富營養、易消化。所謂發酵，就是對食物進行預
消化，使養分更利於生物利用。還有許多例子顯示，發酵會產生額外的養
分或消滅抗營養物質或毒素。發酵物如果含有能產生乳酸的活菌，對於消
化、免疫及整體健康尤其有好處。寫作這本書的同時，《美國國家科學院公

發酵與人類免疫不全病毒

我經常在著作和公開演講中提及我身上有免疫不全病毒（HIV）。寫作本書時，正好是我1991年第一次測出HIV陽性反應後的20週年。我很高興我能活到現在，也無法忘記不如我幸運的許多朋友。我在前作《自然發酵：風味、營養及現存的發酵手藝》（*Wild Fermentation: The Flavor, Nutrition, and Craft of Live-Culture Food*）的封底寫道：「發酵食物一直是我康復的重要因素。」許多人因此推測發酵食物是HIV的「療法」。雖然我希望這是真的，可惜事實並非如此。

1991年我的健康出問題以來，就一直在服用抗反轉錄病毒和蛋白酶抑制劑等藥物。服用這些藥物並不代表養分、消化或整體免疫功能就不再重要或不那麼重要，事實上，許多人的消化系統特別受到攻擊。

活菌食物幫助我維持消化健康，我也從自己的研究中得知食物裡的活菌可以刺激免疫各方面的功能。過去甚至有些研究探討益生菌是否有助於增加CD4細胞的數量。HIV感染患者的免疫功能多半會隨著時間下降，而CD4細胞則是免疫功能的指標。我認為活菌食物基本上可以改善所有人的健康，但我仍要強調，幫助維持整體健康並不等同於治癒某種疾病。

報》才剛剛發表了振奮人心的研究成果，證實腸道細菌對免疫的影響遠大於對於腸道本身的影響，跟能夠抵抗流行感冒病毒感染的肺部免疫反應尤其息息相關，這也顯示了「共生菌落對於調節呼吸道黏膜免疫功能的重要性」。腸道細菌（主要來自食物中的細菌）再加上益生菌的補強，能對人體健康產生深遠而顯著的影響。我在治療自己免疫系統問題的過程中，發現活菌食物總是讓我覺得狀況很好，並讓我找到一個可以積極自助助人的方式。不過，這並不表示活菌食物就是萬靈藥。

有些人宣稱吃了某些發酵食物後出現奇蹟，但是我認為對這類說法一定要抱持懷疑的態度。舉例來說，有些人在網路上推廣每天飲用昆布茶（糖加上茶，半發酵），說是可能可以治癒糖尿病。這我不信。我認為有糖尿病的

人若要飲用昆布茶，只能適量，甚至還要從含糖量較少的發酵食物（如德國酸菜和優格）來攝取所需的活酵。有可能改善整體健康並不保證有任何特殊療效，對於這類宣稱都得小心求證。2010年美國聯邦貿易委員會就發現優格大廠達能（Donnon）在行銷時宣稱自家一系列的益生菌優格產品可以「降低感冒和流感的感染率」，而且還說「經科學證實有助於改善腸道蠕動緩慢的問題」。這樣的說法不僅不實，還可能誤導人。美國聯邦貿易委員會最後採取行動，要求達能終止這些「未經證實」的廣告詞，並要求達能支付求償的39個州2,100萬美金。

我們的文化追求即時滿足，希望藥到病除，企業的行銷人員於是迎合這樣的想法。我也希望這能夠成真，但活菌食物並非HIV的解藥。還有，即便食用優格、德國酸菜、味噌等活菌食物可以降低罹癌風險，我也不相信有哪一個（或者全部）足以作為癌症重症的主要療法。

健康和康復並不由單一因素決定，而發酵食物也不是維持健康和長壽的唯一祕訣。運動、保持好奇心、心胸開闊、飲食均衡、知足常樂、「性」福美滿、定時排便、睡眠安穩也不是。不過，所有因素加起來，便會影響我們的整體健康狀況，而發酵食物也是其中一部分。

本章將簡述發酵食物和飲料的主要營養和保健價值，從經過同儕審查的科學和醫藥文獻中總結研究成果，並設法回答我在電子郵件及演講時經常被問到的問題。發酵食物據說對健康有好處，於是吸引了許多人關注。對此我並沒有確切的答案。科學對於細菌在人體內如何調解和調節生理機制仍只有初步而粗淺的了解，對於攝取的活菌如何變化，所知就更少了，例如：外來活菌究竟如何與原生菌落互動？細菌平衡是免疫系統一個很重要的層面，而腸襯黏膜又如何居間調節？現代有許多科學研究都由企業贊助，研究的面向往往非常狹隘，僅檢測特定「益生菌」如何影響各種可量化的生化標記，而且檢測的往往是專利菌株，最後的結論則說得語帶保留，還夾雜許多警告。這樣的結論究竟能推斷出什麼？我們對許多基本的情況和運作機制仍一無所知，不過科學似乎正逐漸證實傳統文化恰巧早就知道的事：發酵食物不是一

Chapter 2
• 發酵的實際效益 •

改善消化

寇克邁爾（Leslie Kolkmeier）

多年來，我的腸道一直被診斷（誤診）為腸躁症、腹腔疾病，以及其他各種病症。最近我開始自己醃製德國酸菜，結果腸子的問題不藥而癒，而且現在還逐漸在食物中偶爾加入一點小麥產品（我先試了一片巧克力餅和一塊布朗尼，接下來就要試一片披薩）。我想，我是吃了太多治療萊姆病（Lyme disease）的抗生素，還因為有心臟問題，所以就連治療牙齒之前也得吃抗生素，導致體內的天然益生菌都被掃蕩一空。

般的食物，發酵食物能夠深深滋養我們、幫助我們維持健康。
「醬」是一種發酵過的調味料，是味噌和醬油的前身，最早用的是肉類、魚類和蔬菜，隨後才以豆類來發酵製作，而中國更食用發酵的豆類長達兩千年之久。公元5世紀的《論語》裡記載孔子「不得其醬不食」，而儒家經典《周禮》則寫出了「醢人」[2]的職責。夏利夫（William Shurleff）和青柳昭子合寫了一本記載味噌、醬等大豆發酵物歷史的大全，書中引用了公元1596年偉大的藥典《本草綱目》，提到「醬」這個字可追溯到公元150年的漢代，劉熙《釋名》曰：「醬者，將也。能制食物之毒，如將之平暴惡也。」我並不確定自己是否贊同這樣的比喻，不過這篇古文確實清楚描繪了這種發酵食物的強大力量。

認為發酵食物和身體健康有關的民族，不只中國人。蘇丹達佛地區的富爾人相信卡瓦（kawal）這種食物不只可以預防疾病，還有神祕的力量。卡瓦的原料來自於同名的植物（也就是「決明」），富爾人會將綠葉搗碎並發酵製成糊狀，他們也相信卡瓦有預防疾病的功能，甚至有神祕的力量。許多地方傳統一向認為優格、克菲爾（kefir）等發酵乳品和身體健康、長壽有關。1907年俄國微生物學先驅密克力高夫（Elie Metchnikoff）出版了《延年益壽》

miso

2 譯注 　司管發酵之務者。

（*The Prolongation of Life*）一書，主張優格中的乳酸菌是保加利亞農夫特別長壽的原因。自此之後，世界各地的人就開始風靡優格、克菲爾等含有乳酸菌的食物，以及之後的益生菌補充品和各種「保健食品」配方。

　　大致說來，我認為發酵的主要保健價值有以下幾種，每一項之後都將詳細探討：（1）將營養物質預消化成較容易吸收且利於生物利用的形式；（2）強化營養、創造出獨特的微量元素；（3）去除抗營養物質的毒性，並將其轉化為營養物質；（4）獲得活性乳酸菌，不過只出現在特定活菌發酵物上，而不是每種發酵食品都有。

## · 預消化

　　發酵就是細菌和真菌細胞以及兩者產生的酵素在進行消化作用，食物或能因此獲得保存，不過成分也會因為生物的消化作用而改變。有機化合物會被代謝成更基本的形態，礦物質則變得更有利於生物利用，而某些難以消化的化合物也會被分解掉。各式各樣的大豆發酵物中，真菌和細菌會將豆子裡的巨大蛋白質分解成人體更容易吸收的胺基酸；乳酸菌可以將牛奶裡的乳糖轉化成乳酸；發酵的酵素消化則能將肉類和魚類變得更軟嫩。

*sourdough*

## · 強化營養

　　與生鮮食材相比，許多發酵物在預消化的過程中會累積維生素B群，包括硫胺素（維生素B1）、核黃素（維生素B2）及菸鹼酸（維生素B3）。有沒有維生素B12則有爭議，一度有人認為天貝等植物發酵物含有高含量的維生素B12，如今已發現含的是不具作用的類似物質，一般稱為「偽維生素B12」。有些人認為傳統天貝之所以含有維生素B12，是因為在非產業環境中，原本單純的天貝菌種「少孢根黴」受到細菌「汙染」所致。發酵讓穀物裡的必需胺基酸「離胺酸」（lysine）變得更好利用（含有乳酸菌的酸酵比純酵

母發酵更明顯）。

不同的發酵物經發酵生物作用後，會產生生鮮食材裡所沒有的特殊微量營養素。舉例來說，日本大豆發酵物納豆就含有一種稱為「納豆激酶」（*nattokinase*）的酵素，此酵素「能溶解纖維蛋白溶解的強力活性……可用於控制多種疾病，包括高血壓、動脈硬化、冠狀動脈疾病（如心絞痛）、中風以及周圍血管疾病」。新的研究已經發現，納豆激酶也能分解澱粉纖維，還可能可以治療阿茲海默症。包心菜發酵時，有種稱為「硫配醣體」（glucosinolates）的植物化學物質會被分解為「異硫氰酸鹽」和「吲哚–3–甲醇」等化合物。根據《農業與食物化學期刊》指出，這些物質是「抗癌物」，「能夠預防某些癌症」。不知道平常吃的各式各樣發酵食物裡，還有什麼科學尚未發現的化合物呢？

## • 解毒

發酵可以去除食物中的各種有毒化合物，某些情況下還能將抗營養物質轉化為營養物質。某些食物毒素如氰化物只要量夠多就有劇毒。世界某些區域種植的「苦」木薯塊莖（*Manihot esculenta*，又名yuca以及manioc）含有高量的氰化物，不過若是去皮切塊，泡在水裡發酵個幾天，就能去除這些木薯的毒性（請注意，美國大部分城市進口販售的木薯通常不是苦木薯）。同樣的，橡實、西澳蘇鐵果實等多種堅果都必須浸泡數日甚至數週才能去除單寧酸或苦性化合物，而浸泡過程必然會產生發酵作用。

食物中有些毒素相當微妙，例如所有穀物、豆莢、種子和堅果都含有的植酸鹽（phytate）。植酸鹽會結合礦物質，使人體無法吸收，因此是種抗營養物質。發酵時，植酸鹽酶會將礦物質從植酸鹽束裡釋放出來，增加礦物質的可溶性，「最終改善並促進腸道吸收」。2007年有份研究比較了「伊得利」（idli）[3]麵糊中的鋅、鐵在發酵之前與之後的利用度，發現發酵作用明顯增加

---

3　由米和扁豆製成的蒸糕。

來自華盛頓州的大衛‧威思特蘭德（David Westerlund）是個發酵迷，有次他不小心採到有毒的鐵杉根，當時他以為是野生胡蘿蔔，於是就拿來發酵。之後他吃了一些，開始感到不舒服，「我發現雙眼無法對焦，轉動眼球肌肉時肌肉反應遲緩，很可怕，頭也感到有點刺痛」。當時中毒通報專線曾警告他若出現某些徵狀會有生命危險，例如心跳急促、呼吸短促或是昏迷，但他當時並未出現這些現象。他回想道：「可能是發酵救了我的命，發酵一定減輕了毒素的效力。」

了這兩種礦物質的生物可親性。目前已發現，發酵能降低蔬菜中的天然硝酸鹽和草酸，還發現發酵能生物分解蔬菜殘留的某些農藥。

　　長久以來，發酵也一直用來潔淨水源，讓受到汙染的飲水變得安全可喝。方法是加入可促進發酵的糖，以產生微量的酒精或酸，進而破壞細菌性汙染物質。還有人指出味噌能有效去除人體裡的重金屬，可惜我沒能找到任何研究證實這個說法，但希望這是真的！此外，請務必小心謹慎，千萬不要因為某些有毒物質能經由發酵去除或是轉化，就以為每一種毒素皆能如此。

## ● 活菌發酵物

　　不論食物在發酵之後是否會像麵包、發酵粥品或天貝（僅列舉數例）一樣再加熱或烹煮，發酵本身能夠預消化、強化營養以及解毒的作用，都具有營養價值。不過，經由乳酸菌發酵的食物和飲料若不要再烹煮就直接食用，裡頭的活菌菌落本身就能帶來功效。我敢說乳酸發酵物中最具顯著療效的就是裡頭的活菌，但發酵物必須未經47°C左右的熱度處理才具有功效。許多包裝、量產的發酵食品為了在貨架上放更久，會經過高溫殺菌，但這樣一來也會消滅裡頭的活菌。如果想要獲得活菌帶來的益處，就得要找未經高溫殺菌的食物，或者是自己動手做。

食物中一直都有活性乳酸菌，而由於當今生活中充斥著各種化學物質，更彰顯出活性乳酸菌對飲食的重要，其中有些更因為和抗生素一樣能消滅多種細菌而備受重視。研究人員使用一連串抗生素之後，發現「治療結束後，人體腸道菌群會繼續受到長期影響，時間長達兩年」。除此之外，日常飲水以及處處可見的抗菌清潔用品中所含的抗菌化合物質和氯也越來越多。在我們這個時代的文化，抗菌戰爭占了一席之地，因此要維護人體微生物生態的健康，更需要定期補充微生物，並增加多樣性。

有個極端的解決辦法：直接將細菌灌入結腸。這個方法在實驗應用上已經非常成功，不過一般還是經由口服來補充。研究人員邁德森（Karen Madsen）在《臨床腸胃病學期刊》上指出：「益生菌會與腸道裡的所有細胞互動並產生影響。益生菌作用的機制包括：影響細胞腔的微生物生態、調節免疫功能，以及增強上皮的屏障功能。」

近幾十年有許多研究都記載了攝取活菌的好處，但多半著眼於特定的「益生菌」菌株。大致來說，如果有生物攝取了某些微生物並因此獲得好處，這些微生物就是**益生菌**。一般而言，益生菌多半都在實驗室裡選育，來源通常是人體細胞。這些菌種之所以獲選，是因為理論上這些菌種比傳統食物中的乳酸菌更能在人體腸道安居，並為人體帶來好處。

數十年來，研究人員已證實了益生菌的廣泛益處。1952年，《小兒科學期刊》發表了一份研究，證實「比起控制組，餵食添加嗜酸乳酸桿菌奶粉配方的嬰兒，第一個月體重增加的情形更為顯著」。此後還有數百項的隨機雙盲、安慰劑控制的科學研究，證實攝取**特定益生菌**的好處，例如：「接受肝臟移植與重大腹部手術的患者採用植物乳酸桿菌299和燕麥纖維進行治療後，細菌感染明顯減少，整體趨勢顯示抗生素治療時間和住院時間都縮短了。」還有證據顯示：「健康的成人在冬春之際、一般感冒流行的高峰期間服用至少三個月的格氏乳酸桿菌PA 16/8、龍根菌SP 07/3和比菲德氏菌MF 20/5就有明顯效果。」

事實上，已有文獻記載採用益生菌療法治療各種症狀已有可量化的成功案例，且種類相當驚人。益生菌與治療、預防消化道疾病的關係最為明確，例如腹瀉（包括由抗生素、輪狀病毒和愛滋病所引起的腹瀉）、腸道發炎疾病、腸躁症、便秘，甚至還有結腸癌。也有人證實，益生菌能有效治療陰道感染。目前已發現益生菌可以減少一般感冒和上呼吸道症狀的罹患率和發病時間，以及工作缺勤的狀況。研究證明，益生菌能改善重症照護病患的治療結果並預防感染，且能改善肝硬化病患的肝功能。研究人員記錄益生菌有降低血壓和膽固醇、減少焦慮、增加後天免疫不全孩童 CD4 細胞數等等功效。也有證據證明，定期服用益生菌可以減少兒童齲齒。人體健康的其他各方面，研究人員也不斷探索益生菌在理論上可以如何應用，包括過敏、尿道感染，以及預防腎結石、牙周病和各種癌症，雖然某些領域尚缺乏證據確鑿的資料，但研究人員仍不斷努力。《臨床感染疾病期刊》有篇評論就預測，「21世紀新的病原體源源不絕出現，不斷帶來現代醫學的難題」，而益生菌「可能是21世紀人類對抗病原體最有效的工具」。

這些細菌菌種究竟對人體有何好處，還沒有人完全清楚。為了這本書，我成天泡在科學文獻之中，但在此之前，我只知道活菌的益處主要在於補充腸道的細菌，並使菌種更加多元。攝取細菌之後，細菌會定居於腸道內的概念，是由密克力高夫在1907年所提出的，隨後克菲爾、優格等傳統活酵食物打響了保健食品的名聲。

不過實際情形是，益生菌的效用沒有這麼直接。2007年，《營養學期刊》曾經刊登一篇評論，總結了目前的研究，認為這些研究全「證實了攝取的菌株並不會成為一般菌相裡的固定成員，菌株只在攝取期間或是攝取後短短的時間內存活」。微生物學家唐諾克（Gerald W. Tannock）解釋密克力高夫的理論，說他「忽視了自然中最強大的一種趨力：自我平衡……所有的生態棲位都充滿了穩

Sauerkraut

定的細菌群落，要偶然或刻意將他處形成的微生物群落引入某生態系統之中並穩定發展，十分困難」。威爾森也對此詳加說明：

> **66** 各個位置發展出的極相群落中都有微生物，這些微生物既能固守現有基質，也會利用此處提供的營養物質。此時群落中的成員互動已達動態平衡，任何外來微生物都會很難入住，而且由於該處的微生物已占據所有的實體、生理及代謝棲位，所以微生物群會呈現出「抗移植反應」。**99**

不過，這並不是說攝取的細菌就不會造成莫大影響。研究已經證實，細菌可以通過胃裡的強酸存活下來（胃裡有食物緩衝時更是如此），待細菌通過消化道裡菌落密度較低的區域，「雖然通過的時間短暫，但還是可能可以形成此處主要的微生物菌落」。發酵食物上的活菌跟一般細菌一樣也具有基因流動性，也會以複雜的方式與周遭環境（就是進入人體之後途經的消化道）互動。針對這個複雜的互動關係，人們目前只有初步了解，而且只有透過新興的分子分析方法才能一探究竟。我們攝取的細菌會與腸道微生物及消化道上的黏膜細胞產生複雜的互動，進而刺激許多有益的免疫反應。《臨床腸胃病學期刊》指出：「先天性及適應性的免疫反應皆會受益生菌的調節。」益生菌會刺激抗體免疫球蛋白（IgA）生成，並啟動巨噬細胞、淋巴細胞及樹突細胞的活動。

文獻記載某些益生菌落有多種好處，但我們能否就此推斷某些用來發酵食物的自然菌落也有相同的益處？這個問題引發不少熱烈討論。身兼益生菌顧問以及益生菌與益生元國際科學協會董事會成員的森德斯（Mary Ellen Sanders）說：「因為不是所有的菌種都有資料證實能影響人體健康，所以分辨益生菌和一般活菌就顯得十分重要。某些益生菌產品已做過人體研究，並顯示了能夠降低抗生素的副作用，建議服用抗生素的病人攝取這些益生菌，就比建議他們食用活菌優格還有說服力。未經測試的產品仍可能具有效果，

但不能大力推薦。」這是益生菌產業界的說法。

　　事實上，傳統發酵物研究一直都有人在做，只是程度不如益生菌研究，部分原因在於傳統發酵物並不像益生菌那麼特異（或者應該說因為沒有專屬的贊助）。最多人研究的傳統活菌食物無疑是優格，《美國臨床營養學期刊》刊登了一篇評論：「目前有大量的證據支持食用優格有益腸胃健康。」《乳品研究期刊》裡更有個令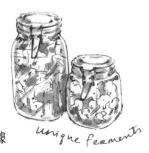

人耳目一新的報告，研究觀察了經常食用活菌食物的人（每週至少食用5份優格、乳酪以及發酵食品）。研究人員每隔一段時間就採集血液和排泄物進行分析，藉此評估飲食中去除發酵食物後的影響。根據研究人員的說法：「要求自願受測者在飲食中排除發酵食物或是飲料，例如發酵乳和乳酪等乳製品、發酵肉類、葡萄酒、啤酒或是醋等發酵飲品，任何的發酵食物如醃漬橄欖也一樣得排除。沒有發酵食物的飲食改變了腸道菌相，並導致免疫反應衰退。」兩週後，飲食仍受到限制，不過每天開始提供優格給受測者食用，持續兩週。有一半的人吃的是標準的活菌優格，另外一半則是添加益生菌菌株的強化優格。有趣的是，兩種優格都無法使受測者完全恢復飲食受限之前的血液和排泄物數值，要等到他們恢復平常的飲食，攝取各式各樣發酵物之後，數值才又回到原有水準。「看來，其他商用酵種的菌株，還有生鮮食材或是周圍環境、乳酪或發酵肉類等發酵產品所含的野生乳酸菌，對於腸道裡的發酵代謝作用似乎有重要的影響。」

　　我的看法是，正因為細菌具有基因流動性（參見第一章），所以特定幾種細菌菌株並不足以維持健康的活菌刺激作用。多樣、多元、結合不同生鮮食材的原生細菌反而更重要。不可否認，某幾種益生細菌也許最後能成為強效的治療藥物，不過既然已經知道細菌的基因流動如此難以捉摸，過於汲汲營營追尋完美的益生菌菌株，目光就顯得有些短淺。這麼說是因為在菌落中，人類所定義的特定菌種和菌株不見得會維持穩定的狀態。微生物學家索尼亞和馬修就說：「原核生物並沒有物種之分。在複雜的群落裡，接連不斷

## 活酵食物如何影響消化？

首先，活酵食物多少都經過預消化，因此整體而言能讓營養物質更好吸收。從發酵食物中可以攝取到多種細菌，幫助消化食物，並在食物通過腸道時產生各種具保護功能的化合物。這些細菌及各種製品能豐富腸道生態，幫助消化吸收，而且可以排擠病菌。許多人發現，飲食中加入活菌食物後，消化就改善了。我也聽說許多人在定期攝取活菌後改善了便秘、腹瀉甚至更嚴重的消化道慢性疾病。整體看來，含有活性乳酸菌的食物有助於改善幾乎所有人的消化問題，而且沒有安全疑慮，也不需要大筆開銷。某些情況下，這些食物可能（只是可能）可以幫助改善甚至解決各種急慢性健康問題。話雖如此，每個人的反應都不盡相同，不過一次一點慢慢攝取新種類的食物總是好事，含有活菌的食物尤佳。

## 發酵食物的酸鹼值如何影響身體的酸鹼平衡？

大多數的發酵食物都是酸性的（也有例外，例如納豆和達瓦達瓦，參見第七章），不過一般卻認為酸菜、優格等多種酸性活菌發酵食品能在體內進行鹼化反應。這現象看來矛盾，但其實是可以解釋的：發酵物會使礦物質（礦物質呈鹼性，且具有鹼化效果）更容易吸收。

## 為了避免念珠菌過度增生，是不是就什麼發酵食物都不能吃？

「白色念珠菌」（*Candida albicans*）是一種真菌（酵母），成人體內菌相中通常都有。富含碳水化合物的飲食會導致白色念珠菌增生，使其勢力越來越強大。要對抗白色念珠菌，最重要的是控制富含碳水化合物的食物攝取量，不只要少吃糖、穀物、水果和馬鈴薯，以這些原料製成的部分發酵物如麵包、酒精飲品、醋甚至可能連康普茶也得少吃少喝。彌補的辦法是，攝取由蔬菜、乳品，甚至豆類和肉類製成的活菌發酵物。這些發酵物中含有乳酸菌，能幫助白色念珠菌回復良性狀態。

## 吃太多發酵食物好嗎？

攝取發酵食物和飲品要適量。切記，發酵飲食效果強大且風味濃郁，

要少量分次食用，不要一次大量攝取。有研究指出，含鹽的食物（包括發酵食物）攝取過多會導致多重問題。發酵物並不一定要含鹽，也不見得要大量攝取。亞洲有些研究顯示，大量食用醃製蔬菜與食道癌、鼻咽癌等癌症相關，不過也有研究發現，食用新鮮蔬果會降低這些癌症的發生率。再次重申，務必將適度攝取和多元攝取奉為飲食圭臬。最後提醒一句，常吃高酸性的食物會腐蝕牙齒琺瑯質，所以吃完要刷牙漱口！

## 發酵食物是否有助於治療自閉症？

許多家中有自閉症孩子的父母告訴我覺得飲食可以有效幫助孩子，而發酵食物就是其中一部分。自閉症的確切原因仍不清楚，根據美國國家衛生研究院PubMed搜尋引擎的搜索結果：「與基因有關的因素似乎很重要……此外還有許多尚未證實的推測：飲食、消化道改變、汞中毒、身體無法好好利用維生素和礦物質，以及對疫苗過敏。」活菌食物同益生菌一樣，不僅有可能改善消化和免疫功能，也很可能可以解汞毒。

英國醫師坎貝爾－麥克布賴德（Natasha Campbell-McBride）的兒子就克服了自閉症。她在《腸道與心理併發症》（*Gut and Psychology Syndrome*）一書中表示，她兒子之所以康復，是因為飲食中富含活酵和脂肪酸，不添加人工原料、反式脂肪、蔬菜油、糖、麩質、酪蛋白等成分。其他許多家庭也表示飲食的成效良好。根據麥克布賴德的說法，除了自閉症，恢復腸道菌相健康對各種常見的心理狀況如憂鬱症、注意力缺失症、精神分裂症甚至讀寫障礙症等疾病，都很有幫助。

## 發酵有助於解決甲狀腺的問題嗎？

很多甲狀腺功能低下的人問我，他們是否也該避開包心菜類蔬菜製成的發酵食品，因為包心菜富含抑制甲狀腺的甲狀腺腫原（goitrogens），而他們並不確定發酵是否會破壞蔬菜中的甲狀腺腫原。可惜答案是不會。倘若你因為健康因素而不能攝取甲狀腺腫原，我會建議拿別種蔬菜來醃漬，例如胡蘿蔔或芹菜。除了傳統的包心菜和蘿蔔，很多蔬菜都可以製成美味的醃菜。

的擇汰壓力會……為當下狀況汰選出最佳的組合。」不管活菌食物（或是益生菌）中的乳酸菌是否為某幾種特定菌株，或者能否就此在體內落腳，都能增加人體腸道菌落所能利用的基因範圍。

即便乳酸菌已被高溫摧毀，我們仍有理由懷疑也許其基因物質仍有影響力。夏威夷的發酵食物芋泥（poi，見第五章的「芋泥」）就是以未煮熟芋頭塊莖製成，但未添加酵種。一般的解釋是，芋頭加熱後仍存活下來的乳酸菌夠多，因此引發發酵作用。但假使細菌本身並沒有存活下來呢？也許恰恰相反，細菌支離破碎的殘餘基因替空氣中的細菌提供了基因鍵接的起點，使細菌得以進入煮熟的芋頭中。同理，酸酵裸麥麵包烘焙出爐幾天之後，麵包還會繼續變酸，這就表示酸酵中的細菌基因也許已被新的活菌取代，而這種細菌能接續酸酵菌的工作，將醣類代謝為乳酸。《營養學期刊》上有篇益生菌研討會論文就指出：「我們多半假定益生菌產品的活性成分就是活菌，不過文獻卻顯示，很多時候活性並非必要。」

多吃各式各樣的發酵食物，其中有些要含有活菌。另也要吃各種植物，至少要包含某些野生植物和細菌，因為人類主動培育的植物和微生物種類其實相當有限。與不同的植物化學物質、細菌以及細菌所產生的化合物進行各種交互作用，能夠刺激人體的機能，而多樣性本身就有其益處。

## 發酵是提高能源效率的方法

破壞性採油因化石燃料供應縮減而大增，加上全球需求不停攀升，能源取得、價格和安全的不確定性也越來越高，我們必須好好思索不同種類的食物要耗費多少能源，也就是食物栽種和運輸過程中所需的能源，以及在家中冷藏和烹調食物時會使用到的能源。發酵食物可以降低冷藏和烹調的需求。在本章前文「發酵如何幫助保存及其限制」一節也詳細探討過，整體而言，有了乳酸發酵物，食物可以在冷藏室外放更久。我常遇到家中沒有冷藏設備的人。他們或因住得太偏遠，或因經濟狀況不佳，或出於自願而不用冰箱，

而他們最常用的食物就是酸菜、味噌、優格、硬質乳酪和義大利薩拉米香腸。想像一下有朝一日一般人再也負擔不起家中的冷藏設備時，這類的發酵食物就顯得更加重要。

　　某些發酵物也能大幅減少食物的烹煮時間，最不可思議的例子是用大豆製成的天貝。大豆要熟軟需沸煮6小時，不論你用木頭、瓦斯或是電力來加熱，都需要耗費大量燃料。但製作天貝時，大豆所需的烹煮時間不超過1小時。發酵之後的天貝通常會拿去炸，油炸之前有時會先蒸煮過，不過無論如何，發酵後所需的烹調總共不會超過20分鐘。總而言之，將大豆煮到熟軟可食所需的烹煮時間是天貝的4倍，更何況未經發酵的豆子絕對沒那麼容易消化！一般而言，發酵過的魚和肉完全不需要再烹煮，這是因為發酵所產生的轉變可以用來取代烹煮所產生的變化，成效甚至更好。因此，發酵有助於節省能源。

## 發酵所產生的獨特風味

　　從有記憶以來，我就迷上了發酵所產生的乳酸風味。酸黃瓜（蒔蘿酸黃瓜）是我孩提時期最愛也最想吃的食物，不過我同樣也抗拒不了德國酸菜的誘惑。時至今天，我不用聞到味道，光想到乳酸的風味就足以口齒生津。發酵通常能創造出鮮明、強烈的風味。

　　發酵的風味也不只有乳酸而已，隨便到一家食材商店走一回，眼裡所見的、鼻子聞到的主要都是發酵食物。現在，我在腦海中想像自己走入了札巴（Zabar's）這家我從小光顧的紐約食材店，首先映入眼簾的是橄欖，一桶桶的橄欖用不同方法醃漬而成（生橄欖有毒，而且味道太苦）。「醃漬」（curing）這個詞用途很廣，包含了許多不同的熟成技術（甚至可以用在食物以外），不過多半都會伴隨發酵作用。橄欖通常都在簡易的鹵水中發酵醃漬而成。從橄欖區轉過身去，我盡情觀賞架上的乳酪，各色各樣令人眼花撩亂。乳酪並

不全是發酵而成，不過有強烈風味、香氣的都是，硬質乳酪和流質的軟乳酪也是。乳酪的種類之所以如此多變，最主要是因為當中長出了不同的細菌和真菌，且在不同的條件下熟成。為了搭配乳酪，店內還有個烘焙區，陳列造型、大小和風味各異的麵包。發酵讓麵包不至於變成硬邦邦的磚頭，還讓麵包有了口感、鬆軟的碎屑和蓬鬆輕盈的質地，當然還有風味。肉品部的義大利薩拉米香腸、鹽醃牛肉（corned beef）、煙燻牛肉（Pastrami）和義式乾醃火腿（Prosciutto）等發酵肉品也都很引人注目。巧克力和香莢蘭[4]是發酵的，咖啡和某些茶也經過發酵。葡萄酒和啤酒是發酵的，醋也是。發酵形成的風味和口感受人喜愛、推崇，而且是許多廚藝傳統中最受重視的珍饌佳餚。

　　用發酵來增添風味，效果在調味料中可能最為顯著。世界上許多地區每天都使用發酵調味料。調味料最特別之處在於讓原本平淡、單調、枯燥的主食變得開胃。德國酸菜和韓式泡菜可以調味、提味，還能搭配米飯、馬鈴薯、麵包等味道較平淡的食物。迪拉爾估計：「蘇丹的各種發酵食物，有一半用來製作醬汁和佐料，以搭配高粱主食……這些醬汁和佐料很有營養價值，能讓大家多吃主食、補充高品質的蛋白質，也可能提供了飲食中相當高比例的維生素。」亞洲有許多發酵調味料，醬油和魚露就是其中兩種。番茄醬可能是美國人最喜歡的調味料，根據歷史學家史密斯（Andrew F. Smith）的說法，番茄醬最早於1680年由東南亞經英國進口到此地。

> **❝**英國人發現的番茄醬並不是一種明確的產品。今天，在印尼「克恰」（kecap，正式拼法為ketjap）一詞單純只指醬料，而且通常指的是帶有烤木薯風味的發酵黑豆。發酵的克恰產品有很多，包括克恰阿辛（kecap asin，鹹醬油）、克恰馬尼斯（kecap manis，甜醬油）、克恰宜甘（kecap ikan，以酵素分解魚料產生的棕色鹹液），還有克恰樸地（kecap putih，一種白醬油）。**❞**

---

4 編注　Vanilla，俗稱香草。為避免與作為香料植物的香草（herb）混淆，此處採用學名。

　　現代美國的番茄醬是由高果糖玉米糖漿製成，並不盡然經過發酵，而是像大部分的調味料如芥末醬、沙拉醬、辣醬、伍斯特醬[5]、辣根醬甚至美乃滋那樣，都加入了醋這種發酵產品。

　　發酵的轉化作用可能造成外觀、風味、香氣和口感各方面的特殊變化，從乳酪就可見一斑。我最愛的是熟透、極為濕軟、特別濃烈香醇的流質乳酪。這種乳酪的氣味令我垂涎，但有時候其他人聞到卻會感到不舒服，更別提放進嘴裡嘗上一口了。《食物與廚藝》是廚房必備的參考用書，作者馬基（Harold McGee）就指出：「有些人深深著迷於乳酪的風味，有些人卻感到噁心。」味道是無法用數值標記的。乳酪有極乾、味道極濃的，如帕馬森乳酪；有鹽鹵的，如菲達乳酪；也有流質的，如布里乳酪。製作乳酪的方法千奇百怪，就像做任何食品一樣。我們光從乳酪的各種變化中就可一窺培菌的無限異彩。

　　有些人很怕乳酪的刺鼻味，通常是因為他們將乳酪的氣味及外觀與腐爛、不能再吃的食物聯想在一起。馬基形容發酵是「經過控制的腐敗」，還發現：

> **❝** 乳酪中的動物脂肪和蛋白質會被分解成氣味濃烈的分子。在未經控制的腐敗過程中、消化道裡，以及人類皮膚潮濕、溫暖和遮蔽處的分子活動中，都會產生許多相同的分子。人類對腐爛臭味反感是種重要的生物特徵，能使我們遠離可能中毒的食物，這就難怪人們得花點時間才能適應乳酪這種散發出鞋靴、土壤和馬棚氣味的動物性食物。不過，一旦習慣了這股味道，就很可能深深愛上這種帶有腐壞的味道，開始擁抱生命最樸質的一面，這在矛盾之中表現得淋漓盡致的一面。**❞**

---

5　編注　Worcestershire sauce，一種辣醬油，由醋及多種香料製成，又稱「英國黑醋」。

　　在新鮮與腐敗之間還有些空間，讓人從中創造出不少令人讚歎不已的風味。正因為在各文化中普遍都有這樣的創作空間，所以在界定何謂發酵的食物、何謂腐爛的食物時，並沒有一道客觀明確的分界。在談到發酵豆腐和洛克福乳酪時，明茲就發現：

> **哪種食物是經過發酵、哪種食物已經腐敗，可能得看一個人從小到大都吃些什麼。兩種都有人覺得很美味，也都有人覺得已經壞掉、不能吃或甚至更糟。因此，這兩種食物能讓我們更明白文化以及社會學習在形塑認知上的強大力量。**

olives

　　雖說發酵與腐敗之間的界線模糊不明，但也請不要認為這是在勸你把以前認為是壞掉的東西吃進肚子裡。為了生存，我們需要學會拿捏什麼食物適合吃下肚，不過衡量的標準卻相當主觀，而且大多由文化來決定。

　　如果你在北極圈長大，那麼堆在地面或是埋進地裡好幾個月的魚，就是你冬季的主食。但如果你是長大後才第一次見到這道食物，你可能就會認為所見到、所聞到的是一堆腐壞發臭的魚。你可能無法克服心理的厭惡，身體可能也無法適應腐敗的魚以及裡頭的微生物群落。發酵的魚跟發臭的乳酪一樣，要吃習慣才會喜歡，也許體內還要有因習慣而養成的微生物生態。某文化中最偉大的廚藝成就有時可能是另一個文化的夢魘，而且多半都跟發酵有關。

　　早期人類在擴張領域時適應了各處的不同氣候、不同食物以及不一樣的微生物，因而發展出差異極大的文化特徵。發酵不論在何處都扮演重要角色，讓人們得以安全、有效且有效率地使用和保存食物，並且還能幫助消化、獲取更多養分、滿足更多口腹之欲，讓人們活得健康。不論是為了延續個人、群體或者整個物種的福祉，也為了讓人有不斷適應變化的能力，我們都必須恢復傳承發酵這個重要的文化行為。

# • Chapter 3 •
# BASIC CONCEPTS AND EQUIPMENT

# •第三章•
# 基本概念
# 和器具

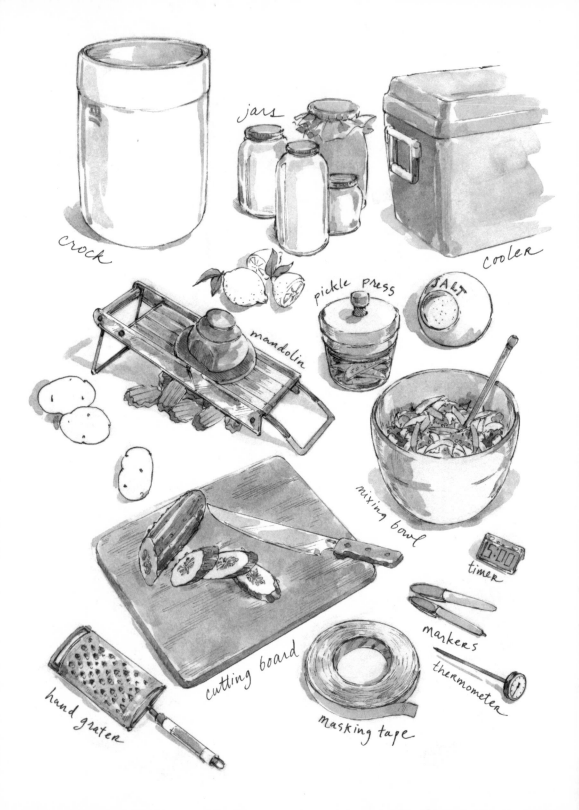

crock

jars

cooler

pickle press

SALT

mandolin

mixing bowl

timer

markers

cutting board

thermometer

hand grater

masking tape

廣義來說，發酵是微生物的轉化作用，有些人定義發酵時，會強調酵素的重要性，因為發酵是經由酵素的作用，讓細胞去消化進而轉化養分。確實，某些發酵食品如「日本甘酒」（amazaké）（見第六章的「日本甘酒」）或是米酒（見下冊第四章的「亞洲米製釀物」）是以黴菌為酵素來源，雖然黴菌本身不會增長。生物學家則更明確將發酵定義為厭氧新陳代謝作用，也就是在沒有氧氣的狀態下產生能量的過程。大部分的發酵物都符合此定義，如酵母發酵的酒精、乳酸菌發酵的食物都是，不過以好氧的細菌和真菌所製成的食物，例如醋、天貝和長黴的乳酪等，也多半被歸類為發酵的產物。

## 基質和微生物菌落

　　文獻把用來發酵的食物稱為「基質」（substrate），這是人類的微生物夥伴的食物，也是微生物賴以生長的介質。用來發酵的生鮮食材上原本就有許多種生物。微生物也從不獨立出現，而是成群生長。黴菌學家海瑟廷如此寫道：「菌落交錯生長是大自然的不變法則」。馬古利斯和薩根更進一步說明：「任一生態棲位中，數種細菌總是成群生長，一同受環境影響，也一同塑造環境，並產生互補的酵素……不同菌株總是比鄰而居，隨時準備貢獻有益的基因或代謝產物，情況有利便會繁殖，因此整體菌相總能維持在最佳效率」。

　　生態棲位的條件決定哪些生物可以在此成長茁壯，而發酵食物的製作方法主要就是藉由操控環境中各種條件以促使某些生物生長，同時抑制其他生物出現。例如，一顆包心菜絕不會自行變成德國酸菜，倘若將包心菜等蔬菜放在常溫下，表面會逐漸長出黑色的黴菌，再繼續放下去，表面的好氧生物就會把包心菜化為一攤爛泥，而不是清脆爽口、香氣撲鼻的美味德國酸菜。每種蔬菜上都住著乳酸菌、黴菌孢子等無數微生物，要把包心菜製成酸泡菜而不是一攤爛泥，就得操控環境，把包心菜浸入液體中隔絕空氣和氧氣。發

酵食物的方法多半也就是這麼簡單。

## 自然發酵與培酵

以德國酸菜來說，我們用來發酵的細菌原本都存在於包心菜和所有生鮮蔬菜上。藉由食物或環境中自然存在的生物來發酵即為「自然發酵」（我前一本關於發酵的書就以此為書名）。另外一種方法則截然不同，是把單一菌種分離出來或刻意培養某種菌相，然後再引入基質內，以引發發酵作用，這種方式稱為「培酵」（見第一章的「發酵與文化」）。培酵所用的菌種，多半只是取少量發酵中或已發酵的發酵物，再將之放入合適的營養物質（也就是**基質**）中，優格和天然酵母麵包就是用此法製成。談發酵法的文獻把這個方法稱為「接種發酵」（backslopping），所有引入的菌種都會自行發酵，特別受大家喜愛。日子久了，人類觀察到要成功發酵需要哪些條件，再根據觀察不斷改進技術。

某些發酵菌種已經演化為獨特的生物型態，可以用整體菌落的形式繁殖，克菲爾就是最佳的例子。克菲爾「顆粒」或克菲爾「凝乳」具彈性、呈團狀，是由約30種不同細菌和真菌組成的多醣體。這些生物會彼此協調、輪流繁殖，織出共用的表層。雖然這種菌種是人類在日常生活中運用牛奶培育出來的，但我們也不可能憑空製造出克菲爾顆粒來。克菲爾以營養的牛奶為介質來繁殖，然後克菲爾又生出克菲爾。此類的菌種已經演變成穩定的生物體，又稱為細菌和酵母的共生體，簡稱為SCOBY（symbiotic community of bacteria and yeast）。康普茶的菌母（又叫紅茶菌，有時會被誤認為蕈菇）是SCOBY的另一個例子。

要讓菌種持續作用，就要定期提供營養。優格和克菲爾需要牛奶，酸酵的酵種需要麵粉等穀物，康普茶則需要甜茶。許多菌種都是古老菌種的後裔，自古由人類照顧、定期補充養分，與人類共同演化，就這樣持續了無數個世代。菌種需要定期補充養分，雖然偶爾疏忽不會有事，但是菌種是很脆

與發酵過程有關的詞彙很多，常有人分不清楚，尤其搞不懂**自然發酵**（wild fermentation）、**乳酸發酵**（lacto-fermentation）和**培酵**（culturing）的差別。其實這些分類都互有重疊。自然發酵特指由自然存在於食物基質或由空氣傳播而來的生物所引發的自發性發酵，通常基質的性質會決定要發生何種發酵作用。若你發酵的是葡萄，酵母就會產生酒精發酵；如果發酵的是牛奶或蔬菜，就以乳酸菌為主，引發乳酸菌發酵（簡稱乳酸發酵）。所以自然發酵最常指的是乳酸發酵，不過也可能是酒精發酵、醋酸發酵、鹼性發酵，或其實經常是混合發酵。

培酵通常是指加入某種微生物菌種（一包酵母、一份SCOBY、一匙優格，或是乳清、德國酸菜汁等）以引發發酵作用，而非仰賴自然存在的菌種。培酵菌種可能是乳酸菌、酵母或兩者的混合物等等。發酵蔬菜的方法通常是自然發酵，因為植物上都有大量的乳酸菌，若將蔬菜浸入液體中，黴菌就無法在上面生長，乳酸菌卻可以。你也可以用乳清或是粉狀菌種來發酵蔬菜，但其實真的沒必要。

弱的，養分不足還是會死掉。霍普金斯（Elizabeth Hopkins）說過：「我有一度甚至覺得我的發酵物是我養的寵物，我的生活也繞著這些發酵物團團轉。」她曾同時養了8種「廚房寵物」，後來才明白養得少才能養得好，於是減少種類。製作發酵食物不代表樣樣都得自己來，找到你的強項，並跟其他有志於恢復傳統發酵技藝的人一同分享、交換和製作。

## ⌒⌒⌒ 擇汰環境 ⌒⌒⌒

將蔬菜緊緊塞入罐子裡，使蔬菜完全浸入汁液，這樣就創造出了擇汰環境。隔絕空氣，黴菌就無法在蔬菜上生長，而讓乳酸菌有機會生長。同理，正在發酵的酒精飲料裝在有鎖氣閥的細口瓶（carboy）裡能隔離空氣、防止好氧的「醋酸菌屬」（*Acetobacter*）生長，以避免酒精和氧氣轉化成醋酸（也就

是平常說的醋）。反之，製作醋和天貝時少不了氧氣，因此發酵環境中空氣循環必須暢通。天貝需要溫暖的製作環境，溫度約在30~32°C；優格適合更溫暖的環境，約44°C左右，這樣的溫度適合喜好溫熱的「鏈球菌嗜熱亞種」（*Streptococcus thermophiles*）和「保加利亞乳酸桿菌」（*Lactobacilli bulgaricus*）生長，至於氧氣則非必要。說穿了，很多發酵的過程和技術，就是找出需要的擇汰環境，然後有效創造並維持環境。

要創造有利於發酵的擇汰環境，作法包括：接觸氧氣、釋出二氧化碳，以及控制含水量、乾燥度或是濃度、鹽度、濕度以及溫度。溫度相當重要，有些生物只在某個溫度範圍內作用，有些生物如乳酸菌則有較強的適應力。重點是要知道高溫時新陳代謝會加快，發酵也會變得較快，最後成品因此較易腐敗。有些生物是**專性**（obligate）好氧菌或專性厭氧菌，意思是一定需要氧氣，或者一點氧氣都不行；也有很多生物是**兼性**（facultative）生物，不論環境有氧還是無氧，都能生存和作用。

## 菌落的演化和接替

每種傳統的發酵法都跟微生物聚落有關。過去150年之間，微生物學家已經分離、繁殖出許多單一種類的發酵微生物，但這些微生物都只能以菌落的方式存活。菌落經過演化，變得更為穩定、更有韌性。菌落十分活躍，會不斷改變。包心菜絲浸入鹵水之後，「腸膜明串珠菌」這種乳酸菌通常會率先奪下主導地位，但當它產生乳酸、改變環境之後，地位就會被「胚芽乳酸桿菌」取代。發酵菌落的接替消長就像是森林中的物種消長，優勢物種一改變環境中的光線、酸鹼值和其他條件，就決定了何種物種可以繼續生長和繁殖。

然而，菌相雖然會不斷變化，有些情況下也會異常穩定。海瑟廷曾寫道：「由各種微生物組合而成的化合物通常會相輔相成，並排擠不必要的微生物。」他還指出，這些混合菌種有許多好處：「即便是沒受多少訓練的業

生命、宇宙以及萬事萬物：自然發酵教會我的事

黑爾德格（Lisa Heldke），古斯塔夫・阿道夫學院（Gustavus Adolphus College）哲學教授

- 假如古希臘哲學家赫拉克利特斯是優格製造商而不是河鼠的話，他的至理名言可能會變成：「你不可能兩次都製作出相同的優格來。」[1]。每一批優格的風味和口感都不盡相同，需要細心的觀察、嚴謹的技藝。然而再細心、再嚴謹都改變不了7月和1月的天氣，以及明尼蘇達州和緬因州空氣的差異。現在我製作美食時，心裡很清楚每一批康普茶、麵包或優格的品質都不同，這其實是好事，但要某些追求整齊劃一的人認清這點，則十分困難。

- 照本宣科絕對不夠。每次發酵食物時，我就會想起這個道理。不管想學的是什麼，都不能光靠讀書。闔上書本，「讀讀」食材吧，用心觀察、認真看待。放下手上的說明步驟，問問其他人的意見吧，不要怕自己會顯得很蠢、很無知、很天真，也不要怕犯錯，人家指點你要心懷感激，如果老師只是扯東扯西也別抱怨。生命的真理並非都能用12號的細明體書寫。

- 光看規則雖然不夠，但有規則可循還是好事。培酵食物不是純然機械式的活動，不過小心、謹慎（且系統）一點，你成功的機會就可能大大增加。生命中並非什麼事情都能像炒大鍋菜那樣可以隨時改變、自由變化。有些事就像做優格一樣，連42~46°C之間的溫度差異也要講究。（就像你的朋友，你晚餐遲到1小時，有些朋友毫不在意，有些朋友卻會感到不悅。）多多留心，了解規則，珍惜所有。

- 梅・蕙絲[2]錯了。好東西並不是越多越美好。康普茶也可能發酵過頭（有人要來點醋嗎？），用1湯匙的優格當菌種效果很好，但用上1杯的話就會很慘。過猶不及，去海邊度假兩週不見得比一週來得好。

- 最能表現我人生哲學的，可能就是發酵食物。發酵時我最能體會世界中萬物互相牽動的本質，還能感受我與非我之間千絲萬縷的關聯。其他人可能是在養花蒔草、揚帆航行、養育兒女，或者替人動腦部手術時體驗到類似的感受，但對我來說，一罐茶湯上漂浮著一片暈染為棕色、橡膠般的薄片[3]，那薄片就代表了這種精神。沒錯，這玩意兒長得有點嚇人，好像不是什麼好東西，不過請好好對待它，因為你才正開始要了解你和它之間微妙而脆弱的關係。

---

1 編注　赫拉克利特斯原本說的是：「人不可能兩次都踏入同樣的河。」河水不斷往前流，下一次過河時，所流經的河水早已與上次不同。

2 譯注　Mae West，美國備受爭議的性感女星，名言是「好東西越多越好」。

3 編注　應是指康普茶的菌母。

餘人士，也能讓菌種永遠存活下去。」很多時候，發酵菌落的成員之間達成內部平衡，例如傳統的發酵優格經過悉心照顧就可以存續好幾個世代，相較之下，分離單一菌種再混合發酵製成的優格（如絕大多數的市售優格）通常數個世代之後就會失去製造優格的能力。獨立出來的純菌種是人類的發明，微生物學家佩德森（Carl S. Pederson）這麼說過：「純菌種發酵幾乎不存在。」除非高度控制，否則不管在自然界或是其他環境，微生物總是群體生存，人們的發酵技藝運用的也是群體的微生物。

## 衛生清潔和殺菌消毒

　　當代有些談論發酵的文獻會強調以化學方式來消毒器具甚至是發酵基質，使用的就是鈉或焦亞硫酸鉀藥片（俗稱坎普登）。我自己從不使用這些化學藥品，也不追求無菌環境。我的座右銘是衛生乾淨，不是無菌。製作時雙手、器皿和容器當然都要保持乾淨，但一般而言，無菌的環境並非發酵的必要條件。

　　夏利夫和青柳昭子清楚區分了乾淨、衛生和無菌的環境，分類如下：

> 66乾淨的檯面——清洗到看不見灰塵。
> 　　　衛生的檯面——用消毒劑或是殺菌劑清洗或噴灑，使檯面
> 　　　　幾乎沒有微生物、毒素等有害健康的物質。
> 　　　無菌的檯面或是基質——消毒（例如以壓力烹煮，
> 　　　　用酒精清洗，或是在火上加熱）到完全沒
> 　　　　有生物存活。99

　　　　　　　　在我看來，只有某些時候需要無菌的環境，
例如以孢子來培養純菌菌種時就有需要。我只用肥皂和熱水保持環境乾淨，一直也都很順利，沒發生什麼慘劇。

*cutting board*

發酵的直覺

耶爾伍德（Lagusta Yearwood）

我是廚師，發酵對我做這行的啟發難以言喻，而且還教會我一件更重要的處世之道：相信直覺。在受到發酵感召之前，我從不覺得自己做事憑直覺。我在失序的嬉皮家庭中長大，導致我一直假裝自己不相信所謂的「感應」和「女人的直覺」。我實事求是，喜歡廚房乾淨整齊，喜歡有秩序有組織，喜歡照食譜做菜，是個一板一眼的人，但是發酵卻強迫我慢下腳步，用動物維權人士兼作家亞當斯（Carol Adams）的話來說，就是要「體驗這個過程」。不管發酵什麼，要成功，就得相信直覺。發酵很混亂、狂野、沒有標準答案，也很快樂。你可以完全按照食譜來，但其實世界上根本沒有真正的食譜，食譜只是指南罷了。就算完全照同一份食譜做，也沒有兩個人可以做出一模一樣的德國酸菜。不同的人切包心菜時所呼吸的空氣（呼吸本身也改變了空氣），影響了最後成品的風味。廚房大小事裡，就屬發酵最為個人也最為私密。正因如此，你只能選擇依靠（女人的或非女人的）直覺慢慢來，去感應空氣中的一切，藉由親手切菜、徒手攪拌以及親觸包心菜之後的手感，判斷鹽加得是否足夠。

偶爾我會用醋液擦拭消毒表面，但也只是偶爾。不管做不做發酵食品，乾淨和衛生都很重要。

　　但殺菌消毒通常就沒什麼必要。乾淨的環境只要沒消毒過，必定會出現微生物，但這種微生物一般無法在發酵基質上立足扎根，這是因為發酵物本身就有原生的微生物群（如：德國酸菜和傳統葡萄酒），或者經人為引入了大量的菌種（如：優格、天貝以及現代的啤酒）。我們活在微生物的世界中，而上述的發酵過程中，環境也都未經消毒。只要條件適宜，傳統的混合菌種通常就很穩定，只有在培養單一黴菌孢子時，才必須更進一步殺菌消毒，因為每繁殖一代就會沾染更多菌株。

## 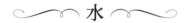 交叉汙染

　　很多人投身發酵之後，最常問我的問題都跟交叉汙染有關：德國酸菜會不會讓啤酒變得不能喝？啤酒會不會讓乳酪做不起來？或者康普茶會不會汙染克菲爾？我簡單回答這個問題。雖然不同的菌種經過一段時間都有可能透過空氣相互影響，但這通常不構成問題。釀酒商想要抑制醋酸菌屬的細菌，以免酒精發酵成醋，然而這些細菌其實無處不在，所以最有效的抑制方式，就是把發酵中的酒精與空氣隔絕。這麼一來，就算在同一個空間裡發酵，醋也不會影響酒的發酵。

　　我的確遇過「液態克菲爾」表面上長出醋母的情形（見下冊第五章的「液態克菲爾」），但醋酸菌屬是普遍存在的細菌，而且當時發酵液正暴露在空氣當中。曾有人告訴我，他們用來發酵牛奶的菌種疑似被別的菌種併吞了，不過他們通常也提得出解釋，例如共用器具。除了空氣傳播造成汙染，這的確是另一種可能。

　　史提梅爾（Betty Stechmeyer）與已故的丈夫共同創立了「GEM 培養物公司」（GEM Cultures, Inc.），專門培養發酵菌種。兩人花了30年時間培育、販售菌種，她說那些年她在1坪左右的廚房裡培養了好幾種天然酵母麵包、牛奶、天貝等食品的發酵菌種。「很原始很簡單吧？」貝蒂說她培養、販售這些東西已經超過數十個年頭，從未遇過交叉汙染。我無法保證菌種之間絕不可能交叉汙染，但這的確不太可能發生，因此，我鼓勵有實驗精神的人想發酵什麼就動手去做，不必擔心交叉汙染。

## 水

　　前幾章討論的許多發酵都需要加水，但水可不是只有一種。從發酵的觀點來看，水最大的問題在於含氯。都市用水加氯，是為了要殺死微生物，所以如果你在想要發酵的東西裡加入含氯量高的水，水中的氯就可能使東西完

全無法發酵，或是減緩、改變或抑制發酵作用。如果用的是含氯的自來水，最好先將氯濾掉。可以用過濾器來除氯，或是不加鍋蓋將水煮沸，把氯蒸發掉。這種方法唯一的缺點是必須等到水溫降到體溫後才能夠加到有活菌的培養液裡。如果可以提前1~2天準備，可直接把含氯的水裝在不加蓋的廣口瓶裡，讓氯蒸發。若想測試水中是否含氯，可以去泳具專賣店買簡易的測氯裝置。

　　不幸的是，越來越多供水系統開始使用氯胺（chloramines）。氯胺（由氯和氨混合而成）是種新的、更穩定的氯，因為比氯不易散逸所以受到重用。氯胺即使煮沸也無法去除，在室溫下也無法蒸發。如果接觸面積夠，炭過濾系統可以大量濾除氯胺，有些自己釀酒的人會用坎普登藥片來中和氯胺，這種藥片由鈉或焦亞硫酸鉀組成，啤酒與葡萄酒材料行一般都有。不過，我之前也說過，藥片主要拿來消毒器具，還有在加入酵母之前用來消毒糖水，但我自己沒用過。如果你的發酵看來奄奄一息，很可能跟加的水有關，可以問問自來水公司水中是不是含有氯胺。

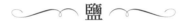

## 鹽

　　許多發酵過程都需要加鹽，適度增加鹹度（也就是鹽分）可以創造擇汰環境、鼓勵某些微生物生長，這些微生物大多是相當耐鹽的乳酸菌。不過，當鹽分高時，只有嗜鹽的細菌才能夠生存。

---

**自來水**

克里斯・錢德勒（Chris Chandler），加州奧克蘭市

我學到一個教訓：如果自來水放得還不夠久，氯還沒蒸發完，那就絕對不能加入酵母。我一直都使用過濾水，但有一次攪拌時，過濾器壞了，只好匆匆忙忙加了自來水，然後立刻加進酵母，結果酵母很快就被殺光了。

　　鹽也分很多種，莫雷爾（Sally Fallon Morrell）指出：「大多數人討論鹽的時候都忽略了製鹽的過程，很少人知道日常用的鹽就像糖、麵粉和蔬菜油一樣經過高度精煉，是經化學及高溫處理的工業產品，移除了珍貴的鎂鹽及海中自然形成的微量礦物質。」美國的標準食鹽都添加了碘，以補充被去除的碘和其他礦物質，還加入各種抗結塊的化學藥劑。由於碘會抗菌，抗結塊藥劑則會導致食品變黑、呈霧狀，因此有些文獻不建議用食鹽來發酵。一般建議用專門拿來製作泡菜或罐頭的鹽，或是猶太鹽等不含碘的鹽。

　　我通常用未精煉的海鹽，因為提供礦物質給生物利用是發酵重要的營養價值。我得出一個結論：發酵用的鹽應該含有各種礦物質，而非只含氯化鈉。鹽含有多種微量礦物質，有趣的是其中一種就是碘，不過是以有機的形式存在於微小的海洋生物上，也不會抑制發酵。事實上，因為我有機會從工作坊主辦單位那裡拿到各種鹽來發酵蔬菜，結果發現，乳酸菌似乎可以耐受各種鹽，包括加碘的食鹽。乳酸菌對鹽並不十分挑剔。

　　大部分的發酵食物，包括蔬菜在內，在加鹽時可以用舌頭嘗就好，不需要測量。其他時候，為了食品安全和有效保存，就可能需要某種鹽分比例。例如，醃製肉品時為了安全起見，就有必要用足夠的鹽以及醃製用鹽。而味噌和醬油這類需要數月甚至數年時間熟成的發酵食物，鹽分如果不足就不能控制發酵過程，導致成品腐敗。

　　在本書中，我會盡量指出何時適合以嘗味的方式來調整鹽分，而何時最好精準測量。每1大匙的鹽平均重約14公克，精鹽稍輕一些，粗鹽則稍重一點。以鹽的重量來測量會比體積更精準，因為體積會依鹽的研磨程度和密度而有相當大的不同。我秤了廚房中兩種不同研磨程度的鹽，結果1杯粗鹽重量超過200公克，另1杯精鹽重量則少於170公克。這樣的重量差異對於安全通常不會有嚴重影響，但對於風味、微生物環境及腐敗速度卻可能影響甚巨。小型的烹飪用秤還是很好用的。

　　含鹽程度最常以濃度百分比（w/v）來表示，也就是每容積（毫升）液體（例如水）所溶解的鹽的重量（公克）。舉例來說，要讓1公升（1,000毫升）

的水中含鹽度達到5%，就得加入50公克的鹽。因為1公升
的水重1公斤，所以濃度百分比（w/v）與質量百分比（w/w）
剛好一樣。用質量百分比可能比較容易理解，所以只要把所
需的水量乘上想要的鹽度，就能算出要加入多少鹽。有時鹵水
的鹽度會用鹽分比重度（°SAL）來表示：0°SAL表示不含鹽，100°SAL表
示液體中的鹽分已達飽和。例如，水在16°C最多可溶解26.4%的鹽，中間
的值就表示液體中鹽的密度，所以10°SAL表示液體的飽和度為10%，也就
是含2.6%的鹽；20°SAL表示液體飽和度為20%，也就是含5.2%的鹽，以
此類推。

| 鹽的比例表 | 本參考表十分粗略，如需更詳盡的資訊請參閱相關章節。 | |
|---|---|---|
| | **蔬菜** | |
| | 乾醃法 | 重量占蔬菜的1.5~2%，約為1.5~2茶匙 |
| | 鹽鹵法 | 重量占水的5%，約為3大匙 |
| | 穀物 | 重量占乾穀的1.5~2%，約為1.5~2茶匙 |
| | **味噌** | |
| | 長期熟成味噌 | 重量占乾燥豆類和穀物的13%，約為1/4杯 |
| | 短期熟成味噌 | 重量占乾燥豆類和穀物的6%，約為2大匙 |
| | **肉類** | |
| | 乾醃肉類 | 重量占肉的6%，約為2大匙 |
| | 鹽鹵肉類 | 重量占水的10%，再加上5%的糖。每公升水約加入6大匙鹽和3大匙糖 |
| | 義式香腸 | 重量占肉的2~3%，約為1大匙 |

## 有光照與無光照

多數傳統發酵都會避免陽光直射，只有少數例外。陽光直射時，高紫外線輻射量會破壞或抑制許多微生物的作用。少數發酵食品的確需要在陽光下製作，例如某些傳統的醃黃瓜（見第四章的「酸黃瓜」一節）。之所以這麼做，通常是因為陽光直照射發酵物表面時，能預防黴菌在表面生長，進而創造出有利的擇汰環境。持續接受陽光直射除了會影響微生物的生長，還會減少發酵中食物的養分。經驗告訴我，發酵物要遠離直射的陽光，但這並不表示要放在完全陰暗之處。我大部分的發酵物都放在廚房裡不會直接照到陽光的地方，但仍會有陽光間接照射進來。我唯一會盡可能避開任何光照的，是催芽中的穀物。催芽本身並不算發酵，但對於釀造啤酒卻非常重要（見下冊第四章）。就算是非直射的光線，持續照射後仍會誘發幼穗的光合作用，導致幼穗轉綠、由甜轉苦。這些東西我還是會在廚房裡發酵，但會以毛巾蓋住罐子，以遮擋光線。

## 發酵容器

對發酵容器的需求激發了人類的創造力。我們很幸運生活在21世紀，不需要再重新發明陶器、製作玻璃、瓶塞、鎖氣閥或是螺紋瓶蓋。發酵並不需要特別的器具，在家四處看看、到資源回收中心找找，就可以尋獲所需的容器，例如填裝食物的玻璃罐就可以拿來發酵。不管發酵什麼，玻璃罐多半就足以應付，但隨著你發酵的東西越來越廣，可能就會想要擁有更專業的設備。在這一節，我們會討論各種發酵所需的設備，還會探討不同器材、材質、形狀和尺寸的優缺點。

不同形狀的容器在功能上各有優缺點。如果是德國酸菜這類固態食物，瓶口一定要夠寬，足以讓手或是工具伸進去。若是有氧發酵如製作康普茶和醋，因為表面接觸的氧氣最多，發酵作用最為活躍，所以也需要寬口容器，

而且不要裝滿，這樣才能提高表面積對體積的比例。如果想釀出不甜的酒，當葡萄酒或蜂蜜酒開始大量冒泡時，就把酒移至窄頸容器裡，盡量裝滿再拴上鎖氣閥，這樣就可以降低表面積，避免產生好氧的醋。盡量了解發酵時的各樣需求，並根據需求衡量用哪種容器最好。

## ～～ 玻璃罐發酵法 ～～

　　玻璃罐裡不管裝進什麼生鮮食材，只要有汁液淹沒就會發酵。我喜歡收集各種大小的有蓋瓶罐，而且瓶口越寬越好。最小的罐子不用拿來發酵，而是用來分裝發酵好的食物，好與人分享。

　　用玻璃罐發酵的方法有好幾種。在罐中（或碗中）混合麵粉和水來讓酸酵發酵時，為了用空氣中的生物補充麵粉上原有的生物，同時讓空氣流通以幫助酵母生長，不需要蓋上蓋子，用布、毛巾、咖啡濾紙等蓋住罐口即可，既可以防止蒼蠅飛入，又可以讓空氣及氧氣和微生物流通。不過，若是酸酵的話，就不需要氧氣和空氣中的生物，所以就算是在加蓋的罐子中發酵也沒關係。有些種類的發酵則需要源源不斷的新鮮氧氣，如果你要在罐子裡發酵

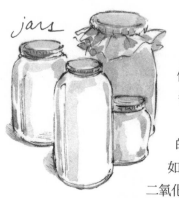

康普茶或是醋，最好別蓋上蓋子，因為康普茶和醋都需要空氣，而且罐子只能裝半滿，這樣表面積對體積的比例才夠高，然後跟酸酵一樣，用透氣的蓋子擋住蒼蠅與黴菌孢子即可。

德國酸菜或發酵乳等多種發酵食物並不需要空氣中的氧氣或是微生物，可以在密封的玻璃罐裡發酵。不過，如果罐子裡裝的東西發酵作用很活躍，往往得小心產生的二氧化碳會累積壓力。如果是優格的話就不需要擔心，但如果密封罐中發酵的是蔬菜或是飲料，通常就需要釋放壓力，否則可能導致罐子爆炸。將罐子放在流理台或每天都看得到的地方，根據蓋頂突起的程度判斷是否需要鬆開蓋子釋放氣壓。還有一種作法，把蓋子鬆鬆蓋著就好，這樣壓力會自行釋放，或是在蓋子上鑽個小孔，要不就在啤酒和葡萄酒材料行裡買個塑膠鎖氣閥裝在蓋子上面（見下文的「製酒容器和鎖氣閥」），再加個橡膠圈就可以將蓋子緊緊密封。剛才提到的整套設備你都可以買到。

如果拿有金屬蓋子的玻璃罐長時間發酵酸性食物，蓋子可能會被腐蝕，這種時候，我會用塑膠蓋或是一小張烘焙紙或蠟紙隔離罐子裡的發酵物和蓋子。有些人說在蓋子內部塗上薄薄的椰油也可以防止腐蝕。你也可以用我在下節「缸發酵法」一節中提到的「開缸法」，選一大一小兩口缸子，小缸要可以放入大缸裡。我也聽過有人把陶盤、玻璃盤甚至塑膠盤放入罐裡重壓蔬菜。

緬因州的發酵愛好者安塔姬（Ana Antaki）寫信告訴我，用密封玻璃罐來發酵蔬菜有諸多好處，這種罐子的玻璃蓋上有翹起的金屬扣環，下壓即可扣住蓋子，還有一個橡膠墊可以確保密封。安塔姬寫道：

**❝**我用這種罐子來製作各類乳酸發酵食品已有3~4年，好處真是無法一語道盡。我從來沒有失敗過，而且每一批成品都很耐放。這些罐子價格合理，而且可以減少乳酸發酵所帶來的「維護工作」。食物發

酵時，密封罐內會產生壓力，內部壓力大於外部壓力時，橡膠墊就會從罐子內部釋出氣體或是鹵水，但卻不會讓瓶外的東西跑進去，這樣其實就等於有了氣密的效果，因此就算鹵水液面低於蔬菜，瓶裡的東西也不會長黴或腐壞。一旦把瓶子密封好開始發酵，直到食用之前都千萬不要打開瓶子。**99**

或許你可以找得到類似這樣的舊罐子，不過可能需要更換橡膠圈（網路上很容易找到）。

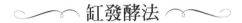

## 缸發酵法

少量發酵適合用瓶罐，但若要大量發酵，我一般都用陶缸，通常是簡單的圓柱形陶缸，我已經收集了許多，大小從2~45公升不等。這些直壁圓筒的缸子表面積大，東西容易放入，方便在發酵物上放重物使食材浸泡在液體下方。我釀水果蜂蜜酒時，會在缸裡混合蜂蜜水，加入漿果然後攪拌、攪拌、再攪拌，直到混合物大量起泡為止。頻繁攪拌能攪散帶有酵母的水果，使水果接觸到更多蜂蜜水，還能促進氧合，刺激酵母生長，並把食材表面上的空降生物攪進去。缸上我只蓋塊布防止蒼蠅飛入，但是不蓋上蓋子，以保持空氣流通。

製作德國酸菜時，我會在加了鹽的蔬菜上壓上盤子，再放上重物，通常是用裝滿水的4公升水壺，使蔬菜持續浸泡在汁液中，以免接觸氧氣。最後，我會在整個缸子上蓋上一塊布以隔絕蒼蠅，通常還會用條細繩在布周圍綁上一圈，以免滑落。

德國酸菜等蔬菜發酵時不需要氧氣，屬厭氧發酵。缸口敞開的好處是不會累積氣壓，拿酸菜也很方便，所以我聞得到、看得到也嘗得到酸菜發酵。這種方法也有缺點，接觸氧氣會使發酵物表面長出好氧黴菌和酵母菌，遇到這種情況時，我只會把這些東西和變色的部分刮掉或撈掉，因為下方的酸菜

是沒問題的。但有些人不喜歡花力氣撈去表面的黴菌，因而比較喜歡用加蓋的器具。發酵愛好者古露納（Patricia Grunau）寫道：「我發現發酵食物上只要放塊布，你不歡迎的微生物和黴菌就一定會不請自來！」不管用哪種器具和方法，一定有得有失。另外一些密封的缸口設計可見下節「缸蓋」。

很多舊缸都被藏在倉房和地窖裡。我的第一口缸是在一座老舊的穀倉中找到的。許多人家裡代代相傳的缸現在的用途都已經和食物無關，例如拿來當傘桶或是花瓶等等。舊缸在骨董店裡索價高昂，也有人擔心陳年釉彩上的鉛會溶出、流入食物裡。文獻記載中就用上釉容器來發酵而導致鉛中毒的案例。我個人倒是沒有遇過釉彩腐蝕，但聽說有人遇過。如果你有口舊缸，且擔心不安全，可以用測鉛儀器來測試一下，這種儀器網路上很容易買到。

至於新製的缸，一般用的是不含鉛的釉彩。多年來我認識不少陶匠，他們都不斷嘗試各種製缸方法，我也鼓勵讀者盡量支持在地的陶藝家。如果你認識其他發酵迷，大家一起向製造商團購整組的缸就更省錢了。

陶缸最大的問題是易碎。空的時候重量就已不輕，裝滿東西時就變得更重，也容易破裂。不過一小條細痕並不大會使得陶缸碎裂。缸最重要的功能是盛水，如果缸上有細紋，你可以在缸中裝滿水，標注水位後放置至少24小時，看看是否漏水。有些人擔心微生物會藏在這樣的裂縫中，若是

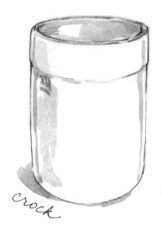

crock

空缸，裂縫處會長出肉眼看得見的黴菌，這時用醋或是雙氧水（過氧化氫）擦拭裂縫，然後用熱肥皂水清洗乾淨即可。微生物其實是這樣的，不管是自然發酵（例如德國酸菜）或是人工發酵，占最多數的發酵生物會輕鬆壓制偶發的環境黴菌，所以不需要過度擔心。

缸裂了是可以補的，俄亥俄州托利多市的舒德爾（Gary Schudel）寫道，他把蜜蜂用來封住蜂巢的蜂蠟和蜂膠熔化後，再用烙鐵把膠從缸內填入隙縫中，之後他的舊缸就不再漏水了。他說「蜂蠟可能比蠟更管用」。民族植物學家李

辛格（William Litzinger）記述北墨西哥的塔拉烏馬拉族（Tarahumara）的族人
會用松脂或是昆蟲製造的樹脂類物質來修補他們稱為「歐拉」（olla）的陶製發
酵缸。「樹脂熔化固定後，密封效果絕佳。」他還記錄可以用皮帶來加強器皿，
防止進一步龜裂：「用濕皮帶綑綁陶缸，皮帶乾了之後就會把缸緊緊箍住。」
缸裡裝滿東西時，這麼做可以幫助缸平衡向外的壓力。

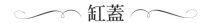

## 缸蓋

　　缸可能有蓋也可能沒有蓋，還可能有兩個蓋子。蓋子有剛好貼合缸內
緣的內蓋，可以壓在正在發酵的食物上，使食物不斷浸沒在液體中；也有外
蓋，用來蓋住缸口封頂。有些缸在製作、出售時就附有大小合適的蓋子，有
時候大家則會用平底木盤、瓷盤或鍋蓋（僅用作外蓋）等家用品湊合著用。
如果你把蔬菜填得很滿，滿到必須用力往下壓，那麼你用的重物就必須夠平
坦密實，否則一定會突出缸頂。我家裡用來發酵的用具是這樣的：首先，在
缸裡的蔬菜上放一個平盤，然後放上裝滿4公升水的水罐，把東西往下壓。
我也會用實木圓盤和石塊當重物。如果用石塊，請確定用的是非石灰岩的硬
實圓滑石塊，因為石灰岩在酸性環境中會逐漸溶解。大家可能會想要將內蓋
盡量蓋緊，不過至少要留一道小縫，以免當缸的形狀越往下方越內縮時（很
多缸都是這種外形），蓋子會卡在裡面或導致缸體破裂（我就發生過）。如果
你用的是木製內蓋，請務必預留木材在鹵水中脹大的空間。發酵愛好者艾華
德（Alyson Ewald）回想道：「原來我替缸打造的橡木內蓋浸在鹵水裡會膨脹
這麼多，有時候甚至會使缸裂成兩半。要是早點知道就好了。」如果重壓罐
高過缸口，我會再用布蓋住。夏天蒼蠅漫天飛舞，我就用條繩子在布周圍綁
上一圈，把布牢牢固定住。要是蒼蠅停在發酵食物上，過幾天可能就會有蛆
爬出來了。

　　我還看過有人用另一種方法，也很有用，而且適用於小罐子到大桶子等
各種大小的容器，那便是用裝滿水的塑膠袋當重物和蓋子。由於塑膠袋沒有

固定形狀，因此袋中的水受到重力作用會攤平覆蓋住整個發酵食物的表面，有效阻絕空氣。發酵愛好者歐騰（Rick Otten）就寫道：「袋子比起盤子和裝滿水的瓶子更容易控制，調整時也比較方便。」請用厚一點的塑膠袋或是多套幾層，以免水漏出來稀釋了發酵物。有些人會在袋裡裝進鹵水，以免袋子漏水稀釋了發酵物。這是個非常實用的解決方法，唯一的缺點是食物會長時間接觸塑膠，這稍後在「塑膠容器」一節中會再詳細討論。

## 缸的不同設計

美國最常用的缸子似乎都設計為圓筒狀，不過世界各地使用的缸子則有各種形狀。在亞洲，人們一般會用圓肚形的缸子，陶製發酵缸在韓國傳統中稱為「甕器」。我在田納西州德威爾敦市的鄰居朋友波特（Amy Potter），一直以來都自己設計、自己製作漂亮的缸子，帶點圓肚狀，而且有兩個蓋子，一個厚重的內蓋用來當重物壓在發酵物上，另一個外蓋則用來防止蒼蠅飛入。我看過許多由陶藝家手工製作、漂亮又有創意的缸子，而我自己也收集了一些。

本書中我會再三重申一個重點：發酵並沒有單一的方法、容器或風格。發酵本是自然現象，人類則藉由各種方式加以利用。不要害怕嘗試不同形狀的容器，也不要認為某種標準形狀的容器才能拿來發酵。所謂發酵復興，就是替地方找回自己生產的食物，而地方就有生產發酵器具的技術和人才。找個陶藝家一起合作，也可以即興發揮。還有，挖舊貨。每次去二手商店，我總會仔細瀏覽家用品區，尋找可用的發酵容器，例如儲物罐、餅乾罐、碗、瓶子或是瓦罐。不要因為沒有專用的容器就不動手發酵了。

有一種缸的設計相當引人矚目，這種缸有外圍環水如護城河的設計，通常都由德國進口，有時也來自波蘭或是中國。缸口設計有一道溝可以裝水，裝滿後拿合尺寸的蓋子蓋上，就可以有效防止新鮮空氣進入發酵物，同時還可以釋放裡頭的氣壓。德國哈施牌（Harsch）的缸還附有2個半圓形重物，

可讓蔬菜一直浸在汁液裡。這種設計可以有效防止好氧生物在表面孳生，唯一的缺點是，只有保持密封才能有效防止黴菌生長。如果經常開缸看一看、聞一聞或嘗一嘗，就會破壞功效，但我就真的常常這麼做。沒有一種解決方案是完美無缺的，每一種設計都有其優劣。

## 金屬容器

一般而言，最好別用金屬容器來發酵，至少不要用金屬容器來發酵酸性食物，因為許多酸性發酵物都加了鹽，而鹽和酸都會腐蝕金屬，然後腐蝕物就會進入食物裡。不鏽鋼理論上可以抗腐蝕，某些商號會用釀酒業專用的特製不鏽鋼容器來製作發酵蔬菜，不會腐蝕（見下冊第六章〈擴大生產〉）。不過，切記家用的不鏽鋼大多不是用在如此特殊產品的工業級純不鏽鋼，而只是上了一層薄薄的不鏽鋼塗層，所以只要稍有刮傷就會腐蝕。發酵食物可以放在金屬容器裡吃，也可以短時間存放，至於發酵過程本身需要長時間接觸容器，所以最好還是別用金屬容器。有搪瓷塗層的鍋具因為有搪瓷可以保護金屬不受腐蝕，因此另當別論。小心檢查搪瓷是否有缺損，如果沒有，就可以當作發酵容器安全使用。

## 塑膠容器

塑膠是這個時代唾手可得的材料，用於發酵非常便利有效率，但也有缺點。首要缺點是，塑膠內的化學物質可能溶入發酵食物或是飲料之中。這些化學物質中，最令人擔心的就是會干擾內分泌的鄰苯二甲酸酯（phthalates）；雄性齧齒類動物若從胎兒時期就接觸這種物質的話，會導致「不完全的雄性化」，許多物種的雄性生殖發展問題也和這種物質有關。

根據《環境與健康展望》報導，用來裝水和汽水的寶特瓶（PET 或是 PETE，代碼 1 號）會溶出鄰苯二甲酸酯，並總結：「越來越多文獻指出，

鄰苯二甲酸酯會造成各種不良後果,包括增加肥胖症及胰島素抗性、縮短男嬰的肛殖距、降低性激素水平等有害男性和女性生殖系統的嚴重後果。」美國國家衛生院「國家毒性計畫」(National Toxicity Program)中有份報告也持相同論點,慎重表示暴露在一般稱為塑化劑的鄰苯二甲酸酯中,「可能會對男性生殖道發育造成不良影響」,報告中甚至用到「憂心」這個詞。胎兒和嬰兒是最脆弱的,也由於嬰兒常用嘴巴來探索世界,因此最容易接觸到塑化劑。塑化劑「在環境中無處不在」,可見於地板材料、建材、化妝品、香水、頭髮噴霧劑等日用品,不過多數人是透過塑膠容器中的食物和飲料接觸到此類物質。

所幸我最常見到的發酵容器大多是食品級的5加侖桶,之前都用來盛裝食用油、美乃滋、泡菜等餐飲服務業所需的大宗原料。這些桶子的材料是高密度的聚乙烯材質(HDPE,代碼2號),並不含鄰苯二甲酸酯,也不含雙酚A這種令人擔心的塑化原料。不過,也許還是會有其他化學物質從HDPE進入食物,誰說得準呢?一般來說,我不會拿塑膠當主要的發酵容器,但有時候我的確會用塑膠來包裝發酵好的食物。我會重複利用進口橄欖用的4公升塑膠桶,如果要帶德國酸菜等發酵食物出門,用這個當容器可以防漏。

我用的塑膠容器裡,最令人擔憂的是重複使用的1號瓶。《環境與健康展望》的研究發現:「瓶子裡的鄰苯二甲酸酯濃度會隨著所裝的東西而異。比起瓶裝水,鄰苯二甲酸酯更容易溶入酸鹼值較低的產品裡頭,例如汽水和醋。」除此之外,《國家地理綠色指南》也報導,雖然PET「只用一次的話很安全……但如果重複使用(大家也經常這麼做),瓶子就會溶出化學物質」,只不過這份報導並未特別指出鄰苯二甲酸酯。

我經常重複使用1~3公升的塑膠汽水瓶,在裡頭裝滿半發酵飲料,讓飲料碳酸化。有時候我會把大部分發酵物裝在玻璃瓶中,同時用一只塑膠瓶來判斷瓶內壓力,只要壓一壓,看塑膠會不會凹陷下去,便可以知道發酵物何時完全碳酸化,並以此來判斷何時要將發酵物放入冰箱冰藏,以減緩發

酵。若不檢查碳酸化的程度，最後可能導致爆炸，十分危險（見下冊第五章的「碳酸化」）。一邊是玻璃瓶隨時會炸到臉上的危險，另一邊是可能造成胎兒和嬰兒發展問題，兩者該如何取捨呢？依你的狀況而定。家裡如果沒人懷孕也沒有嬰兒，我有時會用回收的塑膠容器儲藏發酵物，比較方便。如果我懷孕了，或是想要懷孕，或是家裡有嬰兒，就寧可冒著瓶子爆炸的風險也不要使用塑膠容器（或者只用來裝簡單、安全、非碳酸性的飲料）。

## 木製容器

　　若要大量發酵，木桶是很棒的容器。我的桶子是我用75美元從傑克丹尼爾酒廠（Jack Daniel's）買到的，原本是用來熟成威士忌，容量大約有200公升。我用這來盛裝蘿蔔泡菜，要裝滿大約需要200公斤的蔬菜。剛買來的時候，桶子只有側邊有個小洞（稱為塞口），為了要能夠用來發酵泡菜，我把桶子的一頭鋸開，並將塞口塞住。我從網路上找來一個錐形木塞，非常好用。技術精良或意志堅定的木匠都可以輕鬆做出形狀合適的塞子。

　　我用桶子的方式跟用缸子一模一樣。桶子裝滿之後，我會放兩片半圓實木的板子在蔬菜上，然後用兩壺水（一個板子上放一壺）或是用一個裝滿水的缸子重壓，最後我會用一塊布將整組東西蓋上。木頭上的紋路一定潛藏著微生物，但是所有蔬菜上的乳酸菌在有鹵水保護的環境中很容易就成為強勢生物。冬季發酵緩慢漫長，表面會長出黴菌來，不過，只要把黴和任何暴露於表面、變色或變糊的蔬菜撈除，底下受到鹵水保護的蔬菜不會有問題。冬春一過，我收成德國泡菜時，暴露在外的潮濕木桶邊緣會長滿黴，我總是得把蘿蔔泡菜邊緣暴露在空氣中的部分拿來做堆肥。即便如此，月復一月，在鹵水底下受保護的泡菜依然美味可口，令人垂涎三尺。

## 木舟形容器

另一種用來發酵酒精飲料的木製器具是**木舟形容器**（canoa）。這是一種挖空的圓木，側向一邊，狀似木舟（獨木舟canoe這個字就是由木舟canoa衍生而來）。民族植物學家李辛格就曾指出：「名為『木舟』的中空圓木發酵容器總是放在神殿的東翼。」另外，他也寫道：

> **❝** 第一次將水倒入木舟形容器之前，會先仔細檢查是否有明顯的裂痕或裂洞。有時小蠹蟲的幼蟲會在木舟中鑽孔，人們會用下層樹種低棕櫚樹的細刺來填塞這些孔洞。如果孔大到無法用棕櫚刺來補填，或是因為乾燥導致木舟形容器有了裂痕，就用「柯巴樹屬」或是「松樹屬」等生長在日本那霸以南、海拔較高處的樹種的樹脂填充。小塊小塊地將樹脂塞入需要填補的地方，點燃火柴，樹脂就會燒起來，然後熔化滲入孔洞。**❞**

愛喝酒也激發了不可思議的創意和發明。

## 當作發酵容器的葫蘆和其他水果

在玻璃罐和陶製容器問世之前，古人用的是葫蘆瓜。世界上許多文化把葫蘆當作發酵容器已有數千年之久。為了裝水或發酵食物，葫蘆必須經過乾燥、剖開、清理乾淨、上蠟的手續。葫蘆可以放在室外風乾，而放在室內加熱的空間裡乾燥得更快。在室外風乾的葫蘆有時會呈現精緻美麗的紋路。我的朋友雪倫達（Jai Sheronda）是個葫蘆迷，他引用我倆共同朋友哈洛（Dan Harlow）的話：「大自然是最棒的藝術家。」哈洛在佛蒙特農場市集販售自家種的葫蘆。葫蘆乾燥的時候，外層的皮有時會剝落有時不會。拿起葫蘆時如果感覺空空的那就是乾了，搖一搖，裡面的種子會咯咯作響，此時就可以剖

開，製作成想要的樣子。

首先得在葫蘆上開一道口，大小足以讓手伸入。有些葫蘆的皮很薄，可以用刀或美工刀切開，皮較厚的葫蘆可能就需要使用一些工具如圓形鋸片，或是鑽些小洞好鑿出開口。接著，用刀或砂紙將邊緣修整平滑，取出裡面的籽（可以拿來種）和鬆動的瓜肉，然後盡可能將內部清理刮磨得乾淨平滑。最後，將蜂蠟熔化擦揉內部表面。加水測試看看，確定不會漏水，如果有漏水的情形，放乾以後再塗上更多的蠟。

我也會用西瓜、南瓜和茄子等各種大型蔬果來製作短期發酵的德國酸菜和韓國泡菜，用這樣的方式將泡菜擺盤上桌饒富趣味，而且會讓人眼睛為之一亮。但若要當容器使用，瓜果還是不盡理想，因為瓜果很快就會腐壞、發酵，無法再盛裝液體。

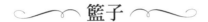

## 籃子

雖然我從未親眼見過，不過確實有文獻引用資料，提到用編織緊密的籃子當發酵容器。研究墨西哥原住民發酵物的人類學家布魯曼（Henry Bruman）引述一份16世紀中墨西哥的西班牙人寫的報告：「他們沒有陶製或木製的容器，只有一種用纖維編織的容器，編得又密又扎實，還能用來盛水。他們也用這種容器製酒。」或許，這些編織緊密的籃子還用蜂蠟或是某些植物樹脂加以密封？見第六章的「製作天貝」中，在籃子裡進行發酵的天貝。

## 洞坑發酵

我還沒試過在洞坑中發酵，不過，為了讓讀者能夠更全面了解發酵這門技藝的相關文化，我認為也應該稍微提到簡單挖出的地洞也能當發酵容器用。前面已經提過北極地區在洞裡發酵魚的例子（見第二章的「發酵所產生

的獨特風味」)。在喜馬拉雅山區,有稱為「滾杜露克」(gundruk)和「辛齊」(sinki)的醃漬生蔬菜和生蘿蔔(見第四章的「喜馬拉雅山區的滾杜露克和辛齊」),傳統上都是在直徑和深度皆為 0.6～0.9 公尺(最高可達 1 公尺)的洞裡發酵。洞坑清理乾淨後,塗上厚厚的泥,然後用火烤暖。清除餘燼後,坑裡會鋪上竹鞘和麥稈,在坑裡裝滿蘿蔔,然後用乾葉覆蓋,並以厚重木板或石塊壓實,坑頂覆上泥,然後發酵。

在奧地利的施泰爾多(Styria)山區,當地人自古就會將整顆包心菜不加鹽直接埋進洞裡,這個過程稱為「土坑醃製」(grubenkraut)。有個想要復興這項古法的慢食團體曾如此描述醃製過程:

> **66** 土坑有不同形狀(圓的、橢圓的、方的),可以鋪上石頭或落葉松木。洞坑必須夠深,約 80 公分,包心菜必須以某種方式排在坑底,才能確保不結凍。坑底首先會鋪上禾稈(傳統是用帶有茴香香氣的禾稈),再鋪上一層包心菜葉,之後將整顆包心菜倒放,疊成一層層。包心菜上頭會蓋上羊毛布料,然後放上更多禾稈,最後以木蓋封住土坑,再放上大石塊(至少 100 公斤重)。包心菜在放入土坑之前會先在大鐵鍋裡以沸水汆燙數分鐘,除了能讓菜葉顏色由綠轉白,還有幾種功能:消毒、幫助包心菜稍稍舒展、促發發酵作用。從坑中取出後,會剝去每顆包心菜(在發酵期間體積縮小了一半)的外葉,並於清洗後切成細條。**99**

hand grater

同樣,根據民族學家可娃斯佳-李維卡(Anna Kowalska-Lewicka)的紀錄,據說直到 20 世紀,波蘭仍「習慣在特殊的壕溝裡醃製包心菜,溝的兩側則以木板鋪蓋。」

聯合國糧農組織報告指出,在南太平洋和其他熱帶地區,「洞坑發酵是保存澱粉蔬菜的古老方法」,又說:

> 66 塊根類作物和香蕉放入土坑以前會先剝掉外皮，麵包果則會先刮過並刺穿。食材放置發酵 3~6 週後會變軟，發出強烈的氣味，變得像漿糊一般濃稠。發酵期間，二氧化碳會在坑裡累積，形成厭氧環境。也由於細菌活動的關係，溫度會高過常溫。4 週之內，坑洞中水果的酸鹼值便會從 6.7 降到 3.7……發酵好的果菜糊可以留在坑裡，需要時再取用。 99

史丹克勞斯等人的報告指出：「保存在坑裡的食物可以存放數月或數年不壞」，可以「當作儲糧，在乾旱、戰爭和颶風來襲時預防饑荒，也可以當航海探險時的食物」。他們更進一步描述南太平洋備製土坑的過程：

> 66 土壤類型和排水性是選擇土坑位址的重要考量。土坑各邊得夠牢固，不會有土壤滑落坑裡，為了達到這個目標，會先將坑洞的土壤拍實，或在坑內排入石頭。家庭用的坑可達 0.6~1.5 公尺深、1.2~2 公尺寬，足以裝入 5 個以上的麵包果。社區用的坑則可以裝入 1,000 個麵包果……坑裡會鋪上乾的香蕉葉，再把新鮮香蕉葉摺起來，沿著坑緣交疊排成圓形，並讓葉片超出坑口。至少需要鋪上 2~3 層的香蕉葉以防土壤汙染。洗好的食材會放到坑裡，新鮮的香蕉葉則會摺起來蓋住食物。最後，最上層再放一些乾的香蕉葉，並在坑頂放上石塊。 99

別只是因為手邊沒有理想的容器就不敢動手發酵！從各地的古老土坑發酵傳統中汲取靈感，不要害怕發揮創意。

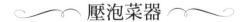

## 壓泡菜器

壓泡菜器（pickle press）是種機械裝置，可以榨出菜汁，讓蔬菜保持浸泡狀態。我見過日本製的塑膠壓泡菜器，叫「漬物器」，也聽過有人把機械裝在

桶子裡做德國酸菜。不過我在網路上搜尋「德國泡菜壓榨」時，唯一找到的是1921年頒發給格蘭施尼格（Ignatz Glanschnig）的專利，資料上是這麼形容他的，「改善泡菜壓榨，既創新又有用」。我個人對於前幾段所提到用重物壓住蔬菜的低科技方法還算滿意，不過我也覺得人類的創意發想確實有意思極了，而上文提到的器具，就是為了製作發酵蔬菜而創造的巧妙發明。

## 切菜工具

不需要為了發酵就去買特殊的切菜工具，一把刀已經相當夠用，或許還可以再加個手動刨絲器。當然你可以使用任何喜歡的切菜工具，包括食物處理機和刨片器。我自己就有個泡菜刨絲板，用來製作大量泡菜十分方便。刨絲板是個大木板，有三個相互平行的斜角刀片，包心菜等蔬菜在刀片上每削過一次，就會削出三片薄片，抓到節奏之後，就能很快切碎蔬菜，不過請小心手指！我看很多來幫忙的人都切到手，只好再買個不鏽鋼的網狀手套，好讓這工具用起來更安全。切包心菜也有特製的工業用機器，我在紐約州的霍桑谷農場就見過一個，上頭的警告貼紙令我印象深刻。

mandolin

## 搗爛蔬菜的工具

將蔬菜搗爛、破壞細胞壁使汁液流出，有助於醃漬蔬菜。少量醃漬時，我建議直接用手在碗裡擠捏蔬菜，若是做的量很大或是很常做，就需要工具輔助。任何堅固的木製鈍器都可以拿來用，例如棒球棒或是2×4的木板。推廣發酵的溫斯頓·普萊斯基金會（Weston A. Price Foundation）在奧勒

發酵完成後要持續隔絕空氣。即使在缸裡醃蔬菜或釀味噌，我最後還是會分裝到罐子裡，然後放在廚房方便取用。罐子半空時，裡面就會有一半是空氣，而罐子空氣越多，發酵物就越容易滋長黴菌，天氣暖和時尤其如此（但放在冰箱裡也會長）。所以罐子半空時，就要把裡頭的東西移到更小的罐子裡裝滿，這樣黴菌就沒有足夠的空氣生長了。

岡有分部，他們就有賣自己手工製作的木製工具，叫作「泡菜搗杵」（kraut pounder）。

## 製酒容器和鎖氣閥

　　想要在家釀酒的人可以找到許多資訊和設備，有些方式甚至可以做出頂級酒液。不過，我還是不斷提醒自己，以前沒有現代科技，大家還是可以順利釀出蜂蜜酒、葡萄酒和啤酒。因此就算沒有上述工具，還是可以自行釀酒，只要有個瓶子或缸（或是葫蘆）再加上蜂蜜和水就夠了。

　　酒精的發酵作用一開始通常都十分旺盛，會活躍地冒出泡泡和白沫，但是當發酵作用減緩，而糖又只有部分轉化為酒精，泡沫便會漸漸消失，此時能將酒精轉化為醋酸（醋）的醋酸菌屬就很容易在發酵物表面滋長。自古以來就有許多地方所喝的酒是只經過半發酵，酒精濃度低、仍帶著甜味，有時還帶點酸味。醋酸菌屬需要氧氣，而因為飲料表面是液體與空氣接觸的地方，所以醋酸菌屬會從這裡開始滋長。若要發酵至無甜味（所有的糖全部轉化為酒精），就要減少表面積並防止空氣進入，以避免酸化作用。以蜂蜜和水果為基底釀酒時，發酵速度比穀物還慢，尤其需要這麼做。

　　**細口瓶**是一種細頸壺罐狀的發酵容器，將要發酵的液體注滿至細頸處，就可以減少接觸空氣的表面積。不能直接用瓶塞塞住細口瓶，那是因為發酵

即使進入較慢階段，也會產生二氧化碳，不斷累積壓力，直到衝開瓶塞。鎖氣閥則是種塑膠玩意，可以使壓力從細口瓶釋出，同時又能夠防止富含氧氣的空氣從外面流入。鎖氣閥有幾種不同的設計，每種都需要加水，水可以阻擋外界富含氧氣的空氣流入，而發酵所產生的二氧化碳壓力卻可以經由水釋放出去。鎖氣閥可以在啤酒和葡萄酒材料行找到，若是你家附近找不到，網路上也到處都有。鎖氣閥只需要花個幾美元就能買到，使用時要搭配特殊的軟木塞。軟木塞（通常為橡膠製）應該緊緊塞住罐子或細口瓶的瓶口，上頭還有個小洞可以裝鎖氣閥，鎖氣閥則需要注水進去（直到標注的水位）。水會隨著時間蒸發，如果你的酒要在細口瓶中釀製1個月以上，請定期檢查鎖氣閥中的水位，並在需要時加水。

若找不到現成的鎖氣閥，有幾種方法可以自製鎖氣閥。最簡單的就是在發酵容器上套上氣球或保險套，氣壓會使其鼓起，一旦脹到某種程度以上，通常氣體會慢慢洩出而不是爆炸。不過還是要小心，氣球還是有可能爆炸或彈出去。如果你有塑膠管，也可以自製簡易的鎖氣閥：找一個或是自製一個適合釀酒容器的軟木塞，鑽個洞插進管子，管子一頭插入木塞，另一頭放進裝水的容器裡。持續加壓的二氧化碳會變成泡泡穿過水向外釋出，但發酵物卻不會受到外界空氣的影響。或者，你可以用黏土捏成塞子，塞住管口周圍。

製造啤酒的人還會使用一種容器，叫做「濾桶」（lauter-tun），用來過濾穀物榨取出來的汁液。現成的濾桶可以在啤酒材料行找到，許多教人自釀啤酒的書籍也有教人如何拿手邊的材料自製。

## 虹吸裝置及轉桶方法

將酒精發酵物移至其他容器時，一般會使用虹吸的方式，而不是直接從一個容器倒入另一個器皿或是瓶子裡。虹吸的好處是可以將沉澱在發酵容器底部已死的酵母渣滓（葡萄酒和清酒渣稱為**酒粕**，啤酒渣稱為**酒糟**）留在原來的容器裡。虹吸管可以是根簡單、可調整的管子，也可以在這樣的管子上

加上各式各樣的配件，例如材質堅固的「轉桶取酒管」（racking tube），方便控制容器中虹吸管的位置，此外還有可控制虹吸管開關的軟管夾。虹吸時，我會將容器放在較高的檯面，靜置一會，讓因為容器移動而混濁的渣滓沉澱，再將盛接的容器放在較低的位置（通常是地面），然後將虹吸管口放在渣滓上方較乾淨的液體中。換瓶時，我手邊總會準備一個個玻璃杯好嘗嘗味道。要開始虹吸時，我會站著用嘴吸軟管，等到嘴裡嘗到發酵物以後，就蹲下將液體導入新的容器中。

這個方法並不是每個人都贊成。有位網友看過我的網頁之後，覺得這種方式讓他感到不舒服：「光想到要用嘴來虹吸葡萄酒／啤酒，就讓人感到既噁心又不衛生。轉桶和裝瓶時我都會帶上口罩和手套，且**所有**可能讓空氣進入、接觸到液體的開口也都會裝上一個0.02微米的無菌過濾器。」如果你也覺得用嘴吸虹吸管十分噁心，或者你裝瓶是要用於商業用途的話，可以選擇簡易且不貴的幫浦來輔助。

**轉桶**（racking）就是將發酵物從一個容器虹吸到另一個容器中。葡萄酒和蜂蜜酒的發酵時間很長，期間人們通常會將發酵物轉桶，以除去酒渣。這些酒渣可食且營養，但是我們已發展出偏好清澈飲料的文化，因而希望能降低酒粕散發出來的酵母味。虹吸帶動的空氣流動也可以重新活絡已經「僵滯」的發酵作用。將發酵液體轉桶並留下酒渣（以及部分的發酵液體）之後，發酵物變少了，新的容器就比較空，會有更多空間接觸空氣。我一般都會另外加入蜂蜜水或是糖水（比例跟一開始所使用的相同），將空出的空間補上，這樣就能盡量減少容器內發酵物接觸空氣的表面積。

## 瓶罐和裝瓶方法

如果不希望發酵飲料繼續熟成或碳酸化，從發酵容器中取出後可以選擇立刻飲用。這種方法不太需要技術，也是大多數原住民文化所採用的方法，但是大家通常喜歡將發酵物裝入瓶罐中保存、飲用、熟成。裝瓶時要先考慮

使用何種瓶子：酒瓶可用木塞塞住瓶口，但無法承受太多壓力；啤酒瓶可加蓋也可以稍稍承受壓力，但是一般不會用於長年的熟成；香檳瓶為了能承受更多壓力，瓶身比酒瓶厚實些，通常瓶塞上還會裝上線圈，同樣也是為了承受壓力。

在各處回收中心要搜集到葡萄酒和啤酒空瓶很容易，但卻無法找到真空旋蓋機來旋緊螺旋口啤酒瓶，所以別管螺旋瓶口的瓶子了，改搜集圓滑瓶口的啤酒瓶吧。若要搜集香檳瓶，新年過後是最佳時機。葡萄酒瓶需要有填裝木塞的工具，啤酒瓶則需要封蓋的設備，這些在葡萄酒和啤酒材料行裡都能買到，最基本的設備約需花費15美金，還有許多更精密複雜、價格更高的選擇。卡尼雅（Leon Kania）寫了一本很棒的書，叫《阿拉斯加私釀聖經》（*Alaskan Bootlegger's Bible*），書中寫了很多自製封口設備的方法。

保壓瓶（Bail-top bottles）是另外一個絕佳選擇，這類瓶子造型別致、材質厚實，每個都有夾扣以及可重複使用的蓋子，上頭還有一圈橡膠墊。葛蘭斯啤酒（Grolsch）就是用這種瓶子裝的。這種瓶子可以在啤酒和葡萄酒材料行找到，瓶子最特別的地方，在於原本的設計就是要拿來重複使用，你不需要任何特殊的工具就可以將瓶子密封起來。如果橡膠墊破損或是弄丟了，要更換也很容易。

以上介紹的都是發酵飲料瓶的經典款式。用來裝飲料的陶壺與發酵缸一樣，也可以手工製作。若分裝後要立即飲用或短期保存，也可以用任何一只烈酒瓶（有些非常有特色）甚至是塑膠飲料瓶來裝，毋須受限於傳統。

開始裝瓶時，一定要確認瓶子數量足夠，瓶身乾淨，而且馬上可以使用。一旦虹吸管開始引流，整個過程會進行得非常快。虹吸時請選容易清理的地方，因為液體很容易溢出來，而且溢出的酒可是會黏黏的。隨時準備用夾鉗止住液體，或是用手指控制管子的末端。每個瓶子都要裝到瓶頸開始變窄的地方，只留下一點空間。

發酵文獻中，傳統上都會用化學藥品來消毒所有的用具：瓶子、缸、蓋子和虹吸裝置。但我先前也提過，我的座右銘是保持乾淨但不是保持無菌。

無菌是個迷思，在家中根本辦不到，也沒必要。酒精（或是酸化）本身就是保護機制，只要避免長時間接觸氧氣而產生醋就沒有問題。瓶子要用洗碗劑和熱水清洗，而且一定要完全瀝乾。蓋子或是塑膠塞得用水煮過，傳統的木塞不能用水煮，否則會更快裂碎，應該將水煮沸後放涼一會兒，再將蓋子浸入近沸點的水中。若裝瓶是要用來熟成，我會建議買新的塞子，完整無損的塞子則可以重複用於短時間裝瓶保存。

究竟要用「地中海橡樹」（*Quercus suber*）製成的傳統木塞還是塑膠塞，是個大問題。許多釀酒廠都已改用塑膠或是螺旋蓋，以免發生所謂的「木塞汙染」。木塞汙染指的是木塞上的黴菌與葡萄酒起了化學反應而散發出霉臭味。塑膠塞和木塞兩種我都用過，並沒有特別偏好哪一種，我只是比較喜歡用自然素材，也還未遇過任何看來像是木塞汙染的情形發生。不過我也不是純粹主義者，要是有適合用塑膠塞的時候，我也不反對這麼做。有人謠傳說木塞是由瀕臨絕種的樹木製成，這個說法並不是真的。事實上，軟木收成時，樹木並不會被砍掉，而且軟木的部分會很快再長出來，所以軟木採收不僅永續，而且軟木產業還獲得「世界自然基金會」的認可，認為可以保護南歐和北非數百萬英畝的森林，而這些林地是許多瀕臨滅絕物種的重要棲息地。塞上軟木塞的瓶子應該側放，好讓木塞保持潮濕，木塞一旦變乾就可能碎裂。

有些熱愛釀啤酒的人捨棄瓶子改用酒桶熟成啤酒，並直接倒出飲用，完全不必裝瓶。這麼做十分省時省力，但卻需要一套專門的設備，這我就沒有涉獵了。

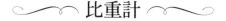

## 比重計

比重計（hydrometer）是用來測量溶液比重的工具。所謂**比重**，是指溶液密度相對於水的密度之比例。知道要發酵的溶液的比重，就可以得知發酵後的酒精含量可能有多少；知道正在發酵中的溶液的比重，就能知道裡頭還含有多少未經發酵的糖（還可以發酵出多少酒精）。話雖如此，我製作發酵

蜂蜜酒15年來,幾乎都沒有用過比重計。不過比重計的確不貴,也容易使用,許多在家自製發酵飲料的人都十分愛用。

## 溫度計

許多發酵過程都必須維持在某個溫度範圍內,或是得將煮過的材料冷卻至某個適合的溫度再開始培酵。雖然你也可以跟古今許多製作發酵食物的人一樣,訓練感官來分辨溫度,不過溫度計仍是非常有用的工具。我用的溫度計有兩種,一種是幾乎隨處可見的簡易刻度溫度計,另一種是跟感應器連線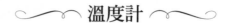的數位溫度計(其設計就與肉品溫度計一樣,只是溫度顯示儀裝在烤箱外)。用連線溫度計來監測保溫培育的環境是個好方法(見下文的「培養箱」),你不需要打開容器(這會使溫度冷卻下來)就能得知裡面的溫度。

## 蘋果和葡萄榨汁器

如果你手上有大量水果,尤其是蘋果、梨子和葡萄,設計良好的榨汁器可以讓你善用這些水果。榨汁器的構造一般都有一個輾磨器(或是研磨器)和一個壓榨器,輾磨器用粗糙不平的表面把水果研磨成果泥,稱為「果渣」(pomace),之後再用旋轉式或是液壓式的壓榨器壓榨果渣。如果你要購買或是自製榨汁器,請選擇結實厚重的材料,因為壓榨果汁得費力重複相同的動作。好的榨汁器要價數百美元,如果左鄰右舍能共用資源,那再好不過。榨汁器可以由某戶人家保管,讓社區的人都能使用,必要時可收費,或是分享果汁。今年我們的梨子收穫頗豐,我用朋友梅莉兒和蓋比的榨汁機幫我朋友史匹奇榨了超過100公升的果汁,他們也將最後分到的新鮮梨汁和梨酒(發酵過的梨汁)分給社區鄰里一起享用。

你也可以發揮創意。葡萄的話,可以放在桶子裡用(洗乾淨的)雙腳在

桶子裡踩，而且葡萄夠軟，隨手用什麼東西將就當成榨汁器就能從果肉裡榨出大量果汁。蘋果或梨子可以用電動果汁機，不過家用機型大多不是為了大量食材或是長時間不斷使用而設計的。如果你沒有榨汁的方法，還有其他方式可以處理水果，例如：將水果浸泡在蜂蜜水中製成水果蜂蜜酒，或是浸泡在糖水中製成水果酒。（見下冊第三章的「以糖為基底的地區餐酒」。）

## 穀物研磨機

比起精磨穀物做成麵粉烘焙麵包，我更常用研磨機把豆子切成兩半做天貝，以及用來粗磨穀物做粥與啤酒。我選購的研磨機是最基本的機型，價格約35美元的Corona Mill，食材就放在兩片有許多直條凹槽的鋼板之間研磨。這部機器原是為了將煮熟的玉米磨成「馬薩」[4]而設計的，我試過研磨穀物做麵包，但效果不是很好。Country Living穀物研磨機等機型有較大的飛輪，操作起來會比手動研磨更有效率。我有些朋友經常大量烘烤麵包，他們一般都用電子研磨機現磨麵粉。若你有石磨，請勿用來研磨大豆，因為從豆子流出來的油脂凝結後會卡住磨石。

## 蒸煮器具

亞洲很多傳統文化區培養黴菌（見第六章）和發酵製作穀物酒（見下冊第四章）時，都是將穀物或大豆隔水蒸煮，而不是直接水煮。兩種方式的差異很顯著，在培養黴菌時尤有天壤之別。我用過許多不同的方法蒸煮，最常用的是一層層的竹蒸籠，可以在許多亞洲雜貨店買到。若你有個剛好適合放入蒸籠的湯鍋，

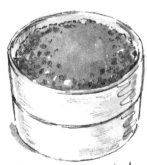

steamed barley

4 編注　Masa，一種玉米麵團，第五章會有更詳細的介紹。

那是再好不過，不然也可以將蒸籠放在炒鍋裡。我之所以比較喜歡把蒸籠放在湯鍋上，是因為湯鍋可以裝很多水，必要時足以蒸上好幾個小時，而炒鍋在蒸籠下方可裝的水相對少很多，必須不斷加水。使用多層的蒸籠時，底層會比上層先充滿蒸氣，因此過程中最好挪動幾次順序，以使蒸氣分布平均。

　　另一種方式是用壓力鍋來蒸。蒸大豆尤其好用，否則可能得花上5~6小時才能煮好。有些壓力鍋本身就附有懸掛式蒸籃，我則用手邊材料自製了一個替代品放在大型罐頭蒸鍋裡，方法是在壓力鍋底部放置一個上下倒放的瀝籃在水中，上面再放另一個瀝籃來裝大豆。

## ∽ 培養箱 ∾

　　有時候生物成長發育需要特定的溫度範圍，保溫就是保持環境溫暖，以幫助發育。母雞孵蛋，還有醫院照顧早產兒的方法，都是基於這個道理。某些發酵物需要待在比正常室溫更溫暖的環境，而古時候的人會將這些發酵物放在火源附近，以毛毯覆蓋，甚至放在床上用身體保溫。在發酵史中，我們不時可以看到人們如何臨場應變，經由觀察去創造模擬的環境。有了21世紀家庭常見的簡易科技，我們也可以輕鬆做出有效的培養箱。

　　製作培養箱時一定要知道，需要保溫的發酵物有些也同時需要空氣流通，有些則不需要。（好氧黴菌的介紹見第六章的「黴菌的培養箱」。）優格和日本甘酒等發酵物不需要空氣，要保溫就比較簡單，因為減少空氣流通本身就是維持溫度的方式。我通常把這類發酵物放在保冷箱中（在這裡當作培養箱使用）。保冷箱有各種形狀和大小，最能有效維持所需溫度的，是剛好可以裝滿發酵物的保冷箱。我經常用4公升的罐子來發酵優格或是日本甘酒，並用一種圓形的隔熱容器保溫，這種容器原本是用來裝檸檬水或咖啡。有時候我也會用好幾個1公升大的罐子發酵，再把所有罐子都放進

方形的裝置內保溫。還有一種類似的方法則是直接用熱水瓶保溫。

　　要用保冷箱保溫，重點是要先預熱。若把43°C加了優格菌種的牛奶放進冷的保冷箱中，牛奶的溫度會迅速下降。反過來說，若保冷箱已預熱到目標溫度，牛奶就可以維持這個溫度維持數小時。當發酵的準備工作進入最後階段，我會預熱保冷箱，方法很簡單，就是在箱裡注入熱水，並至少放置15分鐘，之後我會將這些仍溫熱且乾淨的水倒出來（用來清洗碗盤），在箱裡放進發酵物，然後蓋上。若培養箱裡還有多餘空間，可以用裝了溫水的罐子填滿空位，或是把整個箱子用毛毯包住，以增加隔熱效果。

　　其他可以用手邊器材來保溫的方法包括：用家裡的烤箱（或是微波爐），不用開機，只用一顆白熾燈泡或一瓶熱水（可能需要打開瓶蓋）加溫；食物風乾機；放在電毯上發酵（通常會鋪上一條毛巾或是其他東西來緩衝熱源）；放在熱源或散熱口上方或是附近發酵。用溫度計確定溫度在目標範圍內。你不需要出去買培養箱，用手邊的工具和物品即可。學習我們的祖先發揮創意，想想這些東西可以如何利用。

## ∽──── 醃製箱 ────∽

　　有些發酵食物需要比室溫更溫暖的溫度，其他發酵食物則需要較低的溫度慢慢醃製。乳酪和肉乾等發酵食物都需要洞穴般的醃製環境。如果有真正的洞穴，或者有個儲藏根莖類的地窖可以大致維持恆定的地溫，的確是很理想的醃製環境。只可惜大多數人都沒有。酒櫃的溫度多半定在13°C左右，是最為現成的醃製室。不過有個更萬用的方法，那就是把外接式溫度控制器插入冷藏裝置中（見下一段）。

## ∽──── 溫度控制器 ────∽

　　溫度控制器也稱為控溫器（thermostats），是一種溫度到達設定值時就會

將電源開啟或關閉的裝置。如果你在裡面裝入白熾燈炮或是電熱器等熱源，那麼當溫度下降到設定值以下時，就會開啟電流以維持溫暖。若裝入的是冷卻器，當溫度超過設定值時，也會開啟電流以保持涼爽。若要長時間醃製或是保溫，這樣的功能非常好用。

我用過最萬能的機型，是發酵愛好者斯克拉兒（Mikey Sklar）設計送給我的「又一隻控溫器」，這個裝置有條長長的感應延長線，而且控溫範圍在-18~124°C之間。斯克拉兒曾寫道，他和另一半「沉迷於發酵，所以發明了這個可以幫助發酵的小玩意兒」。他們也在網路上販賣這部控溫器。

我還用過另外兩種市面上的機型。勒克斯電腦自動控溫器（Lux Programmable Outlet Thermostat），價格平易近人，約在40美元左右，主要的缺點是溫度感應器很短，因此得放在箱內。另一種我用過很喜歡的機型是SureSTAT，是在販賣溫室相關用品的網站上找到的，價格約50美元。其他還有很多自動調溫器和溫度控制器，也很容易加裝電源座和感應器，只要懂電路的人都會。

## 紙膠帶與麥克筆

記得將自己做的發酵食物貼上標籤！想要復興發酵之道的人，紙膠帶和油性麥克筆是廚房裡的必備工具。將正在發酵的東西標上名稱、日期，並記上預計完成的日期。在日誌上寫下實驗的詳細資料和觀察紀錄也是好方法，不過在罐子和缸上標示記號仍舊十分必要。

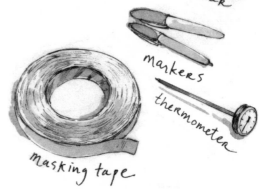

# • Chapter 4 •
# FERMENTING VEGETABLES (AND SOME FRUITS TOO)

## •第四章•
## 發酵蔬菜水果

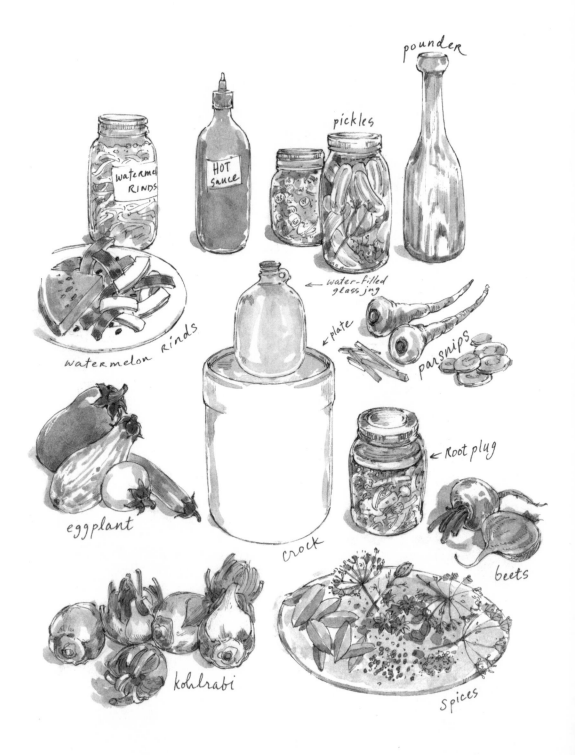

pounder

pickles

watermelon RINDS

HOT sauce

← water-filled glass jug

watermelon rinds

← plate

parsnips

eggplant

Crock

← Root plug

beets

kohlrabi

spices

所有蔬菜的發酵方法都有個共通原則：讓蔬菜浸沒在液體中。這樣一來能創造出特殊的擇汰環境，使黴菌等好氧生物多半無法生長，因此有利酸性細菌生長。除了這個簡單的原則，其他像是發酵時用什麼食材、在哪裡發酵、何時發酵以及如何發酵等細節則千奇百怪。有些地方的傳統是把蔬菜浸泡在鹵水中，或是放在烈陽下曝曬使其凋萎，有些地方則是將新鮮蔬菜搗爛或碾碎。有些人一次只發酵一種蔬菜，有些人則一次混合十幾種蔬菜，可能還會再加上香料、水果、魚、米、馬鈴薯泥等東西一起發酵。有些人只會讓蔬菜發酵個幾天，有些人則會放上數週、數月或甚至數年。有些人把食材放在密閉的罐子內發酵，有些人放在缸裡，還有人會用專用的發酵容器。有些人把發酵物放在地窖裡，或是把發酵缸埋進地底，有些人則放在陽台或是花園裡，還有一些人就放在廚房流理台上。有些發酵蔬菜需要放在陰暗處，有些則可直接在太陽底下發酵。大多數的傳統作法都利用蔬菜上原有的細菌發酵，但也有些是加入各種酵種來幫助發酵。發酵蔬菜的方法不只一種，各個地區與文化皆有自己的傳統技術，各家也都有獨特的祖傳祕方。這些方法代代相傳，卻又與時俱進。

若想在生活中玩發酵，那麼蔬菜會是很好的起點，因為作法簡單，又能快速享用成品。發酵蔬果營養價值高且有益健康，美味又可拿來搭配各式餐點，而且還非常安全。有時候大家不敢動手製作發酵食物，是因為害怕萬一培養出的細菌不對，會害自己和其他人吃出病甚至吃出命來。不過這個問題其實並不需要擔心，至少發酵生鮮植物時不必。美國農業部專精蔬菜發酵的微生物學家布磊德（Fred Breidt）說：「據我所知，目前還沒有人因為吃了發酵蔬菜而引起食源性疾病的紀錄，我不認為發酵蔬菜有什麼風險，這是人類史上最古老而且最安全的發酵技術之一。」

有鑑於全球近年來爆發了多起由菠菜、包心菜、番茄和其他生鮮蔬菜引起的食源性中毒案例，因此我想，說發酵蔬菜比生鮮蔬菜安全應該不為過。

即使發酵蔬菜遭到汙染，偶發的病菌也無法與原生乳酸菌群競爭，而且發酵蔬菜會快速酸化，因此能摧毀任何倖存的病原體。乳酸菌讓所有植物都能有既安全又有效的保存方法。

曾有多起報導指出保存在橄欖油中的蒜頭會引起肉毒桿菌中毒，這使得有些人擔心發酵蒜頭並不安全。不過，用橄欖油浸漬，與用水或蔬菜本身的汁液浸漬大不相同。說得更明確點，以油浸漬的環境對厭氧細菌有利得多。若是把蒜頭浸泡在鹵水裡保存，或是混合了其他蔬菜，就不必擔心會引發肉毒桿菌中毒。如果你想將蒜頭浸漬在橄欖油中保存，有個簡單的作法可以確保安全：先把蒜頭泡在醋中使其酸化，形成不利肉毒桿菌生存的環境，如此便能降低肉毒桿菌毒素生成的可能性。

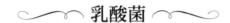

## 乳酸菌

所有植物上皆有乳酸菌，最常見的為腸膜明串珠菌，不過，乳酸菌數量較於其他微生物低出許多，平均比例低於1%。有個生物學家組成的研究團隊指出：「植物收成後，微生物的數量就會增加，這是由於組織破裂，細胞內的養分流出的結果。除了微生物總數增加之外，不同類型的微生物分布狀況也會隨之改變。」活的植物原本由好氧細菌支配，但這時好氧細菌會被「兼性厭氧菌」（包括各種乳酸菌）所取代，腸膜明串珠菌就是其中之一。如果把蔬菜浸沒在液體中，腸膜明串珠菌就會引發發酵作用。

有人說腸膜明串珠菌的發酵方式是**異型發酵**（heterofermentative），也就是除了主要的乳酸之外，也會產生許多次產物，包括二氧化碳、酒精和醋酸。至於**同型發酵**（homofermentative），產物則幾乎清一色（至少有85%）都是乳酸。同型發酵細菌比較專化，較能夠容忍低酸鹼值（高酸度）。在蔬菜發酵的最初階段，二氧化碳產量極高，這就是源自於異型發酵活動。待環境酸度變高，主要菌群就會變成耐酸的同型發酵乳酸菌，如胚芽乳酸桿菌。胚芽乳酸桿菌出現時，就代表蔬菜的發酵已經到了後期的階段。德國

酸菜能否成功發酵，主要就取決於異型發酵菌和同型發酵菌這兩種乳酸菌之間的共生關係。

乳酸菌作用的關鍵就在於其自我保護機制，聯合國糧農組織在〈發酵水果和蔬菜：全球的展望〉（Fermented Fruits and Vegetables: A Global Perspective）這份報告中提到：「產出的乳酸可以有效抑制其他會使食物腐敗或變質的細菌生長。」正因如此，乳酸發酵法能有效而安全地保存食物。乳酸菌並不只出現在植物上，聯合國在同一份報告中也指出：「乳酸菌由一群不同的生物所組成，各有不同的代謝能力。」新生兒出生後最早接觸到的細菌裡就有乳酸菌，嬰兒在哺乳期間也會持續接觸乳酸菌。有個生物學家組成的研究團隊就指出：「世界上每個人都會接觸到乳酸菌。打從一出生，我們就透過食物和環境接觸到這些物種。」因為我們的腸道細菌不斷受到抗菌化學物質的侵擾（見第一章的「抗菌戰爭」），所以需要靠發酵蔬菜等乳酸菌發酵食品來補充乳酸菌群和細菌基因。

## 維生素 C 和發酵蔬菜

利用發酵來保存蔬菜已是非常普遍的傳統。從前溫帶地區的冬季並沒有新鮮蔬菜，因此，醃漬蔬菜最初是為了延長蔬菜供應，以供人們於冬季食用。蔬菜中含有重要的營養成分，其中最重要的就是維生素 C，因此，冬天若想要飲食均衡，就要靠發酵。中國哲學家孔子在公元前 6 世紀就說過，自己只需要醃菜便足以過冬[1]。2000 年後的英國航海家庫克船長，也因為在航海時攜載一桶桶德國酸菜提供船員每日食用，順利征服壞血病（因缺乏維生素 C 而引發）而廣獲世人肯定。

雖然發酵過程中不會產生額外的維生素 C（但能產生更多維生素 B 群，見第二章的「發酵食物的保健價值」），卻可以延緩維生素 C 的流失速度，進

---

1　編注 「文王嗜昌蒲菹。孔子聞而服之，縮頞而食之。三年然後勝之。」《呂氏春秋‧孝行覽其七》

而**保存維生素C**。紐約州立農業試驗站在1938年所作的研究證實:「維生素C只有在發酵完成且二氧化碳的生產幾乎停止後,才會開始流失。」該研究得出的結論是,發酵過後維生素C之所以會流失,「最主要的因素是二氧化碳所形成的保護層消失」。即便養分無法永遠完全保存,但至少可以延長保存時間,而光是這點就值得了。

## 酸泡菜基礎作法

「**酸泡菜**」(kaut-chi)這個詞是我自創的,結合了德國酸菜(sauerkraut)和韓式泡菜(kimchi)這兩個字。英語本身並沒有專門稱呼發酵蔬菜的詞彙,如果用「醃漬」(pickled)來形容發酵蔬菜並不精確,因為醃漬所涵蓋的範圍遠超過發酵。醃漬物指的是任何用酸來醃漬的東西,現代醃漬品多半都未經任何發酵過程,只是用高酸度的醋(一種發酵產品)來加工蔬菜,而且通常會以高溫來消毒,藉由消滅微生物而非培養微生物的方式來達到保存目的。美國農業部的布磊德曾寫道:「以前醃漬物的製作方法還是以發酵為主,直到1940年代引進直接酸化和滅菌處理的醃漬黃瓜後,情況才有所轉變。」

我發酵蔬菜的方法融合了多種作法,並不符合純正德國酸菜或韓式泡菜的精神。不過就我所知,酸菜和泡菜也沒有什麼純正單一的作法,不同地區作法各異,各家甚至還有獨家祕方,不過,兩者(還有許多其他有關)的傳統發酵法背後還是有些共通技巧,我的作法並不是要複製任何正宗作法,而是根據基礎技巧自由發揮。

簡而言之,我發酵蔬菜時通常會有以下這些步驟:

1. 蔬菜切丁或刨絲。
2. 在蔬菜丁上撒一點鹽(必要時可加入更多調味),搗一搗或是擠一擠直到蔬菜出水。也可改將蔬菜浸泡在鹵水中數小時。
3. 將蔬菜裝進罐子或是其他容器中塞緊,如此可確保蔬菜一直浸在液體中,必要時可以加水。

4. 等待發酵，不時試試味道，好了就能享用了！

　　當然還有更多其他的資訊和細節，我會在本章依序解釋，不過主要也就是「切丁、鹽漬、裝罐、等待」而已。

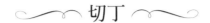

## 切丁

　　有規則就有例外，雖然前文提到酸泡菜的基本製作步驟是從「切丁」開始，但不表示蔬菜一定要先切丁或刨絲才能開始發酵。蔬菜若要整顆或切成大塊來發酵，通常會先泡在鹵水中，用丁狀或絲狀的加鹽蔬菜蓋住，或是放進其他醃料裡發酵。切丁和刨絲的目的，是為了增加接觸面積、加速蔬菜汁釋放，使蔬菜可浸泡在自身的汁液中。若接觸面積不夠大，蔬菜就不可能出汁。切得越細或刨得越細，越能增加接觸面積，蔬菜也就越容易快速釋出水分，讓整體更多汁。不過，隨意切幾塊，或者混合不同口感也是不錯的。我通常都會告訴幫忙切菜的朋友：「隨你開心！」隨性一點，愛怎麼切就怎麼切。

## 鹽漬：乾醃法與鹵水醃漬法

　　加鹽跟切丁一樣並非必要的發酵程序。在喜馬拉雅山區等地，傳統發酵蔬菜的作法中大多沒有加鹽（見下文的「喜馬拉雅山區的滾杜露克和辛齊」）。有些人相信，未加鹽發酵的蔬菜比加鹽發酵的蔬菜含有更多好菌（但我不信），有些人則是受醫師指示必須少吃鹽。發酵蔬菜當然可以不加鹽，不過即使只加一點點鹽，發酵成品的味道與口感通常會更好，發酵時間也可以較長、發酵速度也較慢。

　　鹽能以下列方式促進蔬菜發酵：
* 透過滲透作用，讓蔬菜釋出水分，如此蔬菜便能浸泡在自身的汁液裡。
* 讓植物細胞壁化合物中的「果膠」（pectin）變硬，使蔬菜變得較脆，同

　　時延緩果膠被酵素分解的速度，以保持清脆的口感，避免蔬菜變得過於軟爛。

- 創造出擇汰環境，減少適合生長其中的細菌種類，並透過自然淘汰法則，讓耐鹽乳酸菌享有競爭優勢。

- 可以延緩發酵作用、果膠被酵素分解的速度，以及表面黴菌的生長速度，進而加長保存期限。

　　發酵蔬菜在許多寒冷地區是人們賴以為生的重要食物，而既然加鹽能增強保存功效，過去便有很多發酵品是加了很多鹽而製成的。某些傳統的發酵食品非常鹹，因此在食用之前必須先浸泡沖洗。然而，浸泡不僅會稀釋鹽分，也會稀釋掉其他養分。

　　很多人在發酵蔬菜時會計量要加多少鹽巴，但我通常不量。我切菜時會加入些許鹽巴混勻，然後嘗嘗味道，如果有需要就再加。加鹽總是比去鹽容易。若要稀釋鹽分可以加入更多未加鹽的蔬菜或是加水。水如果加太多可以倒出來，這樣鹽分就會跟著減少了。

　　有兩種廣為使用的蔬菜加鹽發酵法：乾醃法和鹵水醃漬法。乾醃法就只是在蔬菜上抹鹽，是我最常使用的方法；鹵水醃漬法則是將鹽和水混合成鹵水，然後將蔬菜泡在鹵水中。若採用乾醃法，蔬菜必須要切丁或切絲增加表面積，這樣鹽才能讓蔬菜出水。若要保持蔬菜完整或只想切成大塊，那麼鹵水醃漬法比較適合。有些傳統作法會混合兩種方法，例如：短時間浸泡在高濃度的鹵水中讓菜凋萎，或者撒上大量鹽巴乾醃，等蔬菜出水後，再洗掉多餘的鹽分。（之後會再詳談鹵水醃漬法。）

　　製造商乾醃時，用鹽量通常是總重量的1.5~2%，也就是500公克的蔬菜大約加1.5~2茶匙的鹽。我在《自然發酵》一書中的建議是，每2.3公斤蔬菜要加3大匙的鹽。許多人告訴我他們覺得這樣太鹹了，那麼也可以少加一點。用體積來測量鹽量會不準確，因為不同顆粒大小的鹽在相同體積下重量並不相同。

　　究竟要用多少鹽來發酵蔬菜？先了解鹽在發酵環境中如何作用會很有幫

助。基本上，鹽會延緩發酵作用和酵素活動，從而延長保存時間。
溫度也會影響發酵的速度，低溫會使發酵速度較慢，高溫則較快，
因此在炎熱的夏季裡，我通常用較多的鹽讓發酵速度慢下來，冬季
則用較少的鹽。如果希望保存好幾個月，就多用一點鹽，如果是為
了下週的聚會做的，就少用一點鹽。

　　加鹽發酵有另一個需要注意的地方，就是要用哪種鹽。並非
所有的鹽都一樣（見第三章的「鹽」），通常我使用的是未經精煉、
含有許多微量礦物質的海鹽，這些礦物質經過發酵之後能被生物
利用。有些人建議少用碘鹽，因為會加深蔬菜的顏色，並使鹵水
變得混濁。不過說實在的，手邊任何一種鹽都可以用來發酵蔬
菜。我有機會從工作坊主辦單位那裡拿到各種鹽來發酵蔬菜，發
現乳酸菌似乎並不挑剔，可以容忍各種的鹽。

## 捶搗或擠壓蔬菜（或浸泡在鹵水中）

　　蔬菜切丁、鹽漬後（如果你不喜歡加鹽也無妨），透過壓擠釋出更多水
分，如此可以讓蔬菜浸泡在自身的汁液中。細胞的功能是保留水分，擠壓蔬
菜可以破壞細胞壁進而幫助釋放汁液。若製作規模小，例如不超過20公升，
我覺得直接用乾淨的手來擠壓，最舒服也最簡單。我喜歡用手工作（在我的
工作坊中，很容易就可以找到熱心的自願者來做這項工作），你也可以用乾
淨、有重量的圓鈍工具來捶搗蔬菜，例如一根球棒、一塊2×4的木板（要
確認木頭沒有經過加壓處理[2]），或是特製的精製工具（見第三章「搗爛蔬菜
的工具」）。大量製作時，一般人通常會用雙腳踩踏蔬菜。把蔬菜壓、搗或是
踩到濕潤出水，接著抓起一小把擠一擠，應該就會流出汁液來。

　　亞洲的傳統則不時興捶搗，而是將蔬菜浸泡在鹵水中一段時間讓菜凋

2　譯注　通常為了避免木頭腐爛和蟲蛀，會用防腐藥劑浸泡木頭，並真空加壓使藥劑滲入木頭
　　裡。

萎。這種作法可以達到相同目的，花的力氣也較少，不過需要花較多時間。蔬菜要在鹵水中浸泡好幾個小時，如果是非常鹹的鹵水僅需要浸泡數小時即可，但若鹽分較少，時間就要拉長。之後，濾掉鹵水並混入香料。更詳細的介紹見下文的「韓式泡菜」。

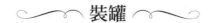

## 裝罐

　　不管是擠是泡，一旦蔬菜出水夠多，就可以依照喜好加入鹽或是香料，然後裝入容器裡（關於不同容器的討論，見第三章）。不論是密封在罐子裡或是在缸裡發酵，都要盡量把蔬菜緊緊塞入容器，好把空氣擠出來讓水可以完全蓋過蔬菜。如果蔬菜沒有完全沒入水面，就多用力壓擠幾次，看看是否可以擠出更多汁液。持續壓擠或用重物重壓蔬菜數個小時後，會擠出更多汁液，倘若到了隔天早晨蔬菜仍未完全沒入液體，或是水分看起來似乎減少了（在未加蓋的缸子裡水分會蒸發），再加入一點去氯的水即可。讓蔬菜一直浸沒在液體裡是發酵成功與否的關鍵。

　　蔬菜在加鹽的鹵水裡可能會浮起，就像我們在海中會浮起來一樣。用缸發酵時，大家一般會在蔬菜上放置重物加壓，讓蔬菜完全浸沒在液體中（見第三章的「缸發酵法」）。若要在罐子裡加壓蔬菜，可以把根莖類蔬菜或包心菜的菜心切成塞子狀或圓盤狀，放在要發酵的蔬菜頂部，使其剛好凸出罐口一點點，然後壓下蓋子關緊，這樣就能把塞子和蔬菜一起下壓，使所有蔬菜沒入液面下方。有些人為此特製了小型陶製或是玻璃重物，例如有一家南非的公司生產了一種叫「ViscoDisc」的塑膠內蓋，可以讓罐子裡的蔬菜一直浸在汁液中。若你使用的重物或內蓋無法完全覆蓋表面，導致蔬菜浮在表面上也無需擔心，這不是什麼大問題。若表面上的蔬菜因為氧化而開始變色或長黴，也只要撈起丟掉即可。

　　若要將發酵物密封在玻璃罐裡，請記住，發酵過程會產生大量二氧化碳，造成罐子內部壓力。鹵水可能因此沿著罐口紋路流出，蓋子也可能會因

為壓力無處釋放而變形，甚至曾有罐子因此爆炸。發酵頭幾天的二氧化碳產量最大，這段期間只要每天都鬆開蓋子一會，就可以釋放壓力。之後幾天二氧化碳仍會繼續產生，不過速度會減緩。

## ～～～ 要發酵多久？ ～～～

等待是最困難的。許多當代文獻都假設我們等不及想馬上收成，所以都建議發酵蔬菜只要2~3天即可。的確，蔬菜2~3天後已經開始變化，這時是可以取出一些來品嘗，不過請記得，發酵蔬菜的潛力可不只這樣而已！傳統上，發酵是為了要將蔬菜保存一整季或更久，因此，發酵幾天、幾週後，味道會更加融合、酸度會增加，口感也會改變。發酵過程中不時嘗一嘗，例如發酵兩週後可先嘗嘗，如果還有剩，就等兩個月後再試試。

我無法告訴你自醃的酸泡菜何時最好吃，你自己才是判斷好吃與否的那個人。有些人喜歡只發酵了幾天、還未成熟的「青澀」發酵品，覺得其風味溫和、口感清脆；有些人則偏愛長時間發酵後的熟成風味。在溫暖氣候或加熱的環境中，發酵速度會比在較為涼爽的環境裡來得快，麥克奎爾（April McGreger）在北卡羅萊納州卡爾波羅市的發酵蔬菜品牌「農夫的女兒」（Farmer's Daughter）旗下工作，她寫道：「溫度至少要低於21°C，最好能低於18°C。介於10~15°C之間的低溫最理想，製作出來的成品最好。」不過我發現，若是環境太溫暖，可以透過縮短發酵時間來彌補。即便在溫暖的室溫下也可以做出很棒的發酵品。

史丹克勞斯等人針對溫度的影響提出詳盡的說明：

> 當溫度在7.5°C時，發酵非常緩慢。腸膜明串珠菌的酸度大約10天才會達到0.4%，1個月後才會達0.8~0.9%，速度非常緩慢……若是酸菜，即使發酵時間拉長到6個月甚至更久，可能仍無法完全發酵，除非溫度上升……溫度在18°C且含鹽濃度為2.25%時，整體酸

度約在20天內就會達到1.7~2.3%。在23°C的高溫下,發酵的速率
會快很多,因此鹵水會在8~10天之間就達到1.0~1.5%的酸度……
若溫度更高,在32°C下,發酵速度可能會非常快,可能在8~10天
之間就達到了1.8~2.0%的酸度……酸菜的風味就會變差……保存期
限也較短。**" "**

鹽也會影響發酵速度。我在夏季通常會把發酵食品做得鹹一點,以減緩
發酵作用,冬季則比較不鹹。

有些人只用功利的眼光看發酵,他們問:發酵品什麼時候最有利健康?
或發酵品何時含有最多細菌?就我讀過的資料來說,發酵蔬菜中的乳酸菌數
量和濃度變化通常會呈鐘形曲線:在完全浸泡後細菌數量開始增加,酸度達
到高峰後,數量就會減少。除了數量波動外,乳酸菌的種類也會隨著發酵過
程而有所改變。我認為與其不斷猜想何時才能獲得最大利益,倒不如在過程
中不時嘗嘗半成品,就當作是在攝取各式各樣的細菌也好。

當你覺得酸泡菜已經差不多完成,請放進冰箱以減緩仍在進行的發酵
作用。同理,在涼爽的地方,例如13°C的地窖內,加了鹽且酸化的發酵蔬
菜可以放置好幾年。我曾經去過北佛蒙特州的弗雷克家庭農場(Flack Family
Farm),他們從地窖中的桶子裡取出發酵了三年卻仍清脆美味的韓式泡菜來
招待我。發酵品可以放在冰箱深處好幾年都沒有問題。

在較溫暖的環境中,發酵蔬菜就沒這麼耐放,因為酵素最後會開始分解
果膠,使發酵物失去口感、變得軟爛。發酵愛好者波斯塔(Hyla Bolsta)就
比喻:「有時候好東西就是要盡快吃完,因為東西不會永遠清脆,猶如人生
有時候就是要馬上行動。如果我們停下來等待,事情就會變得爛糊糊、黏
答答、混濁不清。」我對於爛爛的發酵蔬菜沒什麼興趣,不過真的有人就愛
這種口感。我遇過幾個奧地利人說他們就偏好軟爛的酸菜,還有菲爾普斯
(Vickie Phelps)也寫信告訴我,她的另一半因為正在治療牙齒,所以不能吃
清脆的蔬菜,喜歡軟一點的發酵食物。如果你想要發酵食品快點變軟,就少

放點鹽巴，並且放在溫暖處發酵。

我每年都會用地窖裡的桶子讓蔬菜發酵6個月。從11月開始製作，然後整個冬天和春天都可以享用。不過到了炎熱的7月，蔬菜就不再清脆，反而變得軟爛。蔬菜在熱帶地區或是熱浪來襲時還是可以發酵得很美味，只不過發酵的速度會很快，而且也不能放太久。發酵的美妙之處，就在於能長時間保存物產季節短的蔬菜。

許多人喜歡把發酵完的德國酸菜做成酸菜罐頭。這麼做是可以，不過就失去活菌的益處了。

## ～～～ 表面黴菌與酵母 ～～～

把蔬菜泡在液體裡是為了隔絕氧氣以利乳酸菌生長，氧氣會促進黴菌和酵母等真菌生長。但在不加蓋的開放容器中，這種作法很難避免液體的表面接觸到含有大量氧氣的空氣。蔬菜汁液營養豐富，一旦和空氣接觸，交界處就容易長出各種生物，黴菌和酵母就很常見。表面長東西是很稀鬆平常的事，是該清掉沒錯，但並不需要擔心這些東西會毀掉你的發酵蔬菜。

雖然表面上的那層酵母最後可能會變成一層黴菌，但這些好氧酵母菌與黴菌仍然大大不同。發酵蔬菜上常見的酵母菌層叫做卡姆酵母菌（Kahm yeast），《酵母生命》（The Life of Yeasts）裡這麼形容：

> 66 乳酸發酵時……液體中會形成一種特別的發酵酵母菌相……乳酸菌產生乳酸後，糖分會耗盡、酸鹼值也會下降，這時第二批的氧化酵母菌相會在液體表面形成數層厚厚的酵母菌層。99

卡姆酵母菌層呈米黃色，紋理分明，有點像波浪或一盤義大利麵；黴菌則通常會先長出一層白色的薄膜。能不能夠分辨卡姆酵母菌或是黴菌並不重要，表面變色也可能是因為氧化。發酵蔬菜表面上長出的任何東西或是有變

色的地方都應該清掉。

　　清除表面生長物前，先輕輕移開上頭壓著的重物，並用支不鏽鋼湯匙伸至黴菌層下方盡量撈乾淨。依據發酵物的乾濕程度，可能有需要取出平盤或是內蓋才能撈起黴菌。有時可能很難撈淨，因為黴菌一碰到就會散開，怎麼撈都有殘留。此時盡你所能就好，不需要擔心。只要黴菌還是白色的就沒有關係，如果開始長出其他顏色的黴菌，那就不要吃了。淡色的黴菌正處於繁殖階段，而為了避免孢子擴散，請輕輕將整個黴菌孢叢從發酵物上撈起。幸好，我遇過的幾次深色黴菌（通常會先出現白色黴菌）都穩穩結成一團，可以輕易一次撈乾淨。

　　發酵物表面的黴菌長得越久，菌絲就會滲透得越深。黴菌會分解果膠，使蔬菜變得軟爛，最後味道也變得跟黴菌一樣。黴菌也會分解乳酸，使發酵物的酸度降低，保存期限也跟著縮短。一旦發現表面上長黴或其他生物，就要盡量撈乾淨，並在撈完後檢查下方蔬菜的質地，如果接近表面的部分因為長黴而變得軟爛，就一併撈出來丟掉。

　　有些人喜歡用包心菜的外葉把蔬菜與表面隔開。若是裝在玻璃罐裡，只要將葉子摺疊塞入即可，若容器大一點，多數人會將葉子疊成圓形或螺旋狀。發酵愛好者米爾頓（Lisa Milton）談過另外一種作法：

watermelon rinds

　　66 我會把我平常拿來堆肥的包心菜外葉徹底洗淨，緊緊捲成雪茄的形狀，然後並排在蔬菜上方。等蔬菜都發酵好，就把這些外葉取出扔掉。包心菜上往往已經長了黴菌，但下方的蔬菜卻完全沒受到影響。99

　　有些人則用另外一種方式來隔絕空氣：在表面灑上一層橄欖油。

　　要避免表面長東西，最有效的方法就是不讓發

惡臭表層下的美味醃菜

雷格布托（Luke Regalbuto）與拉芬格（Maggie Levinger），北加州「西方自然發酵品」（Wild West Ferments）自製發酵蔬菜的製造和販售者。

常聽說有人一看到發酵蔬菜難聞或是難看就整批丟掉。我們曾經在長黴且爬滿了蛆的表層下發現醃得很漂亮的酸菜，而且美味極了！其實想消除惡臭並不難，通常只要把發酵物從缸裡撈起裝罐，再放進冰箱就可以了。

酵物接觸到空氣。有些人會在塑膠袋裡裝滿水或鹵水以增加重量，然後攤平覆蓋在容器表面，或是使用特別設計的缸或罐蓋，這在第三章的「缸蓋」和「缸的不同設計」中已有完整的討論。若是用開放的容器發酵，必須注意水分會蒸發，在乾燥或炎熱的地方尤其如此。定期檢查水面高度，必要時就加水。若上層的蔬菜已經乾掉長黴，除了去掉黴菌，可能也需要把該層蔬菜拿去堆肥。任何看起來已經乾掉或變色的蔬菜都要丟掉。記得蔬菜一定要在液面下就對了！

## 哪些蔬菜適合發酵？

當然，不是只有包心菜絲才能發酵，蔬菜發酵過程簡單而且有很多變化空間，沒有哪一種蔬菜是不能拿來發酵的。倒也不是說所有蔬菜都可以發酵得一樣好，或是所有蔬菜發酵後都很好吃。有些蔬菜一經發酵反而更容易變爛（如黃瓜、夏南瓜），這類蔬菜我一次只會做一點，以便盡快吃完。深綠色蔬菜富含葉綠素（如羽衣甘藍類、芥藍類等綠色蔬菜），發酵時會形成非常濃烈獨特的風味，好不好吃就看個人喜好。住在奧勒岡州南部沿海的當寧頓（Anneke Dunnington）寫道：「我每次想要發酵羽衣甘藍的時候都很擔心……因為最後聞起來的味道總像是有什麼東西死掉了，從來沒聞過這麼臭的味道。」在混合發酵蔬菜中我只會使用一點深綠色蔬菜輔助，這樣做出來

的東西很好吃，但如果單獨發酵深色蔬菜，味道實在太重，我無法接受。田納西州的查米里（Rick Chumley）曾寫道，他最喜歡的發酵方式是一半羽衣甘藍、一半包心菜混合而成的「超級綠色德國酸菜」。

若要長期保存，最受歡迎的蔬菜是季末天氣轉涼時才收成的寒冷季節蔬菜，例如包心菜或是蘿蔔[3]。低溫的重要性在於能減緩發酵速度，有利長時間存放。在炎夏採收和發酵的蔬菜容易發酵過快，也無法長時間儲放。

我個人特別喜愛把根莖類蔬菜拿來發酵，包括：蘿蔔、胡蘿蔔、蕪菁、歐洲防風草、蕪菁甘藍、芹菜根、歐芹根及牛蒡根。我發現甜菜根糖分高，有利酵母發酵，也會生出濃稠、如糖蜜般的鹵水，金（Marcee King）寫道：「我喜歡將甜菜根、辣根、洋蔥、蒜頭和蒔蘿一起發酵。」我通常只會把根莖類蔬菜刷洗乾淨，不會去皮。蕓菜及青江菜這類葉菜的莖部在備料時通常會被丟棄，但其實也很適合拿來發酵。芹菜的莖部也是。若你喜歡秋葵，那就拿一些來發酵吧。我通常會保持秋葵完整，然後把秋葵和蔬菜絲混合在一起，這麼做的話，就能把大部分的黏液留在秋葵裡，讓喜歡這種滋味的人盡情享用（像我），不喜歡的人只要不吃就行了。倘若你將秋葵同其他蔬菜一起切碎，那麼整批成品都會沾上秋葵的黏液（好吃！）。

椒類都很適合發酵：甜的、辣的、新鮮的、乾燥的、煙燻或是烤過的都適合（稍後談辣醬時會更詳細介紹）。茄子也一樣。有些人會先把茄子加鹽瀝乾，而我個人發現，發酵後茄子的苦味會消失。有些人會把綠番茄或紅番茄拿來發酵，綠番茄泡過鹵水後會變得非常酸，在猶太料理店中很常見。除了各種甘藍，球芽甘藍、白花菜、球莖甘藍、西蘭花等蕓苔屬（*Brassica*）的蔬菜也都很適合拿來發酵，還有其他綠

*parsnips*

---

3 編注　蘿蔔（radish）有三種：白蘿蔔、青蘿蔔與櫻桃蘿蔔。胡蘿蔔（carrot）與蘿蔔為不同品種之蔬菜。

色蔬菜，例如豬母菜（又稱君達菜，葉柄部分尤其適合），以及新鮮的綠色、黃色或是紫色豆類也都適合。我喜歡發酵捲葉蕨、竹筍、南瓜、冬南瓜、仙人掌葉及香菇等菇類。我的朋友亞馬遜（Nuri E. Amazon）寫過，混著大量蒜頭醃在鹵水中的意粉瓜[4]是「有史以來最棒的發酵蔬菜之一」。用鹵水醃漬西瓜皮風味和口感都足以與酸黃瓜匹敵。玉米也可以拿來發酵。

比蕾（Dawn Beeley）從義大利寫信告訴我她發酵朝鮮薊的經驗：「我只用菜心，而且會切得非常薄……結果很好吃……連我13個月大和4歲的孩子都肯吃。」菊芋也同樣非常適合發酵。菊芋帶點土味，為澱粉塊莖作物，有時被稱為「太陽薊」，與朝鮮薊非同屬，但也很美味。菊芋當中的菊澱粉（一種長鏈碳水化合物）會讓人猛放屁，但發酵能分解掉菊澱粉（不過一般認為菊澱粉是「益生素」，對我們的腸道細菌非常好，因此才會產生氣體使人放屁）。要用菊芋來發酵，最大的挑戰在於要洗淨凹凸不平的邊邊角角。當寧頓建議：「我發現盡量先剝開來很有幫助，剝開後再用水管沖洗幾次即可。」

不一定只有一般的作物蔬菜才能拿來發酵。耶爾伍德和其他人都極力推薦發酵野生春蒜（spring ramps，或稱為野生韭蔥，在英國則稱為熊蔥）：「熊蔥有股隱約的怪味，拿來發酵很不錯，神奇的細菌既能馴服怪味，還提高這些美麗野生蔬菜的鮮味。」我朋友庫克（Frank Cook）則經常鼓勵大家多多認識、親近周遭常見的植物，他說：「每天都吃些野生蔬食。」我盡量每天都去花園裡晃晃，「啃啃」野草和蔬菜，雖然不是每次都確定哪株是雜草、哪株是可食的野生蔬菜，但有時候我會拿園裡的東西加入發酵蔬菜裡，儘管通常僅作為次要材料。

東歐有種傘形科雜草（獨活屬）（*Heracleum spp.*），在斯拉夫語裡稱為barszcz，從前會拿來發酵並加在湯裡，做成羅宋湯，不過現在一般都用甜菜取代了。《土食者[5]手冊》（*The Locavore's Handbook*）的作者梅雷迪恩（Leda Meredith）在一封電子郵件中寫道：「我喜歡混入採集來的食材，如大蒜芥

4　譯注　又稱魚翅瓜。
5　譯注　指那些愛吃居住地附近生產的食物的人。

末籽、山胡椒漿果和野薑。」芬蘭的發酵愛好者卡可（Ossi Kakko）以大蕁麻、整朵蒲公英花、蒲公英葉、車前草葉以及羊腿藜來製作發酵蔬菜，他發現：「有些比較苦的葉子發酵後，苦味會變得比較溫和。」塔倫提諾（Maria Tarantino）是一位義大利發酵實驗家，現居於比利時布魯塞爾，她進一步指出：「非常苦的葉子通常在發酵缸裡會釋出各種馨香，彷彿是由苦味帶出了更多細微的成分。」她試過的野生香草中，目前最令人驚豔的是野生海茴香，這種類似仙人掌的植物因為生長在海岸邊的岩石上，本已帶著些微鹽分，花朵的味道極苦，但是放得越久，堅硬的邊緣就會變得越軟。另一種很受歡迎的材料是羊角芹（egopode）[6]，是一種芳香且具有異國風味、狀似芹菜的植物。

　　海草美味且富含礦物質，也可以拿來加進發酵蔬菜裡。我會用一點水蓋過海草然後用雙手擠乾，幾分鐘後海草會產生水合作用，變得柔軟滑順。接著，將海草切碎，連同汁液一同加入其他蔬菜中。霍普金斯很常做酸菜，她建議用海帶或是其他綠色海草，不要用紅藻。她寫道：「紅藻會完全分解開來，把原本美味的發酵品染成褐色，看起來像攤汙水。應該要用海帶。」

　　加水果也很棒。東歐傳統通常會在泡菜裡加進蘋果、葡萄乾或是蔓越莓，你也可以添加少量的柑橘類水果或果汁，或是莓果、鳳梨、洋李等水果。加州的雷格布托很常做酸菜，他說：「醃酸菜時用藍莓乾等果乾，醃起來的效果比新鮮的更好。」歐勒馬（Greg Olma）則在他的酸泡菜裡加進溫桲：「每2.5公斤蔬菜中，我會加入醃漬鹽、1杯加了少許香菜籽的乾淨溫桲切片、一些完整蒜頭粒、一些黑胡椒粒、一點點多香果粒[7]，以及些許茴香和大茴香籽。」我個人喜歡加當季的漿果和綠木瓜絲到發酵蔬菜中。核果類也可以讓發酵蔬菜更美味，我特別喜歡核果增添的口感。

　　韓式泡菜的傳統作法是在蔬菜裡加進魚類，包括生鮮小魚或是魚乾、

---

6　編注　在英語裡，羊角芹稱為goutweed，另也有地被接骨草（round-elder）及山中雪（snow-in-the-mountain）的別稱。

7　譯注　Allspice，又稱為牙買加胡椒，屬姚金孃科植物。果實因具有胡椒、肉桂、肉豆蔻和丁香等等多種香料的味道，故稱多香果。

蝦、蠔等海鮮，還有發酵過的魚露。鮮魚會在酸化過程中轉化。發酵的韓式泡菜裡的魚就像「檸汁醃魚生」（ceviche）一樣，魚的外觀和口感會逐漸變得像煮熟的魚肉。韓國某些內陸地區也用肉類和肉湯來醃製泡菜。

新鮮的蔬菜可以搭配綠豆芽（或其他豆類芽菜）、米飯（或其他煮過的穀物）、馬鈴薯（蒸、炸或搗成泥）等熟食一起發酵。我試做過一種韓式毛豆泡菜，是用蒸毛豆（一種大豆，連同豆莢一起上桌）和其他較常見的蔬菜搭配製成。我試過把炸馬鈴薯剩下的脆片丟進酸菜裡，結果成品很不賴。我朋友甚至把剝了殼的水煮蛋，加到混合的發酵蔬菜裡。這些蛋被甜菜染紅後，不僅好吃，賣相也很好。若要加入熟食，必須先等溫度降到跟體溫一樣才行，還有，由於煮熟的食物通常沒有重要的乳酸菌，所以如果沒有一些生鮮食材搭配，很難自行發酵。不過若是混入生鮮食材裡作為次要材料，就可以順利發酵。

你可以拿已不新鮮、開始變軟或凋萎的蔬菜來發酵，但要切除表面已經長出黴菌的部分。發酵跟腐壞是不一樣的，務必分清楚。我做過最失敗的酸菜，是用一箱已切好的包心菜、胡蘿蔔和洋蔥做的，這些蔬菜本來是肯德基用來做涼拌包心菜的食材。我朋友馬革辛（Maxzine）專愛拯救食物，他從當地的食物銀行那裡拿到好幾箱這種食材，給了我一箱。這些蔬菜還沒有完全腐敗，但是我懷疑菜被噴過某種化學防腐劑，因為發酵時似乎沒有起任何作用，而且味道糟透了。不過如果有人習慣從垃圾堆挖寶，像是去田裡或他處撿別人不要的蔬菜，那麼發酵會是個不錯的選擇。

一般來說，我會建議不要在已經發酵到一半的酸泡菜裡加入其他食材，因為新加入的蔬菜味道才剛要出來，原來的菜就已經要變軟了。如果新拿到一批蔬菜，就另做一批吧，同時擁有幾批不同階段的發酵蔬菜也很不錯。

kohlrabi

東北王國的酸泡菜

蘭德（Justin Lander），佛蒙特州東哈德威克（Hardwick）

在家裡廚房的流理台製作混合發酵蔬菜已經好幾年了，我決定要做做看適合本地的韓式泡菜。這份食譜是在一位朋友的楓樹林裡工作時得到的靈感。產糖季節接近尾聲時，野韭蔥會大量生長。我把野韭蔥混入大量野薑當做基底，然後加入蒲公英嫩葉和根、牛蒡根、鹽，有時還會加入去年剩下的乾辣椒。厲害的是，發酵幾週後，蔬菜會變甜還帶點香氣，簡直就是一道酸菜甜點。

## 添加香料

　　發酵蔬菜時也可以添加各式香料。可以不加、加一點，或想加多少就加多少。韓式泡菜一般都是加辣椒、薑、蒜頭、洋蔥、紅蔥頭、韭菜。辣椒的話，通常加的是辣椒粉或辣椒粒，或直接用新鮮辣椒、乾燥辣椒或辣椒醬。德國傳統作法通常會在酸菜裡加入杜松子當作香料，而葛縷子、蒔蘿和芹菜的種子也是很受歡迎的酸菜香草。薩爾瓦多的「包心菜沙拉」（curtido）則添加了奧勒岡葉和辣椒等香料。

　　發酵時之所以加入上述這些傳統香料，多是為了作為防黴劑，但也只能減緩黴菌的生長速度，並無法完全抑制黴菌生長。若把兩缸原料相同、鹹度相同的發酵蔬菜擺在一起（不加蓋），一缸加香料，一缸不加，那麼加了香料的這批成品表面長黴的速度總是比未加香料的來得慢。另一種味道辛辣的發酵防黴劑是水田芥（又稱西洋菜或豆瓣菜）的葉子。

　　不用拘泥於傳統。薑黃可以提升發酵蔬菜的風味和色澤，還具有抗氧、抗病毒等各種藥性。小茴香籽加在發酵蔬菜裡很棒，味道就像微烘過的奧勒岡葉一樣。有人寫信給我，說自己最愛的是黑胡椒、芫荽、茴香、葫蘆巴和芥末籽。有些新鮮香草風味容易揮發，在長時間的發酵過程中無法維持。不過，若發酵時間較短，也可能很美味，試試看無妨。

## 德國酸菜

　　美國和大多數歐洲人最熟悉的發酵蔬菜就是德國酸菜。德國酸菜主要的原料是包心菜絲和鹽，通常菜絲裡會加入杜松子或是葛縷子的種子當作香料。有些傳統作法也會加蘋果或蔓越莓等水果。我遇過一位女士，她的祖母來自波蘭小鎮，那裡每個人都會在酸菜裡加入馬鈴薯泥，因為這麼做能帶出酸菜的風味，並呈現獨特的口感（加入前要先確定馬鈴薯泥已經涼了）。我通常會把紅包心菜和白包心菜混在一起，做成淡粉紅色的酸菜。要加入多種不同的次要食材也可以，只要主要原料是包心菜絲就不怕走味。這道菜的作法就跟基本的酸泡菜乾醃法一樣。

　　有一種經典德國酸菜是巴伐利亞風味的酸菜。這種酸菜加了葛縷子籽，而且是道甜食，通常會加入糖，上桌前還會先加熱。另一種變化版的傳統德國酸菜是「葡萄酒德國酸菜」（weinkraut），在酸菜裡加了甜白葡萄酒。新罕布夏州的奧爾特（Judith Orth）說道：「實在太神奇了，原本不怎麼樣的酒經過

**發酵混合香草**

莊罕（Monique Trahan）住在麻州西部的「小農莊」裡，那裡有園地、乳羊、雞和放養豬，她描述該農莊「從城中最大的購物中心就能看得到」。

我會在夏末和秋末混合各種新鮮香草做成沙拉醬，之後整個冬天都可以享用。任何當季盛產的香草都能當材料，不過我最愛的口味混合了羅勒、大量的奧勒岡葉、歐芹、青蔥／細香蔥、蒜頭和一點辣椒。先將這些香料切塊／剁碎（把食物處理機換上切碎刀片）、加入鹵水（鹹一點好，能添加風味），然後在室溫下發酵三天左右，之後再移到冰箱裡儲存（不過我們今年已經著手蓋地窖了）。調味很容易，加一些橄欖油醋就可以了，或是把克菲爾瀝乾，調成綿密的沙拉醬或沾醬。也可以把沙拉醬加入湯裡，這樣就成了一道快速的夏季湯品。我將這道湯品取名為「清新季節」，大受客人好評。

發酵後，竟然隱約多了股誘人香味……這是目前為止大家最愛的一批酸菜。」

許多發酵酸菜的傳統作法會依月亮週期來決定最佳製作時機。我一位也住在田納西州雷狄菲爾市的鄰居與我分享她祖母雷狄（Ruby Ready）的酸菜食譜：「祕密當然就是在月光之下做酸菜。在月亮漸漸變圓的時候做，酸菜就不會變皺或變黑。」各地有各自的風俗傳統，我也聽過相反的說法，說製作酸菜最好選在月亮轉虧的時候。老實說，月亮盈虧的各階段我都做過酸菜，但尚未發現有什麼不同。

德國酸菜的作法已經談過了。這些年來一直有人跟我說酸菜在他們生活裡有多重要，我因此深受感動，例如印第安納州印第安納波利斯市的白立（Lorissa Byely）寫道：

> **❝** 我雙親是在俄羅斯出生長大的，我父親告訴我，二次大戰後，他（當時 8 歲）和他的家人有一整年幾乎是靠著酸菜和馬鈴薯才活了下來。當時實在沒有其他的食物可吃。而他現在已經 70 歲了，仍然非常健康（而且仍舊愛吃酸菜）。**❞**

康乃狄克州安杜佛市的唐布羅（Christina Haverl Tamburro）告訴我：「我的曾祖母在 1908 年來到布里奇波特市，她愛死酸菜了，所以當初來美國時，唯一隨身攜帶的，除了一麻袋的衣物，就只有包心菜切刀。這把刀我姨婆現在還在用。」很多人家裡的穀倉、地下室和閣樓裡都有類似的舊刨刀和發酵缸，這些東西曾經那麼重要，現在卻被人們束之高閣。把東西找出來、清理乾淨，重新上場吧！

## ～ 韓式泡菜 ～

韓式泡菜是韓國文化裡極具代表性的食物。梅金（Mei Chin）在《美味》（*Saveur*）雜誌中寫道：「我想不出有哪種食物之於一個國家的重要性如韓式

被誤認為烈酒的酸菜

我朋友D在聯邦監獄裡蹲過一陣子，D想要改善伙食，所以決定想辦法自製酸菜。她把監獄裡的涼拌包心菜洗乾淨、加鹽醃製，並用顆橘子重壓，後來不幸被警衛發現，他們一口咬定她在偷釀烈酒（hooch）。她母親寫信給我：「他們立刻將東西沒收、進行檢測並分析成分和氣味（初步的「呼氣測試」沒有任何結果），卻仍認定她絕對是用違禁品在釀酒，於是把她列入黑名單，並要求她提交一份書面解釋聲明，還指控她私自釀酒。」在聽證會上，「D清楚表明了自製酸菜的事實和意圖，而他們也相信她說的是實話，特別是在檢閱了她之前對伙食所提出的要求之後更加確定。法官於是從重罪改判為輕罪（不會在她的服刑紀錄上留下汙點），最後D只被懲罰關禁閉一天」。D已經出獄很長一段時間了，她現在可以在家隨心（還有隨胃口）玩發酵了。

泡菜對韓國一般，足以代表國家的烹飪傳統。」南韓有份主流報紙2010年曾報導國內大白菜歉收，造成韓式泡菜供應短缺，當時報上寫道：「舉國震盪。」當南韓於2008年將國內第一位太空人送上國際太空站時，他便隨身帶了一批特製的韓式泡菜。《紐約時報》報導：「有三個頂尖的政府研究機構斥資數百萬美元，花了數年改良韓式泡菜，讓泡菜在接觸到宇宙射線等輻射時不會產生危害，也讓其他國家的太空人不會被泡菜的嗆辣味給嚇跑。」科學家擔心在太空中輻射會導致原本韓式泡菜裡的好菌變質產生危害。根據韓國原子能研究所李周煥（Lee Ju-woon）的說法：「關鍵在於要如何讓泡菜完全不含細菌，但仍保有獨特的味道、色澤和口感。」

自從《自然發酵》這本書出版之後，我不斷收到電子郵件。很多人說他們很失望，因為我的食譜中不包括他們心目中的經典韓式泡菜。霍普金斯就寫道：「韓式泡菜真是難做！我已經試過至少四次，但是從沒成功做出口感如冒泡般刺麻、味道酸嗆帶勁的道地韓式泡菜。我已經按照你在《自然發酵》裡寫的食譜做了，雖然最後成品也很好吃，但肯定不是正統韓式

泡菜。」我從來沒去過韓國，所以對韓式泡菜的認識相當有限，不過我知道的是，韓式泡菜作法多變，有各種稀奇古怪的風格。申喜秀在她的傑作《在韓國廚房中長大》（*Growing Up in a Korean Kitchen*）這本食譜中談到了韓式泡菜的幾種變化：

> **❝** 韓國家庭的廚房裡做出了上百種的韓式泡菜，從大白菜到西瓜皮甚至是夏季的南瓜花，無所不包。家家戶戶的韓式泡菜皆有各自的獨特風味，不過基本程序都一樣，就是在蔬菜上加鹽，再榨出蔬菜的汁液以鎖住原有風味，並在加入混合香料後，讓蔬菜自己發酵。其中最重要的香料是新鮮的紅辣椒粉，泡菜要辛辣鮮甜就要靠它。另外，蒜末和青蔥則能提味和殺菌。能增添風味的食材還包括薑、水果、堅果，以及鹽漬蝦、鯷魚、生蠔、綠鱈、黃魚、魟魚和生小蝦等海鮮，甚至有人會加入章魚和烏賊，還有人會加入綠藻和蘿蔔保留鮮味。北方山區沒有海鮮，則會用牛肉高湯來代替。**❞**

梅金在《美味》雜誌中更進一步說道：

> **❝** 我嘗過各種韓式泡菜，有帶著微妙菇味或是牛蒡味的泡菜、清脆爽口的大豆芽泡菜、用南瓜嫩塊做成的濃稠泡菜，還有用小章魚做成的豪華版泡菜。韓式泡菜可以很溫和，例如，白蘿蔔泡菜湯是濃鹵水中飄著大白菜、亞洲梨、松子、完整辣椒以及石榴籽的水泡菜。另外，也可以像涼拌泡菜一樣，用大白菜的生葉配上泡菜的料，在還沒發酵前便直接拿來吃，吞下去時覺得冰涼，進到肚子裡後又會感到暖暖的。上述所有的泡菜都有神奇的醒腦作用，因為除了辣味會直衝腦門，舌頭上還會有冒泡般麻麻的刺激感。韓式泡菜的功用就跟西餐裡的解膩點心一樣，當味蕾漸漸麻痺，只要嘗上一口，就會眼淚口水直流，食欲也就跟著恢復了。**❞**

　　卡林汀（Chris Calentine）來自印第安納州，他的另一半是韓國人。我透過電子郵件問他韓式泡菜到底有幾種？他回我：「喔，**多到數不完哪！**」

　　雖然韓式泡菜作法食材很多變，但還是有些基本原則。一般食譜的作法都會先將蔬菜浸在滷水中（若含鹽量是總重的15%就浸泡3~6小時，若是5~7%則泡12小時），通常，在浸泡蔬菜時會翻面或攪拌數次。另一種作法則是用大量的鹽乾醃蔬菜丁，靜置數小時等待出水，過程中也要翻面、混合、攪拌，之後徹底洗去多餘鹽分。在我看過的相關書籍裡，涵蓋範圍最廣的是《韓式泡菜食譜》（*The Kimchee Cookbook*），書中解釋：

> **❝**加鹽是為了讓調味料入味。今日，這個步驟都在1天之內就完成，但過去，可是需要3天、5天、7天甚至9天才夠，蔬菜要一缸又一缸泡過不同濃度的滷水。過去人們認為，浸泡得越久、鹽分吸收越慢，泡菜的味道就越濃。**❞**

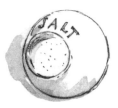

　　各家韓式泡菜另一個最顯著的不同，在於加的是辣椒粉還是辣椒粒。此外，胡椒、薑泥、蒜、洋蔥等香料通常都會混入澱粉當作基底，變成香料糊。這種澱粉基底（看起來就像麥片糊或稀粥）是穀粉（通常是米粉，但麵粉等穀粉也可以）與水的混合物，混合後，以約1：8的比例或1杯水兌2大匙麵粉的比例，然後緩緩以文火滾幾分鐘，不時攪拌直到液體變稠。也可以將米（或燕麥等穀物）泡過後另外加水煮成粥，並在冷卻至體溫後，加入辣椒粒和糊狀的蒜頭、薑、洋蔥，完全混勻後試試味道，有需要再調整口味或加入其他調味料。上述步驟完成後就混入洗淨的蔬菜。所有材料混合均勻後，再試一次味道，有需要再加鹽或其他的調味料。1~2天後再嘗嘗並加以調整。

　　韓式泡菜可能超辣，也可能微辣或完全不辣。卡林汀寫道：「不是所有的韓式泡菜都很辣，也有很多完全沒加辣椒、或只加了一點點，這種泡菜稱為『mul』或是『水泡菜』。」金艾可（Echo Kim）寫信告訴我，她用大量蘿蔔當主原料做成的「白泡菜」就完全不含辣椒：「我們都覺得消暑用的泡菜要是

甜的。」也不一定每次都得照規矩來。「我母親會加一點點紅辣椒片，讓泡菜帶點刺激的味道，顏色也會變成淡淡的粉紅色，這是她的祕方。」

受歡迎的韓式泡菜都不會太酸，但這要靠縮短發酵時間或在較涼爽的地方發酵才能達成。有個韓國學術研究團隊的報告指出：「實驗發現，在鹽分含量3%、20°C下發酵3天後，成品風味最佳。」發酵蔬菜的特色由菌種的消長來決定，其中包括發酵初期的腸膜明串珠菌到之後比較耐酸的胚芽乳酸桿菌（見前文的「乳酸菌」），而韓式泡菜的成功關鍵就在初期階段。「實驗資料顯示，腸膜明串珠菌是韓式泡菜發酵時的重要功臣，而德國酸菜發酵時不可或缺的胚芽乳酸桿菌，反而會破壞韓式泡菜的味道。」

有些韓式泡菜吃起來舌頭會麻麻的，這是因為發酵初期會產生大量二氧化碳，但等到環境變得更酸，發酵作用的二氧化碳產量就會減少。想做出這種口感有個好方法：將泡菜裝罐，於室溫下發酵1~3天，然後將罐子密封起來放進冰箱幾週。這樣泡菜會繼續慢慢發酵，產出的二氧化碳則會在罐子打開後爭相跑出來。

## 中式泡菜

一般認為，韓式泡菜、德國酸菜等多種發酵蔬菜都是受到中式泡菜的啟發，中國人現在仍會製作各種泡菜。在這片廣袤的土地上，每個省分都有自己特殊的發酵蔬菜，其中有些需要加入酵種，例如各種「醬」（作法類似日本的味噌），以及由中式真菌和細菌混合培養的「麴」。麴也是製作米類飲料等發酵食品時的重要材料（見第六章〈培麴〉）。有些用的是乾醃法，有些在鹵水中發酵，有些則會用薄米粥（粥）做為介質，或者是加進帶有澱粉的洗米水。

中國各地都有獨特的菜系。在我讀過的相關英語資料中，寫得最詳盡的，是一位學做中國菜的英國女士鄧洛普（Fuchsia Dunlop）寫的一本談川菜的書，叫《天府之國》（*Land of Plenty*）。裡頭寫道：

**❝**醃泡菜是四川料理的精髓，家家戶戶都有各自的泡菜罈子。這是一種粗胚陶罐，罐身圓滾、罐頸狹窄，還有個防水的蓋子。罐裡一片漆黑，清脆的蔬菜就這樣浸泡在鹵水內，水裡含有些許米酒和精選香料，包括紅糖、花椒和薑，還有一點桂枝、桂皮及八角等。罐裡的蔬菜增增減減，每1~2天就會新添一批，但母液（也就是鹵水）會一直留在罐中。每新加入一批菜，就會再加入少許鹽和酒，香料和糖也會不時添入。香濃的泡菜汁則越陳越香，年年有餘甚至代代相傳……四川泡菜通常是拿來入菜用，不過也可以直接配早餐的粥吃，四川人甚至餐餐飯後都會吃點泡菜解膩。**❞**

我曾和鄧洛普參加同一場研討會，在她發表的論文上，我讀到紹興人拿莧菜梗來發酵，因而回家後也試著把已然成為院子一部分的美麗紅莧菜拿來發酵。論文中如此寫道：

**❝**等莧菜長到超過一公尺高時就採收，去掉嫩枝、葉子和粗硬的根部，只留下中間一段均勻的綠色菜梗切成數段，每段約數公分長。把菜梗清洗過後浸泡在冷水中一天以上，直到水出現泡沫後再清洗甩乾。之後把菜梗放進陶土罈子（當地人稱為「甏」）裡密封，再放置於溫暖處發酵。發酵的時機是一門藝術，如果時機不夠成熟，菜梗就會硬得難以下嚥；若時間過久，梗就會皮肉分離，只留下一罈充滿菜梗纖維的混濁液體。幾天後（確切的時間依室溫而定）菜梗會軟化，罐口則會透出一股「獨特的香氣」，此時再加入鹽水，並把菜梗封回罐子裡幾天，就可以上桌了。**❞**

我用的是玻璃罐子。醃莧菜梗非常美味，味道和我深愛的酸黃瓜相去不遠，很難想像是用大家都丟掉不吃的東西製成的。醃莧菜梗產生的鹵汁除了能把菜梗化腐朽為神奇，還可以拿來當作發酵其他東西的介質，包括南瓜等

Chapter 4
· 發酵蔬菜水果 ·

蔬菜和豆腐等（見第七章的「發酵豆腐」）。鄧洛普說明了發酵蔬菜在紹興有多重要：「當地許多發酵美食的起源都反映出時代的艱困，有些人是在無意間發現壞掉、不能吃或無人問津的菜根碎葉竟能用發酵化為美味佳餚。」

我真希望自己多懂一點，能多告訴各位一些事情，而不是這樣粗略帶過中式泡菜這門博大精深的活學問。我熟悉的發酵蔬菜可都是受中式泡菜啟發而來，因此，中式泡菜可謂人類文明的一份大禮！中國各地的傳統十分多元，不但啟發了許多獨特的文化傳統，也再次證明「把蔬菜儲存在液體裡培養乳酸菌」這麼單純的一件事也能因地制宜，變出無數花樣。

## 印度泡菜

印度泡菜當然也不單調，也有許多與眾不同的特色。其中一大特色是各地使用的油皆不同，包括了芥子油、芝麻油等等，另一特色則是直接在烈陽下發酵。以芥子油來說，一般人認為芥子油可以抑制某些酵母、黴菌和細菌的生長，有助於形成適合發酵的環境，有效並安全保存食物。芥子油使用前要先加熱至冒煙，並要在把油放涼後才能加入蔬菜，這麼做是為了揮發部分芥酸，以減少油的刺激性。現代許多印度泡菜食譜以醋來取代發酵作用，不過，不管是食譜書或是線上食譜，上面還記載了很多其他作法，發酵與不發酵的都有。

部落客齊格飛（Siegfried）讀了傑佛瑞（Madhur Jaffrey）的《東方世界蔬菜烹飪》（World-of-the-East Vegetarian Cooking）後靈感一來，寫了一份辣椒泡菜食譜，引起我的注意。

> **66** 把辣椒切成圈狀，塞入玻璃瓶中，我最愛的配方混合了聖納羅辣椒（serranos）、哈拉朋諾辣椒（jalapeños）、尖辣椒（banana peppers）和波布拉諾椒（poblano）。辣椒上撒鹽並加點調味料（我們喜歡粗磨的黑芥末籽和細薑末）。接著，把油加熱（我們喜歡芥子油），油不要

生鮮番茄醬

卡里尼（Sergio Carlini），義大利

這份食譜在義大利已流傳了數百年，用的是自然發酵法，我每年都會照著做，然而因為新的歐洲法規，目前仍無法在市場上販售（這是當然的……）。

把成熟的番茄（清洗過後去掉所有腐爛的部分）全塞進一只大塑膠桶，在酸性環境中，藉由乳酸菌和黴菌的協助開始自然發酵，與發酵酒精很像。這只桶子不可以完全裝滿，而且要用一張帆布或網子蓋住（防昆蟲）。之後表面會浮現大量泡泡和固體，然後被一層白色的黴菌覆蓋。4~5天後（依溫度而定），發酵會完全停止，此時將表面的浮物撈除，並用一種簡單的機器將皮和籽分離（這種工具在美國有時稱為squeezo）。要留下的部分是泥狀的果肉，皮和籽則可以做堆肥。用細網或棉布袋濾出果肉，用繩子綁緊，吊一天讓汁液滴乾。袋子外面如果長黴，就用湯匙刮下來丟掉。此外，也用湯匙把袋子內側的果肉刮下來，此時果肉已因為吊掛而縮水減少。重新綁緊袋子，放在兩塊乾淨且乾燥的木板或是嵌板之間，上頭放上重物。重量要平均，好把剩餘水分擠出來。這樣壓個幾天，等果肉變得如麵團般扎實後加入25~30%的鹽水，數小時後揉捏果肉團。此時的果肉團又鹹又濃，一次只要用非常（非常）少的量就夠了。而成品的番茄醬重量大約是原本番茄重量的8%，這種醬通常會用罐子裝，不用冷藏。以前，番茄醬如果質地夠扎實，可以包在紙中保存好幾個月，之後整個冬天有需要時就能用。需要以番茄為基底蔬菜和肉類醬汁也可以用。

太多，2大匙就好，將油倒在辣椒上並蓋上蓋子。罐子別放在太熱的地方，天氣好時放在窗台上1~2天，每天把罐子搖個幾次，如果罐中液體沒有完全淹過辣椒，就多搖幾次。辣椒在經過搖晃後應該會稍微凋萎，此時加入幾匙檸檬汁再放回陽光下（若是放在室外，晚上請收進屋裡）。不斷搖晃，確保醃得均勻！一旦味道夠酸了（可能是1~2

週或更久），就放入冷藏，減緩發酵。做好的辣椒又酸又嗆，讓人戒不掉。**"**

　　我照齊格飛的食譜做了一批辣椒泡菜，成品味道豐富，又酸（來自發酵）又辣（來自辣椒跟芥末）又鹹。當作調味料用，一次用一點，不管加在什麼東西裡，都能提味。

## 發酵辣醬、開胃醬菜、莎莎醬、甜酸醬和其他調味醬

　　所有的辣椒都可以發酵保存，做法非常簡單，與德國酸菜一模一樣。將辣椒莖部摘除後切碎，依個人口味加鹽（或加總重量的2%），並加入蒜頭等香料或蔬菜。發酵1個月以上，辣椒必須浸沒在醋中，必要時撈除黴菌。最後，用食物處理機打成液狀，就可以當作烹飪時的調味料或是直接當作蘸醬。歐騰說：「誰還會想吃市面上那種泡在廉價醋裡發酵的量產辣椒醬。」麥克奎爾寫道：「我有一款家傳辣醬、一種發酵的辣椒蒜頭醬（類似泰式的是拉差香甜辣椒醬Sriracha），還有一款配蔬菜用的發酵版南方辣椒醋醬。辣椒發酵後豐富的味道總讓我感到不可思議。」

　　開胃醬菜跟辣醬一樣，通常都浸在醋裡保存，不過也能以發酵取代。莎莎醬和甜酸醬（chutney）通常趁新鮮食用或冰在冰箱裡，不過同樣也可以發酵。不過，如果你是照著食譜發酵，請不要用醋（或只用一點）。直接在蔬菜和香料中加鹽，然後讓蔬菜浸在自身的汁液裡發酵。加入乳清、酸菜汁、醃泡菜的鹵水或其他酵種。同理，番茄醬、甜椒醬[8]、芥末醬等調味料都可以用發酵方法製作，裡頭不加醋或只用一點，並在放涼之後加入活酵種以取代醋。

8　編注　Ajvar，巴爾幹地區的美味調味料，裡面有烤甜椒和茄子。

## 喜馬拉雅山區的滾杜露克和辛齊

喜馬拉雅山區、尼泊爾、印度和不丹發酵蔬菜的方式很特別，當地人把蔬菜放在陽光下曬乾後才發酵，發酵時不加鹽，而且最後會把蔬菜曬乾才儲存起來。以這種方式發酵的芥菜葉、蘿蔔葉和其他蕓苔屬蔬菜統稱為滾杜露克，發酵的蘿蔔根則稱為辛齊。蔬菜發酵的地方是罐裡、缸裡或是上了厚泥以火燒硬的窯中（見第三章的「洞坑發酵」）。

製作滾杜露克或辛齊前，先把蔬菜放在太陽下2~3天使其凋萎，定時翻面，均勻曝曬，晚上要收進屋裡以免被露水沾濕。滾杜露克的作法，是先把蔬菜切碎或剁碎，接著捶搗或擠或壓，然後使勁塞入發酵容器中。這些蔬菜與其他發酵蔬菜一樣，必須一直浸在液體中，必要時可加水淹過蔬菜。發酵1週後（或更久），把蔬菜撈出，在陽光下曝曬數日，保持乾燥再儲存起來。要用的時候，把乾葉泡水約10分鐘，接著擠乾水分，連同洋蔥和香料下鍋油炒，再熬煮成湯。辛齊的作法則是把曬乾的蘿蔔泡水，整個裝進發酵容器，若有必要就再加水，發酵時間通常比滾杜露克久，大約要3週左右。發酵完成後，便將蘿蔔切成小塊，放在太陽底下乾燥數日，最後保持乾燥儲存。以上兩者皆可用來熬湯。

## 無鹽發酵蔬菜的注意事項

酸泡菜的基本作法也能改成無鹽發酵。之前提過，我個人認為發酵食物就算只加一小撮鹽巴，嘗起來也比完全不加美味。不過如果你完全不吃鹽，不加也無妨。之前說過，鹽巴會減緩發酵過程，抑制其他細菌和黴菌，也會減緩酵素分解果膠和讓蔬菜變軟的過程。少了鹽巴的這些功能，無鹽發酵品的發酵時間通常會短很多，2~3天就夠了。你可以每天都嘗嘗看，等吃起來覺得熟成了，就冷藏起來。

其他富含礦物質的原料也多少能提供鹽巴的功能，海藻便是很棒的礦物

雖然醋是發酵的產物，但大多數的醋漬蔬菜仍會用熱醋來殺菌，以高溫加上醋的高酸度來抑制發酵。有些用鹵水的食譜中，醋的用量較少，這種方式我稱為混合式泡菜。如果醋量不多，又在室溫下加入，就不會抑制發酵，因為在這種情況下，醋就成了調味料，另外，也因為微酸能促進擇汰機制，進而幫助乳酸菌生長。

質來源。海帶、昆布、荒布[9]、羊栖菜都是很好的食材，不過有人抱怨過紅藻會分解。用點水將海藻泡發，並將吸飽水的海藻切碎後和泡過的水一同加入發酵物。葛縷子、芹菜和蒔蘿等的種子也富含礦物質，芹菜汁也是，我做過最棒的無鹽酸菜就是加了芹菜汁。我當時拿了幾根芹菜榨汁，然後加入等量的水稀釋，再混入蔬菜中一起發酵。另一種無鹽發酵的方式是用乳清等酵種來幫助酸化，並藉由高濃度的乳酸菌加速酸化作用。關於酵種，本章稍後將會討論。

通常得借助鹽來逼出蔬菜的水分，如果不加鹽，水分就比較困難逼出。所以無鹽發酵比加鹽發酵更需要捶搗和壓擠蔬菜，但你也可以把蔬菜切得更細，好增加接觸面積。不管加不加鹽，主要目的都一樣：讓蔬菜浸在液體中，必要時加入乳清或水。

鹽在發酵時也有創造擇汰環境的功能，能讓耐鹽乳酸菌比其他細菌更有競爭優勢。有些人會在無鹽的發酵蔬菜中加點檸檬汁或萊姆汁，利用酸達到相同的效果。

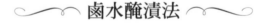

## 鹵水醃漬法

乾醃法是藉由鹽讓蔬菜出水，再以這些汁液浸泡蔬菜；相較之下，鹵水

9 譯注　一種昆布科的海藻。

醃漬法則以鹽水溶液浸泡蔬菜。亞洲傳統通常會以濃鹵水短暫浸泡蔬菜，使之凋萎並濾出苦味，之後再裝入容器發酵。歐洲傳統則直接把黃瓜、橄欖等蔬菜切成大塊或整顆直接泡進鹵水發酵。沃洛克（Anne Volokh）在《俄國料理的藝術》（*The Art of Russian Cuisine*）中寫道：「沒有比古老的加鹽醃漬更簡單的方法了。」

除了加鹽，鹵水還可以加入許多香料調味。香料可以抑制黴菌，還可以幫助細菌生長。例如蒜頭就很受歡迎，如果蒜頭在發酵時顏色轉藍，不用慌張，這是因為某些蒜頭中含有「青花素」這種化合物。當水中有銅離子，就會與青花素反應，導致蒜頭呈現藍色，而這種反應並無大礙。蒔蘿是另外一種經典的醃漬香料，任何部分都可以拿來用，包括新鮮花朵、種子穗、乾燥種子或是葉子。試試以煙燻辣椒（或其他辣椒）、紅蔥頭、龍艾、芫荽籽、丁香、胡蘆巴、辣根來當香料。麥克奎爾說：「用『醃漬香料』讓成品的風味變得很南方，若再加些檸檬或萊姆切片、柳橙甚至是原汁蘋果酒醋到醃漬鹵水中，又會有另一番風味，我愛死了。我做了一些大蒜口味、經由發酵的越南式醃胡蘿蔔，裡頭還加了萊姆切片、檸檬葉、鳥眼辣椒和檸檬草。我試過許多不同口味。」土耳其的譚（Aylin Öney Tan）寫道，他們那裡常把乾的鷹嘴豆（還有麵包）加進鹵水裡當作酵種，她說：「在醃漬物中加一點，可以催化發酵作用。」

鹵水醃漬酸黃瓜（也稱為蒔蘿酸黃瓜）和鹵水醃漬橄欖會在後面的段落詳細說明。球芽甘藍切半或整顆泡在鹵水裡發酵，效果也不錯。試試用鹵水醃漬蘿蔔、蕪菁、白花菜、胡蘿蔔、洋蔥、四季豆、胡椒、牛蒡、茄子、西瓜皮等任何你喜愛的蔬菜吧！初夏的葡萄嫩葉可用鹵水醃漬後填入調味米等餡料，做成「多爾曼」（dolma）、「薩爾曼」（sarma）等美味小菜。

沃洛克的書裡有份食譜是將黃瓜放在南瓜裡醃漬（跟下文所描述的一樣，只不過改為裝在南瓜裡）。她建議用4公升的橡木桶當作平時用來醃漬的容器（希望現在還能找到這種桶子）。她醃漬番茄的食譜也讓我開始嘗試用鹵水醃漬即將成熟的番茄。以前我只醃漬綠番茄，雖然清脆但非常酸，而

完全熟透的番茄又容易變爛。用即將成熟的番茄醃漬則兼具兩者的優點，比綠番茄來得甜，口感卻依然清脆，尤其只短短發酵個幾天更是清脆。沃洛克也寫了醃漬蘋果、檸檬和西瓜的食譜，都收錄在《乳酸發酵水果》（*Lactic Acid Fermentations of Fruit*）一書中。

　　克羅埃西亞、波士尼亞、巴爾幹半島和羅馬尼亞等地通常會把整顆包心菜泡進大桶子中以鹵水醃漬。當地人等包心菜發酵完成後，會剝下葉子包餡料，或是切碎製成酸菜。雷格布托和拉芬格在加州開了「西方自然發酵品」公司，不過在事業展開之前，他們遊遍了東歐各地學習當地的發酵技術，他們寫道：「用這種方式備製食物十分有趣且簡單，很適合用來儲存大量包心菜，而且傳統的作法有許多變化。可惜我們也發現，這樣的發酵食物會產生一種令人作嘔的特殊氣味，臭到只能以髒尿布來比喻。我們超愛包餡的包心菜葉，因此，我們喜歡切除包心菜的菜心，直接拿一片片完整的菜葉去發酵。」我也會將整顆包心菜埋入包心菜丁或其他蔬菜丁裡，通常會切除菜心，讓鹵水更容易透入。雷格布托和拉芬格也寫道，他們在羅馬尼亞的喀什巴爾千山脈地區看過類似的東西，當地稱為「muraturi asortate」（意指什錦泡菜），也是將整顆包心菜與其他蔬菜一起放進鹵水發酵。

　　「陀席」（torshi，源自波斯語 torsh，意指「酸」）是伊朗、中東大部分地區還有土耳其以及巴爾幹半島地區吃的泡菜。科威特的庫克（Astrid Richard Cook）說他們每餐都吃陀席。

> **❝** 這是道很基本的菜，而且裡頭總是會有黃瓜、胡蘿蔔和蕪菁，不過我也看過裡面有白花菜。基本上他們會將蔬菜切成大塊（用手抓著吃，偶爾會用叉子或湯匙吃），並加進鹽巴、檸檬汁和水使其發酵。我們的伊朗朋友一次會做好幾公升，說這樣夠他們吃上好幾年。**❞**

　　現代許多陀席都用醋當基底。保加利亞民族學家拉德法（Lilija Radeva）注意到：「20世紀前保加利亞人很少用醋來醃漬」，她也描述了「特席」（tur-

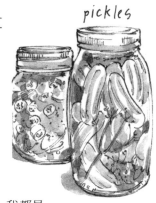

pickles

sii）這種泡菜的簡易鹵水醃漬法：「綠番茄加上綠椒（或是紅椒）、胡蘿蔔，南方人還會加上未成熟的小南瓜、蜜瓜、西瓜和黃瓜，泡進鹽水裡一起醃或分開醃。」我在克羅埃西亞時受到齊絲（Karmela Kis）和她丈夫米羅斯拉夫（Miroslav）的殷勤款待，後來他們寄了一份食譜給我，是塞爾維亞的傳統發酵蔬菜（當地稱為 tursija），作法是把完整的甜椒、綠番茄及黃瓜一起泡進鹵水醃漬，再加入辣椒和山葵作為調味料。

鹵水醃漬與乾醃一樣，通常不需事先決定要加多少鹽，我都是以試吃來調整用量。鹵水最好濃一點，因為加進蔬菜後就會變稀。鹵水的量約是蔬菜體積或重量的一半，越少越好。把蔬菜緊緊壓入水面，鹵水中的鹽會讓蔬菜釋出水分，因而增加總水量。鹽會慢慢滲進蔬菜，1~2天之後嘗一嘗，看是否要再加鹽調整鹹度，如果過鹹就加水。

文獻一般都是以水中鹽分重量的百分比來表示鹵水濃度，5%的鹵水指的是鹽的重量相對於水的重量為5%（需用秤測量）。1公升的水重量等同於1公斤。把鹵水濃度乘上水的重量就是鹽的重量，例如5%鹵水濃度為0.05，而1公升5%的鹵水，就是1公升的水中有50公克的鹽。如果沒有秤可用，那麼45公克的鹽就大約是3大匙左右（精鹽的話就再多加點，粗鹽則少一點）。雖然鹵水的作法千變萬化，但無論如何都可以先從5%開始。5%的鹽對德國酸菜和韓式泡菜來說可能太高，但其實成品的鹽分反而會很低，因為蔬菜一泡進鹵水就會吸收鹽分、釋出汁液，稀釋掉一半以上的鹽。

「鹽湯」（salt-stock）這種鹵水醃漬法是把蔬菜泡在高濃度的鹽水中吸收大量鹽分，以防微生物和酵素產生變化。要吃之前再泡水去掉鹽分。相較之下，5%的含鹽量算是低的了。北卡羅萊納農業實驗站在1940年有一份研究如此作結：「低鹽的鹵水能快速且大量形成各種可滴定酸，降低鹵水的酸鹼值。鹵水中初始鹽量越高，酸的形成速率越慢，總量也越低，並形成較高的酸鹼值。」

莫拉維克（Lorna Moravec），德州西部

目前為止我做過最成功的是醃漬秋葵。德州夏天炎熱，秋葵的醃漬速度很快，太粗硬的秋葵不管是油炸還是做成秋葵濃湯都不太能吃，但用鹵水醃個幾天竟然就會變得猶如人間美味。作法超級容易，只要把秋葵塞進玻璃罐裡排好，不需特地下壓，秋葵會卡在罐口變窄的地方。在縫隙間塞進少許蒜瓣和墨西哥辣椒，再倒進鹵水。天哪！我們超快就全部掃光光了。

鹵水醃漬法最大的好處是會多出很多鹵水。你可以將一些倒進水罐裡，喝一點幫助消化，也可以拿來當種子乳酪（seed cheese）的酵種（見第七章的「培酵的種子、堅果乳酪、餡醬及乳品」）、浸泡穀物和豆類時的活菌酸化劑（見第五章的「浸泡穀物」），或是作為沙拉醬、醃料和湯底的調味等等。鹵水既珍貴又營養美味。

## 酸黃瓜

我一開始會迷上發酵就是因為酸黃瓜，我從小住在紐約市，以前課後常吃酸黃瓜當點心（好吃又便宜）。黃瓜裡混合了大蒜、蒔蘿、乳酸的酸味總讓我魂牽夢縈，所以當我開始自製德國酸菜和玩發酵後，自然而然地就試做起酸黃瓜了。

酸黃瓜在紐約伴我成長。在許多地方，酸黃瓜也稱為「猶太蒔蘿」（kosher dills）[10]，是東歐地區的經典猶太食物。事實上，不只酸黃瓜，所有的醃漬食物在東歐料理中都很常見。波蘭民族學家可娃斯佳－李維卡說：「農村裡肉吃得很少，大多都是吃蔬菜、麵粉和蕎麥等樸實的食物。」根據她的說法，

10 譯注　名為「kosher」（猶太飲食），並非真必須符合猶太飲食戒律，而是指按照猶太傳統方式製作，通常在醃製時還加入了蒔蘿調味。

由於發酵食物的酸味也增添了一股不同的風味,所以功用便不只是保存食物而已。

我從齊格曼(Jane Ziegelman)寫的《果園街97號:紐約公寓五個移民家庭的飲食史》(*97 Orchard: An Edible History of Five Immigrant Families in One New York Tenement*)一書中得知,竟有人針對猶太移民愛吃酸黃瓜這件事提出警告,甚至還下了道德判斷。波士頓的營養師伍德(Bertha M. Wood)在她1922年出版的《國外出生者之飲食與健康之關聯》(*Foods of the Foreign-Born in Relation to Health*)一書中寫道:「過度食用醃漬食品會破壞原本習慣溫和味道的味蕾、造成刺激,使吸收更加困難。」《痛哭的孩子》(*The Bitter Cry of the Children*)作者斯巴果(John Spargo)想辦法要了解為什麼猶太兒童這麼常拿午餐錢買酸黃瓜,「這些孩子可能因為平時飲食限制太多,才會迫切渴望藉由酸黃瓜尋求某種刺激感。大人依賴威士忌往往也是出於相同原因。」

我們這年代的猶太人,吃酸黃瓜經常是吃得很開心,而不是視為懲罰。我參加過許多與酸黃瓜相關的活動,和各種族的美國人一起歡慶他們民族的酸黃瓜傳統。一般人也把酸黃瓜當作健康、有助於消化的活菌好菜,而不是危險的道德陷阱。

發酵黃瓜比多數其他發酵蔬菜更難做,因為黃瓜水分非常多,瓜裡的果膠會被酵素快速分解。此外,發酵作用和酵素分解速度在天氣熱時都會加快,尤其黃瓜是在夏季熟成,不像包心菜和蘿蔔等通常是在涼爽氣候熟成,導致醃黃瓜容易變爛,而多數人並不喜歡這種口感。

為了保持黃瓜清脆,我建議加入葡萄葉、橡樹葉、櫻桃葉、辣根葉等富含單寧酸的植物(甚至可以加茶包或綠香蕉皮)。馬基寫到,使用粗海鹽「能讓口感更清脆,因為裡頭的鈣和鎂能與細胞壁裡的果膠交叉連接,鞏固細胞壁」。他指出,在發酵時添加明礬或氫氧化鈣等物質,也是基於相同道理。保持酸黃瓜清脆的方法有很多,例如發酵愛好者阿珠納(Shivani Arjuna)就建議:「加一些胡蘿蔔片可以讓黃瓜比較清脆。」我課堂中的一位俄國女士曾見過有人為了保持黃瓜清脆,先用沸水快速汆燙過,才醃進鹵水

裡。弗雷德・布磊德等人的報告指出，人們於量產時會在鹵水裡加入氯化鈣
（0.1~0.4%），確保黃瓜在保存期間依然清脆。保持黃瓜的清脆的確不易，
但大家還是想盡了各種方法。

　　加入大量蒜頭和蒔蘿。蒜頭不需去皮，我都直接把蒜頭對半橫切，蒜頭
就會浸入鹵水中。處理蒔蘿最理想的作法則是加入花和種子穗的部分，不過
加入種子或綠葉也可以。辣根（根或葉子，或都放）和辣椒也都很棒。醃漬
時挑選大小均一的黃瓜，效果最好。黃瓜等開始醃漬前再處理就好：浸入冷
水（甚至是冰水），清掉末端上殘留的花苞，輕輕搓掉毛刺。如果要製作酸
黃瓜，就如前面所說的，混合5%的鹵水，即每公升的水約加3大匙的鹽。
如果要做醃漬期短的「半酸醃菜」或是「瑪拉索」（malossol，俄語的「一點點
鹽」），就用較稀的鹵水，約3.5%，等於每公升的水加約2大匙的鹽。要製作
法式的醃黃瓜，則用cornichon品種的小型黃瓜，在5%的鹵水中添加龍蒿、
蒜頭和胡椒粒。將黃瓜和其他材料一同泡進鹵水裡，但因為蔬菜容易浮起，
所以要用盤子或其他合適的重物保持蔬菜浸沒在鹵水中。

　　東歐許多酸黃瓜食譜都提到要放片黑麥麵包在鹵水上。酸黃瓜迷韋斯
（Ira Weiss）在1950年代的曼哈頓下東城長大，那個年代「每過三個轉角就
會遇到一個酸黃瓜攤」。伊拉說他擁有匈牙利和羅馬尼亞血統的媽媽在醃酸
黃瓜時都會放一片黑麥麵包在鹵水上，不過實驗多次後，伊拉發現放不放並
沒有差，便不再依循這個傳統了。

spices

　　伊拉倒是推薦從母親那裡學來的另一個方法：把黃瓜裝進
玻璃罐裡，放在窗邊發酵，以直接照到陽光。他
說：「這麼做可以抑制浮末（黴菌）的形成」因
為「紫外線是很好的消毒劑。」伊拉母親的
這個作法正好呼應了教科書中對量產酸黃
瓜的描述：「一般的製作規模都是32~40
公噸，以塑膠槽或玻璃纖維槽當容器，不
加蓋放在室外發酵，讓鹵水表面可以接觸到

陽光，並靠紫外線消滅液面上的好氧酵母菌。」許多傳統作法都強調一定要在黑暗處發酵，不過兩種其實都可以。

如果在平均約25°C的天氣裡醃製黃瓜，等要吃的前幾天再開始發酵就好，或是改放在冰箱裡發酵。溫度涼爽一點時，黃瓜可以醃得比較久，但要經常試味道，一變軟就要馬上放進冰箱。黃瓜發酵時，表皮顏色會從淺綠色轉成深橄欖綠，瓜肉也會從白色轉為半透明。其實酸黃瓜在醃到一半、顏色還沒變深前就可以吃了。酸黃瓜吸收鹵水的鹽分後，黃瓜的比重會增加，鹵水比重則下降，因此黃瓜會下沉而非浮起。除非有地窖或其他溫度在16°C以下的地方，不然就把發酵中的黃瓜放進冰箱吧。

## 醃漬菇蕈

大家常會問我菇蕈到底能不能拿來醃，我偶爾會把菇蕈（尤其是香菇）混進其他蔬菜裡一起醃漬。愛基喬伊斯（Molly Agy-Joyce）住在明尼蘇達州的河瀑地區，很愛玩發酵實驗，她寫信告訴我她用褐磨菇（crimini mushroom）製成韓式泡菜：「薑和辣椒的味道與菇類非常搭。」不過我自己倒不曾把菇蕈當作主要的醃漬食材。

波蘭民族學家可娃斯佳－李維卡寫過：「從前的波蘭村莊裡幾乎所有能

**實驗家的精神**

舒茲（Barb Schuetz），威斯康辛州維洛夸市

我超級超級愛把胡蘿蔔和蘿蔔一起浸入鹵水和香料中，製成酸醃菜。蘿蔔會讓鹵水呈現美麗色澤和增添風味，同時讓胡蘿蔔更有口感。我也試過把綠色包心菜、洋蔥、蒜頭、蘿蔔和大量的胡蘿蔔混在一起做酸菜，成品非常成功。我喜歡實驗，手邊有任何東西我都會丟進酸菜裡，目前為止結果都還不錯。我也喜歡試試不同的口感和形狀，甚至把不同特性的食材混在一起做實驗。

吃的菇蕈都會被拿來醃漬，一般認為效果最好的是松乳菇（*Lactarius delicoi-sus*，菇傘呈乳橙色）……醃漬方式跟包心菜差不多，大家都很愛配著熱食或麵包吃。」沃洛克在《俄國料理的藝術》一書中有份超級簡單的鹽漬菇蕈食譜。食材包括500公克的菇蕈、2大匙的無碘鹽、胡椒粒、葛縷子籽、蒜頭與蒔蘿，依個人喜好還可加入辣根、黑莓或酸櫻桃葉。菇梗切成1公分長，與香料（鹽除外）全部混合在一起，之後把菇傘朝下塞入容器，「每層都要撒鹽，每兩層鋪一次香料和香草」，壓上重物讓菇蕈出水。沃洛克建議室溫下發酵1~2天後再放進冷藏10~14天。她寫道，這些菇「是喝伏特加時最棒的下酒菜」。

　　卡可是芬蘭的一位老師兼發酵愛好者，他形容自己是「研究以園藝採集方式過生活的人」，並建議醃漬菇類時要使用酵種。你可以用發酵樺樹汁（含有菇蕈所沒有的磷和鈣）、發芽穀物泡水發酵後得到的回春水（rejuvelac）（見第五章的「回春水」），或是前一批醃菜剩下的鹵水來當酵種。「把整朵菇蕈丟入發酵液體並靜置於溫暖的室溫下，3天後會軟到入口即化！身心靈都將為之一振！」

　　卡可說要用「不用特別處理就能直接吃」的菇類，他特別提到可用雞油菌菇、牛肝菌、喇叭菌、綿羊腳多孔菌、漏斗雞油菌、羊肚蕈和黃卷緣齒菌等菇類，而沃洛克食譜中所提到的「小型菇蕈」則沒有具體說明。野生菇蕈的種類多少與是否適合發酵有關。有一群真菌學家把我列入他們討論醃漬菇蕈的電子郵件對話群組，其中，《菇蕈期刊》的編輯雪諾夫（Leon Shernoff）表示，他擔心有些菇蕈上的細菌可能在發酵的環境中產生有毒化合物，「例如舞茸菇生食時沒有問題……但是放在冰箱幾天後，表面的細菌會大量繁殖，吃了會口乾舌燥」。因為對醃漬菇蕈的研究仍相當有限，因此我建議實驗時要小心。

　　我聽說過醃漬菇蕈其他可能出現的問題。有些人擔心許多菇裡的聯氨

（hydrazine）[11]等揮發性毒素不經烹調就無法去掉，雪諾夫寫道：「我懷疑發酵本身無法分解聯氨。」不過因為聯氨具有揮發性，因此我如此回覆他：「等發酵液體溶解聯氨後，聯氨會先行揮發，最後成品的聯氨含量就減少了。」另一個問題則是組成菇蕈細胞壁的甲殼素能否經由發酵變得容易消化？一般認為甲殼素如果生吃會難以消化，煮過會好一點。有些人研究了另一種含甲殼素的物質——蝦殼，指出裡面的甲殼素經過發酵後會變得更容易消化，但是我還沒看過有人針對菇蕈的甲殼素發表看法。

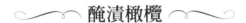

## 醃漬橄欖

　　生橄欖因為含有橄欖苦苷（oleuropein）這種化合物，所以味道非常苦而且有毒，需要加工降低橄欖苦苷才能食用。加工的方法很多，包括：熟成、溶濾、催熟等不同方法。橄欖加工方法有很多種，其中許多（但不是全部）都與發酵有關。

　　我沒有管道可以取得生橄欖，也沒有醃過橄欖。事實上，一直到最近我都還是不喜歡吃橄欖，若是切成小塊加到食物裡我還可以接受，但如果是大塊或是一整顆的我就會挑掉。不過，當我開始試著吃一些，發現自己其實還挺喜歡某些橄欖的。

　　橄欖適合溫和的地中海型氣候，我在加州、義大利和克羅埃西亞都看過橄欖，收成季通常是在秋末或早冬。部落客蕭（Hank Shaw）寫道：「生活在生產橄欖的國家裡，當然要幫自己弄些橄欖來。在大部分的地方，橄欖還可以免費取得。」

　　書中及網路上都有很多與橄欖加工方法有關的詳細資訊。看過一些來源可靠的資料後，我的結論是，最簡單的加工方法就是發酵。如果要快一點（1個月或是數個月），就必須想辦法破壞橄欖的外皮：用木槌將橄欖輕輕敲裂，

---

11 譯注　為一種無色的有毒化學物質，有致癌的可能性。

再對半切或穿孔。如果要保持橄欖完整，加工時間就比較長，約8~12個月，因為橄欖苦苷溶濾出來的速度會慢很多。

如果把橄欖敲開或去核，完成後就要馬上泡進水裡，以防氧化變色，水要多一點而且要每天換，如果水的顏色變深的速度很快就要更常換水，持續約2週或是直到苦味消失為止。之後跟醃漬黃瓜一樣，把橄欖連同香料醃入5%的鹵水中。大家常用的香料有很多，蕭寫道：「月桂葉和芫荽是一定要的。除此之外，我發現橙皮、黑胡椒、辣椒、奧勒岡葉、迷迭香、鼠尾草、蒜頭、花椒粒等都很搭，不過別加太多，畢竟橄欖就該有橄欖的味道：稍帶苦味，堅實而且層次豐富。」用個盤子或是適合的重物保持橄欖浸沒在液體中，定期試吃調整味道。過幾週（或更久）後，等橄欖熟透就可以盡情享用或冷藏起來了。

完整未處理過的橄欖需要更長的時間醃製，約8~12個月。通常醃這麼久表面都會長黴。表面一旦長出東西就要馬上除掉，浸在液面下的部分則沒有關係。溶解濾出的橄欖苦苷會加深鹵水的顏色，這時就得濾掉鹵水取出橄欖，加入新的鹵水。幾個月後等大部分的苦味都已經濾掉了再加進香料。完整醃製的橄欖通常會比外皮破裂的橄欖更脆。

## 蒔蘿豆

在新鮮的四季豆（綠、黃、紫皆可）裡加入蒔蘿一起醃漬，就成了「蒔蘿豆」。我從小吃父親的拿手好菜蒔蘿豆長大，直到今日，每次我去看他，他都會拿出一罐蒔蘿豆與我分享。我們會邊等晚餐煮好，邊吃這道酸脆爽口的零嘴。父親的作法是在寬口玻璃罐裡填入豆子、蒔蘿、蒜頭、辣椒、鹽和芹菜籽，倒入1：1的滾燙醋水，密封後放進沸騰的熱水中加熱10分鐘。蒔蘿豆也可以用鹵水醃漬，調好濃度5%的鹵水（約每公升的水中加入3大匙的鹽），將豆子與大量的蒔蘿、蒜頭一起浸入鹵水。醃漬的時間長短依溫度而定。

有些文獻建議，醃漬前豆子要先煮過，考夫曼（Klaus Kaufmann）和舒聶克（Annelies Schöneck）說：「四季豆含有一種稱為菜豆凝血素的有毒蛋白質，會干擾消化，但在高溫下則會分解。千萬別把生豆子當沙拉吃！」他們如此警告大家，並建議在食用或醃漬前，先將豆子放入鹽水中沸騰5~10分鐘。我吃生四季豆吃了大半輩子卻從不覺得有毒，實在很難體會菜豆凝血素的威脅性，但我有找到幾份有明確引用來源的資料，指出菜豆凝血素確實為有毒物質。有一份1962年的文獻引用了1926年德國的研究，文中提到：「吃了從菜豆（white bean）中分離出來的蛋白質（菜豆凝血素）的老鼠長不大，除非豆子先煮過。」這種說法很難看出與我們之間有何關連，畢竟我們用的豆子是四季豆不是菜豆，而我們也不是只吃從菜豆中單獨分離出的蛋白質的老鼠。況且，如果人只吃一種食物，大概也健康不起來。另一份資料是植物學家杜克（James Duke）的報告，他為一篇1979年德國醫學雜誌上的報告做了摘要，寫道：

> 3位4~8歲的男童不過吃了一些生豆子（菜豆）或乾豆子（花豆），便很快出現中毒症狀，明顯身體不適和腹瀉。經判斷應是菜豆凝血素這種毒性蛋白質造成的。所有男童的轉氨酶值皆呈正常，以流體與電解質進行腸道治療後，在12~24小時之內完全康復。

請注意男童食用的是生豆子或乾豆子，這兩者差異很大。乾豆子一定含有有毒的抗營養物質（見第七章），其中一些青澀的新鮮豆子也有。一般的豆子在還是綠色時都不適合食用，即使已經煮過也一樣，只有少數幾種的豆子可以。發酵通常可以有效去除這些化合物，並將之轉化為其他良性甚至營養的物質。雖然我不覺得拿生四季豆醃漬有什麼問題，但還是半信半疑地（因為烹煮過後蔬菜上的乳酸菌會被摧毀）照著考夫曼和舒聶克的建議把豆子煮過再醃漬。結果殺菁後的豆子醃漬效果很好，而這一切都要歸功於生蒜頭和蒔蘿上未經破壞的乳酸菌。

## 水果的各種乳酸發酵法

　　前文已提到有幾種水果在發酵蔬菜時能加入當輔佐材料，不過我覺得有必要針對水果的乳酸發酵法再寫一段。特甜的水果和果汁都能輕易發酵成酒精（若接觸到空氣最後則會變醋酸），而不會變成乳酸。（下冊第三章有詳細談到各種將水果發酵為酒精的方法。）水果和蔬菜混著發酵一般都會同時產生酵母和乳酸菌。韓式水果泡菜裡混有水果和鹽漬、調味過的蔬菜，水果發酵後主要會先產生酒精和乳酸，蔬菜則產生醋酸。如果希望韓式水果泡菜帶些水果的甜味，就得在發酵幾天後食用或放入冰箱。

　　以大量的鹽漬或加入乳清等乳酸菌酵種都能抑制酵母。鹽漬萊姆和檸檬就是頗受歡迎的乳酸發酵水果，傑佛瑞的《世界素食者》（*World Vegetarian*）書中就有一份摩洛哥式鹽漬檸檬的簡易食譜，所需食材只有1公斤的檸檬和9大匙的鹽。把檸檬縱切為4瓣，底部不完全切斷，再把籽剔除，並「將大部分的鹽拿來搓抹檸檬內外，再把檸檬合起來，變回完整的一顆」。用1公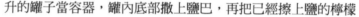升的罐子當容器，罐內底部撒上鹽巴，再把已經擦上鹽的檸檬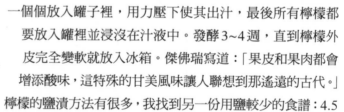一個個放入罐子裡，用力壓下使其出汁，最後所有檸檬都要放入罐裡並浸沒在汁液中。發酵3~4週，直到檸檬外皮完全變軟就放入冰箱。傑佛瑞寫道：「果皮和果肉都會增添酸味，這特殊的甘美風味讓人聯想到那遙遠的古代。」檸檬的鹽漬方法有很多，我找到另一份用鹽較少的食譜：4.5公斤的檸檬兌上4大匙的鹽。同樣地，參考這份食譜時採用的作法也能很多變。你也可以用類似的方法來醃漬萊姆、柳橙，或是其他柑橘類水果。事實上，莫雷爾就曾經指出，果醬原本就是種乳酸發酵食物，是把柳橙塞入裝著海水的大木桶裡製成的。

　　另一種以大量鹽巴醃漬的水果是日本的醃漬梅子，稱為「梅干」（umeboshi），這種又鹹又酸的醃漬梅子在日本是調味料同時也是一種藥。日本作家久司（Aveline Kushi）撰寫了數本養生食譜，她引用過一句日本諺語：

「起身旅行前吃顆**梅干**，你的旅途一路平安。」梅子都是在青嫩之時就採收，不會等到完全成熟。**梅干**的紅來自紫蘇葉，紫蘇在日語裡稱為shiso（學名 *Perilla frutescens*）。我的朋友沃力（Alwyn de Wally）40年前在日本西南部的農村與一戶姓葛城的人家同住了一段時間，他記錄了當時寄宿家庭的媽媽醃漬梅干的方法：

> **❝** 每1.5公升的梅子需要0.5公升的海鹽和100公克的紫蘇葉（約50片葉子），另外再準備2大匙的海鹽。日本用的梅子是在6月中採收的，這時候的梅子正要轉黃但仍青綠。若以成熟的梅子醃漬，過程中便會散掉。
>
> 把梅子清洗乾淨並用乾淨的水浸泡過夜。接著，瀝乾水分，並把梅子和鹽巴一層層輪流鋪進缸裡，最後一層梅子的上頭再放上重石。1~2天之後，等梅子因鹽析離出足夠汁液，而完全浸沒在汁液中時，再移開石頭、蓋上蓋子等待約20天。如果接下來3天預計會是炎熱無雨的好天氣，就把梅子上的汁液（梅干醋）瀝掉，放在大太陽下乾燥。乾燥時，梅子要均勻鋪成一層，最好是鋪在墊高的籃子或是篩子上，這樣空氣就可以在梅子的上下方流通。這樣鋪個3天3夜。在這段時間，把紫蘇葉混入2大勺的鹽並用手擠壓，直到所有（紫色）汁液都被擠出來（汁液是要扔掉的）。等到將日曬乾燥的梅子裝回缸裡時，就加入這些葉子，並倒入足夠的梅子醋蓋過梅子（剩下的醋可以拿來煮菜），最後蓋上蓋子。
>
> 明年夏天再把梅子拿出來鋪在太陽下曬1天，曬完以後放進罐子裡，這次只裝梅子、不裝梅子醋，而這樣就是道地的梅干（umeboshi）了。一開始會有很重的鹹味，之後會慢慢變淡，轉為甘美。**❞**

發酵愛好者唐納森（Andrew Donaldson）寫信給我，不斷自誇他用1公升兌2大匙鹽為比例的鹵水醃製出蔓越莓。根據民族學家拉德法的說法，保

加利亞山區醃漬蔓越莓不加鹽，「只有用水浸沒而已」，而且「味道非常好」。沃洛克的《俄國料理的藝術》一書中有鹵水醃蘋果和西瓜的食譜：在 3 公升的水中溶入 50 毫升的糖以及 25 毫升的鹽混合成甜鹵水，再加入 90 毫升的黑麥麵粉來醃製蘋果。沃洛克接著在容量 4 公升的容器裡層層排入整顆烹煮用的酸蘋果，並在每一面都加進龍蒿和酸櫻桃葉，最後倒入鹵水，壓上重物，蓋上蓋子。讓蘋果在室溫下發酵幾天後，就移到地窖裡或是冰進冰箱 1 個月以上。醃西瓜則只用小型的西瓜（1.5 公斤或更小），整顆泡進 5% 的鹵水裡（見前文的「鹵水醃漬法」），並加入完整的蒜頭和肉桂棒等香料，放在地窖中或者是冰箱裡醃漬 40~50 天。她說鹵水醃漬的西瓜有一種「無與倫比、冰涼微刺、酸酸甜甜的風味」。

　　水果也可以和蔬菜一起醃漬。稍早我們談過以蔬果為主、水果為輔的醃漬方法，反過來也是可以的。查米里來信描述他的鳳梨芒果甜酸醬，他把鳳梨丁和芒果、蘿蔔、洋蔥、芫荽葉、萊姆汁、龍蒿、薑、黑胡椒和鹽混合在一起，並以乳清作為酵種發酵，幾天後就完成了。

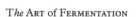

← water-filled glass jug

← plate

crock

　　醃漬水果可以用乳清、德國酸菜、韓式泡菜汁或任何其他乳酸菌酵種來催酵。莫雷爾《營養的傳統食物》（*Nourishing Traditions*）一書中有許多這類食譜。艾利歐特（Rives Elliot）在維吉尼亞州羅諾克市開了間「根留在地咖啡館」（Local Roots Café），堅持使用當地食材。他做的一道乳酸發酵無花果醬非常美味，讓我印象深刻（見右頁欄）。說真的，任何生的或是煮過的混合水果（如果是煮過的就要等溫度降到跟體溫一樣）都可以加進乳酸菌活酵種發酵，不過，如果你是用罐子加入大量的糖來發酵，一定要記得釋放罐裡的壓力，因為這麼多的糖容易累積可觀的壓力，導致罐子爆炸。

根留在地咖啡館的無花果醬

艾利歐特（Rives Elliot）

（成品份量為1公升）

1公升的黑色無花果乾　　　　60~125毫升生蜂蜜，調味用

15毫升海鹽　　　　　　　　水（備用）

60毫升乳清

1. 無花果去梗後泡入溫水中1小時。

2. 把所有材料放進食物處理機中打至質地滑順為止，必要時加水讓刀片可以順利運作而不至過熱。

3. 處理完成的果醬倒入容量1公升的玻璃瓶，若有必要再加水攪拌，直到果醬高度距離瓶口2.5~4公分。

4. 把罐子緊緊蓋上，放在室溫下2天（或直到起泡），然後改放到冰箱最上層。3~4週後，果醬就非常美味了。請於兩個月內食用完畢。

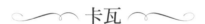

## 卡瓦

　　卡瓦是由同名的野生豆科植物的葉子發酵製成。卡瓦在蘇丹的達佛是用來作為調味料和肉類的替代品。迪拉爾寫道：「卡瓦是非洲最窮的人吃的食物。」他還加注：「因為上流社會人士認為卡瓦有股令人反胃的惡臭，手指沾染上會久久揮之不去，所以認定這種食物難以見容於現代社會。」然而，卡瓦仍遍及蘇丹各地，「許多地方都盛產這種野豆，但當地居民卻不知道如何利用發酵技術來善用這種食材。於是，當流離失所的難民帶著卡瓦的製作方法來到這些地方時，卡瓦就這樣流傳開來了。」

　　卡瓦的製作過程相當簡單：趁植物剛長成還青綠鮮嫩、花朵和種子莢才剛要長出來時採收葉片，採下來的葉子在挑揀且清洗乾淨後，用缽和杵搗成糊狀。接著，把綠色的卡瓦糊填入容器，並在表面蓋上綠色高粱葉、用石頭重壓。糊狀的卡瓦一般都放入陶壺埋進地底發酵，但放置在涼爽的

廚房或地窖也行。

> **❝** 每3~4天就開一次罐子，去掉變黃乾掉的高粱葉，並用手將陶壺裡的東西徹底混合，重新裝罐……覆蓋新的高粱葉……大約1週內，發酵中的卡瓦會產生獨特強烈的臭味，味道一直到食用前都還會持續……卡瓦發酵完成時會有兩個特徵：首先，表面會呈現淡黃色，其次是溫度，發酵旺盛時溫度較高，之後會降到室溫。發酵到最後階段時，卡瓦糊會把原本析離出來的液體吸收回去，變得很好揉捏，用手指就能捏開。接下來把糊團捏成小小的不規則球形或平坦塊狀，再放在陽光下乾燥3~4天……。**❞**

乾燥的卡瓦塊可以存放一年以上，傳統上都是拿來和水當作醬料，不過「都市人會把卡瓦像胡椒一樣磨碎撒在食物上吃」。

## 在發酵蔬菜中加入酵種

　　蔬菜中本來就有足夠的乳酸菌能自己引發發酵作用。透過實作我發現，蔬菜上的細菌足以持續製造出成功美味的發酵蔬菜，而所有我知道的傳統蔬菜發酵方法都是靠蔬菜本身的細菌發酵。發酵蔬菜不需要先特別培養什麼菌才能成功，但許多人仍偏好加入特選過的乳酸菌菌株或是濃縮菌叢來培養發酵細菌，以加速或是控制發酵過程。除了市面上找得到的實驗室培育菌株，也有人會用熟成的酸菜汁、鹵水、康普茶、克菲爾或是乳清作為酵種。

　　微生物學在大約100年前嶄露頭角，此後，開始有學者研究在蔬菜裡加入發酵酵種的作法。大多數的研究結論指出，蔬菜加酵種來發酵「不切實際且不必要，因為引發發酵的微生物含量本已足夠……只要溫度和鹽分濃度適當就能發酵」。這類研究中所謂的「適當的鹽分」濃度通常約為2%，溫度則在18°C左右。

發酵時鹽分如果少一點，酵種效果最好。2007年《食品科學期刊》中有份報告指出：「我們已經證實發酵過程中，鹽分減半會使發酵成品發生許多方面的質變，包括提早軟化和走味等。但如果添加**腸膜明串珠菌**酵種，即使鹽分不足，德國酸菜還是能適當發酵，維持成品的高水準。」請注意，低鹽發酵物的問題，是口感和風味的問題，並非食安疑慮。低鹽破壞口感和風味，但只要縮短發酵時間就能補救。不管有沒有加入酵種，發酵生鮮蔬菜基本上都很安全，不管低鹽還是高鹽發酵都一樣。

我會定期把熟成的鹵水加進新的一批蔬菜中，且從未因此發現發酵速度或成品品質有任何顯著差異，不過，熱愛自製泡菜的韋斯強烈建議：「在新的鹵水和黃瓜中加入1杯老鹵水，可以當作非常有效的酵種來用，藉此縮短發酵時間。約22°C時，醃菜會在4~5天內就完全變酸，不用拖到7~10天。」我在搜尋文獻時，看過幾份資料指出酸菜不適合這種製作方法。一份聯合國糧農組織的報告如此作結：

> ❝ 加老鹵水有沒有幫助，主要取決於汁液裡含有哪種微生物以及鹵水酸度，如果鹵水酸度高達0.3%以上，酸菜品質就不會好，因為酸度高會抑制引發發酵作用的球菌（腸膜明串珠菌）；如果酸度只有0.25%以下，最後的酸菜就很正常，但加老鹵水似乎沒有帶來任何顯著的效益。不過，通常加了老鹵水的酸菜口感會變得比較軟。❞

我曾聽說有人根據相同的原理，會用熟成的康普茶液當酵種，甚至有人拿康普茶（紅茶菌）菌母來覆蓋蔬菜表面。

有一個專門討論克菲爾的網站很受歡迎，站主安菲堤卓（Dominic Anfiteatro）是一位澳洲的克菲爾迷，這個網站鼓勵大家另外加入克菲爾顆粒來培酵蔬菜，無論是用促進牛奶發酵的傳統克菲爾粒，或是大家熟知的水性或含糖克菲爾粒皆可，也可以兩者都加。他把這些克菲爾粒與少許胡蘿蔔和蘋果汁混合成乳狀液體，再混入蔬菜裡發酵，加不加鹽都可以。安菲堤

卓在網站上寫道：

> **❝** 製作過程可彈性調整。你可以先將完整的克菲爾顆粒放在容器底部，等一半的食材都放進容器後，再放入一次。或者，先把克菲爾粒與水或新鮮蔬果汁混合成糊狀或乳狀，再加入搗過的材料，並裝入容器裡。你也可以取一些克菲爾粒與大量新鮮蔬菜一起搗爛，再填入容器裡。上述任一種方法都只需要花一點點時間，就能隨時釀出超棒的克菲爾酸菜！**❞**

　　發酵蔬菜用的自製酵種中，最廣為應用的是活菌乳清，這也是莫雷爾所提倡的酵種。乳清是從牛奶凝固時產生的高脂凝乳質中所分離出來的液體，是否含有活菌，要視牛奶的凝固情況而定。例如，如果牛奶先加熱再加醋酸化，就會產生乳清，但是因為牛奶已經熱過，所以乳清就不會含有活菌。同理，健身專用的乳清蛋白粉也不會含有活菌。只有當牛奶經發酵後加入酸化物質或凝乳酵素凝固（且未經加熱），或是當生乳自發產生酸化作用，產生的乳清才會含有活菌。

　　最好找到的乳清是克菲爾和優格。克菲爾發酵2~3天後會自動分解，這時乳清可以輕易倒出來，但動作要輕柔，否則凝乳和乳清會再度結合。至於優格，則在碗上放個濾籃，並在上面鋪幾層密織的濾布，接著，把優格舀進濾籃裡，再捏住濾布各角，輕柔而平均地拉起，讓乳清滴到碗裡。乳清會滴個不停，所以請找個鉤子、釘子或是其他適合之處，把裝滿優格的濾布吊掛起來。吊得越久，優格就會越扎實，乳清也會累積得更多。

　　自製酵種的作法其實就是控制活動力本來就很旺盛的細菌，並把細菌移到新的基質上。除了上述的自製酵種，市面上也買得到一些實驗室培養的酵種。我在寫這本書時做了一個實驗，試用了加拿大「考德威生物發酵」所生產的酵種。我把1公斤的包心菜切碎加入1.8%的鹽，其中一半加了考德威酵種來發酵，另一半則像平常一樣放任其自行發酵。那批加了酵種的酸鹼值

在一開始便大幅下降，相較之下，對照組沒有酸化得這麼快，但也在24小時之內降到安全的範圍（酸鹼值低於4.6）。兩批蔬菜嘗起來都很美味，口感也相似。

雖然使用市售酵種確實可以加速發酵和酸化，我還是認為沒有必要。我最主要的不滿在於廠商的行銷方式，他們都會誇大自然發酵的危險，再利用大眾的恐懼來獲利。考德威生物發酵在他們網站上宣稱讓蔬菜自行發酵「根本是在冒險」，當我提出質疑時，他們寄給我一份研究報告，是他們與加拿大政府共同進行的一項研究，比較了使用酵種發酵與自然發酵的不同。這份研究證實加了酵種的發酵物酸鹼值會下降得比較快，這點我並不反對，但是裡頭卻偷渡了與實驗結果無關、沒有根據的說法，例如：「蔬菜上的原生菌叢……可能包含有害健康的黴菌、酵母菌甚至是病原體。」確實，蔬菜上的菌相是可能有上面這些東西，但因為蔬菜會變酸，所以病原體會被抑制住，並不會構成威脅，倘若真的有，那也只是純理論而已。別忘了美國農業部蔬菜發酵專家布磊德說的：「目前還沒有人因為吃了發酵蔬菜而引發食源性疾病的紀錄，我不認為蔬菜發酵有什麼風險。」如果你想加酵種的話就加，但不要是出於恐懼而加。蔬菜的各種自發性發酵都是經過歷史考驗，十分安全。

## 液狀發酵蔬菜：甜菜與萵苣卡瓦斯、包心菜發酵汁、堪吉以及撒甘蘇由

發酵蔬菜大多是固態的，雖然會產生汁液但量並不多。這種汁液風味強烈，當飲品喝很能幫助消化。1975年版的《烹飪之樂》（*Joy of Cooking*）將德國酸菜汁稱為「英雄之湯」（a decoction for heroes）。蔬菜發酵時加入大量的水，使蔬菜的養分滲入汁液中，成為又酸又美味的活菌飲料。

甜菜卡瓦斯（kvass，又稱甜菜羅索rassol，意指鹵水）是一種將甜菜泡在水裡、加了少量鹽分的發酵液。我通常用4公升的罐子製作甜菜卡瓦斯：把1顆或2小顆甜菜切成體積1立方公分的甜菜丁，加水蓋過，水幾乎加到罐頂

後加進一小撮鹽，喜歡的話就再加乳清或是其他酵種發酵個幾天。確切的天數依溫度、食材與比例、菌相以及個人口味而定。每天都嘗嘗看，當顏色開始變深、濃度對了，就把甜菜瀝出。你可以直接把甜菜卡瓦斯當飲料喝、當羅宋湯的湯底、或是放進耐壓的可密封容器封起來，並在室溫下放一天以上，使其輕微碳酸化。莫雷爾建議加一點乳清到甜菜水裡，並形容甜菜卡瓦斯「能補血、幫助消化、鹼化血液、淨化肝臟、促進生活機能規律，而且對腎結石等疾病有很好的療效」。

　　萵苣卡瓦斯的作法就和甜菜卡瓦斯一樣，只不過是把甜菜丁換成萵苣丁。我之所以知道有萵苣卡瓦斯這種東西，是得自於兩位加拿大女士，她倆一直在搜集跟萵苣卡瓦斯的相關歷史。此外，辛格（Gail Singer）在加拿大溫尼伯市長大，她的祖父母是羅馬尼亞猶太移民，父親會做很多種醃漬泡菜，其中包括了他稱之為「薩拉塔」（salata）的萵苣泡菜。父親過世多年後，辛格開始對萵苣泡菜感興趣，但找不到相關資訊，後來她透過網路找到一些知道萵苣卡瓦斯這道菜的人，其中一位是加拿大的俄國移民，也就是食物歷史學家戈里耶娃（Alexandra Grigorieva）。戈里耶娃寫道：「包括蓋兒在內，現在已經有大約30人能證實，確實有萵苣泡菜這種料理，而這些人全都來自猶太家庭。」戈里耶娃將她與辛格收集來的食譜標示在地圖上，並將各種製作細節製成表格。「知道這道菜的人都來自猶太家庭，而且大多數都是來自烏克蘭境內的少數幾個猶太人特區。」戈里耶娃認為這種發酵方式主要能拿來去除萵苣的苦味，而這道料理在意第緒語中有時也被稱為「什寐」（shmates）[12]。她表示，萵苣泡菜和萵苣卡瓦斯為「同一道菜的不同版本」（還有加醋的版本、鹵水濃度更低的版本跟兩者的綜合版本）。根據戈里耶娃的說法，萵苣卡瓦斯是「淡綠色的提神萵苣飲」，是「把萵苣葉隨意撕開，加一點點鹽（有時還加了一點糖）的水中，再和入大蒜與蒔蘿」醃漬而成的。

　　這道傳統料理之所以沒什麼人記得，是因為孕育之的「猶太小鎮」

12 破布之意。

（shtetl）文化已經消失。戈里耶娃說：「難怪我們沒什麼記憶了，以前不管是醃製或做成卡瓦斯，都是整個烏克蘭的夏季家常菜餚……現在只剩少數人仍繼續傳承這項傳統廚藝。他們大多都已遠離原本生長的猶太小鎮，移居到以色列、加拿大、美國、俄國甚至是德國。」

包心菜發酵汁是另一種液狀發酵蔬菜，不過與其說這是菜汁，這更像是菜糊。作法是在攪拌機裡倒入包心菜丁，然後注水蓋過蔬菜直到約 2/3 滿。當包心菜攪碎成漿狀，便倒進缸、罐或是碗中。菜量多時，就重複幾次上述步驟。完成後蓋上蓋子發酵，加不加鹽都可以。發酵個幾天，每天都嘗嘗味道。吃起來熟成時，就將包心菜瀝出（可以加入食物中、當動物飼料或是作成堆肥），而剩下的汁液就是包心菜發酵「汁」。

我在迷上發酵之前就聽過包心菜發酵汁，這是早期許多愛滋病地下療法中的一種偏方。對於因為生病而無法正常飲食、日漸憔悴的病人來說，蔬果汁是攝取活菌和蔬菜養分的重要來源，有時可以顯著改善病情。有本 1995 年出版的書《如何逆轉免疫系統功能失調》（*How to Reverse Immune Dysfunction*），書中替愛滋病患收集了飲食法等各種方法，書裡也曾讚揚道：「包心菜發酵汁功效驚人」，並建議每日飲用 2~3 次，每次半杯。

堪吉（Kaanji）是印度旁遮普地區一種美味的辣味飲料，以在加鹽的水中加入胡蘿蔔和芥末籽醃製而成。胡蘿蔔要用深紫紅色的品種，如果沒有的話，可以試試加入一顆甜菜。將蔬菜切成細條後，取 120 毫升的芥末籽並磨碎，再加入 50 公克的蔬菜、57 公克的鹽和 2 公升的水。全部倒入容器中蓋好，並於溫暖處發酵約 1 週後，將蔬菜的汁液濾出，做成冷飲飲用。

撒甘蘇由（Şalgam Suyu）是土耳其飲料，也是液狀的發酵蔬菜（一種以紫胡蘿蔔和蕪菁發酵製成的鹵水）。我的朋友路卡帶我到倫敦的一家土耳其餐廳品嘗過這種飲料，我很喜歡。我們將之與茴芹味的拉克酒（Raki）一起飲用（各用不同的玻璃杯盛裝），兩者非常搭，可以完美互補。

# 漬物：日式醃漬法

　　日式醃漬食品稱為漬物，作法變化多端，最特別的就是醃漬的介質，除了傳統的鹽和水，日本人還會用許多其他的東西來醃漬食物，例如用味噌醃漬蔬菜，還用醬油、清酒酒粕（製清酒殘餘的米和酵母）、酒麴（味噌和清酒中皆會使用的發酵米，見第六章的「製作清酒麴」）及米糠。海何（Richard Hayhoe）是位在美國長大的發酵愛好者，他娶了日本妻子並在日本居住多年。他寫道：「日本每個地區、每戶人家和每間店的天然發酵蔬菜都有自己獨特的味道，有時同個村落裡的不同人家醃出來的味道也不見得相似。每種風味都有人愛，而且通常是大家族中世代相傳的文化、食譜和製作手法的結晶，有時自己人也會為了怎麼做而爭論不休。」

　　日本和其他地方一樣，傳統的醃漬方法正在沒落，不過努力復興的也大有人在。發酵愛好者哈斯（Eric Haas）曾到日本旅行了一段時間，他說：

> **❝**我看到很少人會自製醃漬蔬菜來吃，而且現在超市賣的各種醃漬食物也多是用化學藥物浸漬而成，讓我很驚訝也很難過。像我在某個偏僻的鄉下遇過一位老奶奶，她依循傳統方式製作不含化學藥物的有機醃菜，但聊過以後我才發現原來她並不喜歡傳統漬物，目前才做了幾年而已，而且是因為有些都市人大老遠開車來要求鄉下人依循古法製作食物，實現他們對傳統農村生活的美好想像（似乎越來越多日本人對這感興趣），她才開始做的。她自己只吃從超市買來的漬物，因為泡了化學物質後「比較好吃」。我遇過真正自製正宗傳統食物（如醃菜）的人，主要都是20~49歲的都市人，他們厭倦了日本的都市生活，努力在這片喧囂中為自己打造不一樣的生活，這聽起來是不是相當熟悉？**❞**

　　相同的矛盾現象美國當然也有，美國的傳統食物漸漸被同質性高的工業

食品取代，因此開始有人要求回復這些傳統文化。請別讓飲食傳統消失，一起加入飲食文化復興運動吧！

只要能夠做出或找到原料本身，不管是味噌漬物、醬油漬物、酒麴漬物還是清酒粕漬物（如酒粕漬和奈良漬）等，作法都非常簡單。醬油漬物最簡單，因為醬油是液體，直接和米醋、清酒或兩者一起混合，然後倒在罐裡的蔬菜上方即可。其他所有漬物的醃料都是固體，作法則是讓醃料層層壓上蔬菜片或整顆蔬菜，這樣每一塊蔬菜便可以完全被醃料包覆，彼此之間互不觸碰。一如製作德國酸菜，這麼做有助於下壓蔬菜，不過如果製作的份量不多，也可改用罐子等小型容器，不需壓上重物。你也可以混合不同的醃料，例如混合味噌和清酒粕漬物等，也可以加入清酒來調味。

製作漬物所使用的蔬菜通常會先經過鹽壓（乾醃法處理蔬菜之後，重壓24~48小時），或是風乾使之乾燥，這樣醃料比較不會被蔬菜汁液稀釋。整體而言，通常味噌漬物的發酵時間是最久的，雖然在短短幾天內就會產生變化，變得美味，但有時需要好幾年才能完成。從罐裡取出蔬菜食用後，剩下的味噌多了蔬菜的風味，就可以運用在湯、醬料和其他料理中。清酒粕漬物通常也需要發酵數月或是數年。超甜的酒麴漬物的發酵時間一般較短，只需數日到1週即可。蔬菜在埋入清酒麴或是日本甘酒之前都會先經過鹽壓。

我最常做的日式漬物是「糠漬」（nuka-zuke）。這是一種米糠漬物，因為風味層次豐富深受我喜愛。製作方法是將蔬菜埋入米糠（米糠就是在碾壓白米時去除的部分，是米最營養的部位），你也可以拿麥糠等穀糠來取代米糠，或是加入米糠一起用。以前日本人通常會去買完整的米粒然後請磨坊研磨，如此便能自行決定要去掉多少米糠：10%是輕微研磨，30%是典型的白米，而頂級清酒所使用的米則是研磨程度50%以上的米。客人帶著一袋稻米去磨坊，回家時會有兩袋成品：一袋是米，另一袋是米糠。盡可能找新鮮的米糠來用，另外，因為米糠含有油脂，容易變質腐敗，所以請把米糠放在冰箱冷藏，要用時再拿出來。

我喜歡用鑄鐵鍋把米糠烘出香氣，然後換裝到另一只缸內。大約裝半

滿，再加入鹽巴。我看過的食譜都要加鹽，用量從米糠重量的5~25%都有。我喜歡少加一點，但就跟做其他發酵蔬菜時一樣，請記得邊加邊試味道，別忘了加鹽總是比去鹽來得容易。每一缸糠麩（nuka）的特色都是由加入的調味料決定的。我喜歡加入芥末粉、昆布條、香菇、辣椒（去莖去籽）、大蒜、薑、味噌，以及些許清酒或啤酒來調味。

接下來就是加水。我在《自然發酵》裡的食譜曾指出，1公斤的米糠就要加入不少水分（5公升的水外加250毫升的啤酒），因為這樣米糠才可以吸飽水分，且重壓時水位才會上升，製造出口感濕潤軟爛的美味泥狀漬物。不過，這幾年來不斷有人跟我說糠麩應該要乾一點。哈斯寫道：「我在一些人家中看到的糠漬用的介質比這更乾。」我第一次學糠漬的製作過程，是從久司的《長壽烹調完全指南》（Complete Guide to Macrobiotic Cooking）學到的，她的食譜載明每500公克的糠麩需要2杯水，還要將糠麩重壓讓水可以上升到頂部。我找到的其他食譜用水量多半較少，也不需要重壓米糠。

我找到的糠漬相關資訊裡，最詳細的是安朵荷（Elizabeth Andoh）的傑作《感謝：慶贊日本純素與素食傳統》（Kansha: Celebrating Japan's Vegan and Vegetarian Traditions）。安朵荷40多年前從美國搬到日本，她寫道：「鄰居知道我自製漬物時，起初都很驚訝（應該說是嚇到了），久而久之便主動成了熱心的『保母』……醃製糠漬為我提供了特殊管道，讓我有機會了解許多日本婦女的生活。漬物帶我跨越了原本很難打破的文化隔閡。」安朵荷形容糠漬混合物像是「一種濃膏」，她食譜的用水量（水加上清酒或是啤酒）大約是米糠體積的1/4（500公克的糠麩兌上300毫升的液體）。

蔬菜在埋入糠麩甕前，一般會先用一種稱為「板擦」（ita-zuri）的擦鹽技巧處理：一手握粗鹽，把蔬菜放在手掌上搓揉。用鹽當研磨劑搓揉蔬菜外皮片刻，讓蔬菜外皮破裂釋出水分。但如果蔬菜釋出泡沫狀的白色苦味化合物，就要先清洗蔬菜再埋入醃料。

一次只把一種蔬菜加入糠麩，另外要確認米糠完全覆蓋蔬菜。撫平糠麩表面，抹掉容器邊緣殘存的米糠，再用塊布蓋住罐甕口讓糠麩能呼吸，同時

隔絕蒼蠅和灰塵。放置隔夜後，拿掉蔬菜，用乾淨的雙手攪拌糠麩，再加入另一種擦過鹽的蔬菜。重複此作法數次，一次加一種蔬菜，直到成品開始出現漬物獨特的風味為止。安朵荷把這個過程稱為「調整」糠麩糊：「要做出好的糠麩糊需要時間，所以需要這樣分批醃製。此外，罐子也不能空空的，否則好菌要很久才會形成，因此得一直加東西進去才行。」

　　一旦糠麩發酵完成，就可以埋入更多蔬菜，可以是整顆蔬菜，也可以切成一口大小。發酵時間可長可短，安朵荷如此形容她製作糠漬的節奏：

❝ 春秋時節，米糠發酵作用很旺，8~12小時內就能把蔬菜醃製成可口的漬物。我通常會在早餐過後加入新的蔬菜，當天晚餐就可以吃了。白天溫度上升到27℃以上時，只要6小時（通常更短）蔬菜就會熟成，所以就算我午後才將蔬菜放進甕裡，到了晚餐時間也一樣能吃了。如果我在天氣暖和時必須外出一整天，那麼我會在前一晚就將蔬菜放進甕裡，清晨時取出，連同沾覆其上的糠麩糊一起放進冰箱裡，到了晚上把糠麩糊洗掉後就能端上餐桌了。當溫度降到7℃以下，就得花上至少15小時，甚至20或24小時蔬菜才能熟成。寒冷的季節裡，我會在晚餐過後把蔬菜放到甕裡，隔天晚上取出享用。如果蔬菜熟成後還留在糠麩糊中，就會變得非常酸。這類漬物稱為「古漬」（furu-zuké），有些人非常愛吃（就像有人很愛超酸的蒔蘿醃菜一樣）。❞

　　我也是個古漬迷。你可以實驗一下不同長短的發酵時間，找出你最喜歡的口味。

　　從糠漬甕裡撈出熟成漬菜時，請盡可能將蔬菜上的糠麩刷回甕裡。若保養妥當，糠麩甕是可以一直用下去的。保養糠麩甕的關鍵在於每天都要把東西混合一下，還要定期加入鹽巴，因為每經過一段時間，鹽分便會被蔬菜吸收，然後就跟著蔬菜一起被取出。米糠本身和其他調味料偶爾也需要補充。

如果要離家一陣子，就把糠麩糊放進冰箱裡。

最後一道非常特別的日本漬物是大根（蘿蔔乾），是把整根白蘿蔔泡在米糠裡醃漬6~12個月甚至更久，做出來的味道樸實而細膩。製作大根時，要先保持白蘿蔔蒂頭完整，並吊掛在太陽底下1~2週乾燥。可以的話，最好吊在面光的窗前。如果吊在室外，每晚都要收進屋裡，才不會被露水沾濕。白蘿蔔完全乾燥時，重量會大幅變輕，質地也會比較有彈性，等到可以輕易摺彎時，就可以開始醃漬了。去掉葉子（葉子留待最後放置於漬物表面），然後把每根蘿蔔放平，用雙手來回滾動並施壓，堅硬的地方就用手壓軟。

我參考網路上一位部落客貼的食譜後，開始用蘿蔔重量15%的米糠和6%的鹽來醃漬蘿蔔。要先把蘿蔔拿去秤重，再計算並秤出重量合適的米糠和鹽。如果沒有工具可用，那麼每500公克的乾蘿蔔大約要兌上2大匙的鹽和半杯的米糠。混合米糠和鹽巴，可以的話也加點乾柿子皮（上色用）和幾片昆布，喜歡的話可以再加入一些紅辣椒或清酒。先在缸底鋪上一層前述的混合醃料，再鋪上蘿蔔，因為蘿蔔乾燥後變得很有彈性，可以彎折。盡可能不要留下空隙，蘿蔔之間用蘿蔔葉塞滿。在蘿蔔上方蓋上一層薄薄的醃料，就這樣一層蘿蔔、一層醃料層層堆疊，但最後一層必須是醃料。在頂端蓋上一塊布保護，然後把發酵缸放在涼爽處，發酵時間短則一季，長則數年，都沒有問題。

## 拿發酵蔬菜做料理

我強調過發酵蔬菜要生吃不要煮，因為我認為最營養的地方就是上面的活菌，而活菌一旦經過烹煮就會被摧毀。不過，各個發展出發酵蔬菜的文化裡也經常把發酵蔬菜加進料理中。只要你記得生吃一些發酵蔬菜，那麼也沒道理不享用煮熟的發酵蔬菜。

eggplant

## ～⌒ 拉菲特（發酵的茶葉）⌒～

　　拉菲特（laphet）是一種很特殊的發酵蔬菜，常見於南亞的緬甸地區，是用茶樹的葉子醃漬而成。我一開始之所以注意到拉菲特，是因為看到住在加州舊金山的卡本特（Adele Carpenter）所寫的：「這種泥狀發酵蔬菜非常美味，緬甸的餐廳會將之與炸過的堅果種子和檸檬一起拌成沙拉。」要製作拉菲特，

發酵蔬菜的幾個烹調方法

- 拿醃漬發酵蔬菜和鹵水來醃肉或燉肉，蔬菜中的酸和細菌可以讓肉類變得軟嫩。波蘭燉肉（bigos）就是一道波蘭式的酸菜燉肉，而酸菜香腸（choucroute garni）則是亞洲式的酸菜燉肉。

- 煎餅：韓式泡菜煎餅是很常見的韓國料理。把發酵蔬菜細切後加到可口的天然酵母酸酵裡製成煎餅（見第五章的「圓麵餅／薄煎餅」）。

- 湯品：韓式泡菜鍋（Kimchi jigae）是韓國人的主食，可依個人喜好將洋蔥、蔬菜和一口大小的五花肉塊（或其他肉類）入鍋炒香。當洋蔥和肉類變為褐色時，加入韓式泡菜續炒幾分鐘，再倒入高湯，豆腐和醬油一旦煮沸，調味過後即可享用。圓白菜湯（Shchi）是類似的俄國湯品，用的則是酸菜（有時只是未經發酵的包心菜）。俄國料理也會拿醃漬的羅索當作湯底，尤其是夏季的涼湯特別常用。甜菜卡瓦斯則可以用來當作羅宋湯的湯底。發酵蔬菜可以作為湯的主要食材或是調味，或者當裝飾用的配菜。

- 波蘭餃子（pierogi）、餡餅、派和餃子：酸菜是波蘭餃子、可口的千層酥皮和餡餅等食物的經典餡料。相同類型的韓國料理以韓式泡菜當餃子餡料，巴爾幹半島地區的「填料包心菜」（sarma）則以完整的發酵包心菜葉當作餃子外皮。

- 蛋糕：酸菜和白脫乳、酸酵一樣，可以當作烘焙時與鹼性小蘇打反應的酸性原料。受德國移民文化影響的地區所出版的家常菜食譜書，通常都會包含酸菜蛋糕這道料理。

須先將新鮮的茶葉蒸上約1小時，然後鋪在竹簾上用手壓成泥。傳統的發酵容器是用竹片排成的凹槽，把茶葉泥裝進容器後，用力擠壓以排出空氣並壓實，然後發酵數月，最長至一年。一位茶葉進口商在旅遊日記裡曾解釋如何食用拉菲特：「把酸酸的醃茶葉與薑、蒜、辣椒、油和鹽混合後一起食用。」我朋友蘇士（Suze）寄給我一包她在費城的超市找到的緬甸進口拉菲特，她寫道：「說實話，這玩意一直是我的最愛之一。」我自己則是用萵苣和拉菲特做了一道沙拉，並依照上述的方法調味，成品令人大為驚艷，吃過我這道沙拉的朋友都讚不絕口而且一吃再吃。蘇士最近開始在她阿拉巴馬的農莊裡種茶，不過她還得等上個幾年等到茶樹成熟後，才能開始動手自製拉菲特。

## 疑難雜症解答

### • 發酵物冒泡了，或是發酵物不冒泡

別擔心，冒泡是正常的，在發酵的頭幾天尤其常見。把表面持續冒出的泡泡撈起丟掉就好，冒泡現象很快就會減緩然後停止。你也可能從頭到尾都沒看到任何泡泡，但這也很正常，不用想太多。

### • 發酵物長出酵母菌或是表面長黴

表面長東西是非常正常的，不要驚慌也不要把酸菜拿去當肥料，盡量把黴菌撈除就好。如果黴菌稍微散開了也不用擔心，在前文的「表面黴菌與酵母」中有詳細說明。

### • 發酵物太鹹了

加一點水攪拌一下再嘗嘗看，若有需要就多重複幾次。如果需要加入大量的水，就把多餘的發酵介質倒出來；如果只需要加一點，那就把水當作是額外加的德國酸菜汁就好。某些傳統作法會用很多鹽來醃漬蔬菜，等要食用

時再把蔬菜洗過。鹽巴多一點可以讓蔬菜保存得較久，但問題是之後清洗蔬菜同時也會將養分和細菌給洗掉。

## • 發酵物有強烈的臭味

　　發酵中的蔬菜飄出強烈臭味是正常現象，通常沒什麼問題。但如果你或同住的人無法忍受這種味道，你可以試著把蔬菜移到半開放的通風空間，只要不會被淋濕，也不會過熱或過冷就好。另外一種解決方法則是裝罐發酵。前文有提到罐子需要釋放壓力，因此你只要記得到時候把罐子拿到窗外處理就好。拉爵（Greg Large）在他裝發酵蔬菜的鎖氣閥容器上裝了根塑膠管，幫助將氣泡直接經由鎖氣閥排到戶外去，「結果屋內完全沒有臭味，蔬菜也沒有長黴」。

　　如果聞到腐臭味，那可能真的出了點問題。通常會有這種味道，是因為發酵蔬菜從很久以前就長出了壞東西，而且可能已經長得很深了，要馬上去除。不過，有好幾次，我從長期裝滿發酵蔬菜的桶子和缸子表面撈出厚達幾公分又臭又噁的東西後，才發現下面藏著超棒的美味酸泡菜，香得令人口水直流。

## • 成品口感軟爛不清脆

　　除非有低溫、高鹽度、單寧酸作用等因素抑制酵素，否則如果時間充足，蔬菜中的酵素最終都會分解果膠，讓蔬菜不再清脆。這種狀況在含水量多的蔬菜如黃瓜和夏南瓜上發生得更快。不過如果時間夠長，尤其是高溫或低鹽度，就算是包心菜也會變得軟爛。軟爛的蔬菜吃起來絕對沒問題，有些人甚至還比較喜歡這種口感。

## • 成品黏答答的，鹵水也又稠又黏

　　有時候發酵蔬菜會產生又稠又黏、幾乎可以拉絲的濃稠鹵水。有些時候，這只是發酵過程中短暫的過渡階段，等接下來的代謝作用開始，黏稠

的質地就會消失，但有些時候鹵水則會一直這麼黏稠。《發酵食物的微生物學》（*Microbiology of Fermented Foods*）裡寫道：「酸菜所產生的黏稠鹵水至今仍無人徹底研究過。」另一份科學文獻《現代食物微生物學》（*Modern Food Microbiology*）則說：「會產生黏稠的酸菜，是因為黃瓜乳酸桿菌（*Lactobacillus cucumeris*）和胚芽乳酸菌（*Lactobacillus plantarum*）快速生長所致，溫度升高時尤其顯著。」我的經驗證實，溫度高於理想值時，酸菜的確會變黏稠，因此就等氣候涼爽點時再試試看吧。

## • 成品顏色變粉紅色了

如果顏色是紅包心菜、蘿蔔、甜菜或是水果造成的，那麼粉紅色的酸菜是很棒的。但有時候白包心菜做成的酸菜也會因為酵母產生的色素而變成粉紅色。鹵水含鹽量3%以上的酸菜特別容易呈粉色，但這樣的酸菜食用上並無安全疑慮。大型商業桶釀的酸菜會因為鹽分布不均而造成某些區塊變成粉紅色（表示鹽分過多）、有些區塊則變得軟爛（表示鹽分不足）。

## • 成品爬出了蛆

請保護好熟成中的蔬菜，千萬別讓蒼蠅接近，否則蒼蠅一旦找到你的食物就會在上面產卵，而卵一顆顆孵化後，你就會看到蛆從食物裡鑽出來。我會用舊床單等密織的棉布來保護發酵缸，防止蒼蠅接近，而夏季蒼蠅最多，我會用條繩子綁在布上固定各邊。如果你發現你的酸泡菜裡長蛆，不必驚慌，也不必把整批蔬菜丟掉，因為蛆在發酵物的表面孵化後，會往上、往外遷居，不會鑽至更深處。把發酵蔬菜上層幾公分撈起丟掉就好，必要的話，就往更深處探一探，直到沒再看到蛆，蔬菜沒有變色，氣味也芳香宜人就可以了。一定要把容器內緣擦拭乾淨，避免任何蛆或蠅卵殘留，同時別忘了加強頂端的覆蓋物，以避免更多蒼蠅飛到酸泡菜上。

# • Chapter 5 •
# FERMENTING GRAINS AND STARCHY TUBERS

∽✕∾

# •第五章•
# 發酵穀物
# 和塊莖

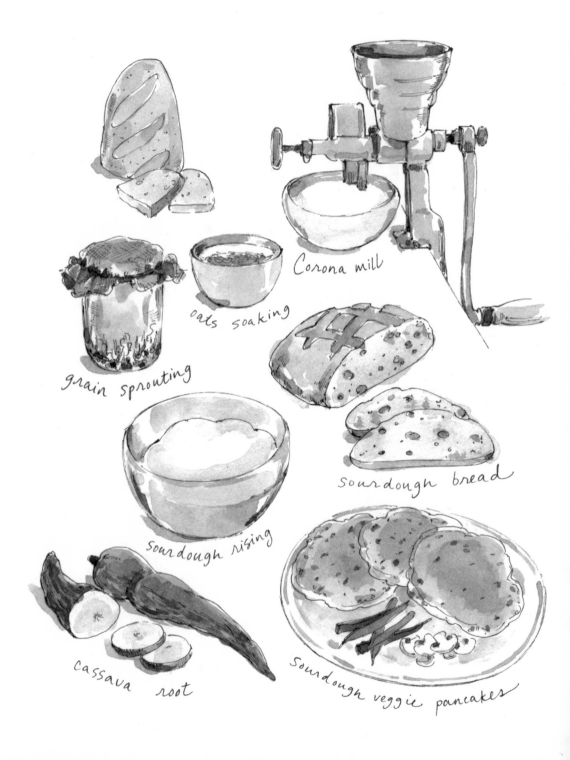

Corona mill

oats soaking

grain sprouting

sourdough bread

sourdough rising

cassava root

sourdough veggie pancakes

⌒⌒✦⌒⌒

**穀** 物和塊莖是人類每日最基本的主食，大多數人類便是以此維生。穀物能填飽我們的肚腹，滿足我們的熱量需求，還能與蔬、果、肉、魚、乳酪、豆類以及其他食物搭配，互補有無。根據聯合國糧農組織的說法，產量能供給全球所需（人類及農場動物）的重要穀物為：玉蜀黍（玉米）、小麥、稻米、大麥、高粱、小米、燕麥和黑麥，重要塊莖則為馬鈴薯、樹薯、甘薯、山藥和芋頭。

穀物農業的出現催生了最早期的幾個帝國。乾穀特性穩定，並且易於儲藏，讓人們有望累積空前的財富、建立空前的政治勢力。斯丹迪奇（Tom Standage）在《歷史六瓶裝》（*A History of the World in 6 Glasses*）一書中寫道：「形態複雜社會的出現、書寫紀錄的需求，以及啤酒的普及，都是穀物出現剩餘之後才有的現象。」穀物具有經濟上、社會上和政治上的重要性，穀物作物長期短缺還曾導致人民推翻政府、引發革命。

這些穀物都很堅實而乾燥，可在儲存時保持穩定，但這卻也是不易消化的主因。為了使人類得到充足的養分，穀物需要以發酵進行預消化。穀物含有幾種抑制消化的「抗營養物質」，包括一種稱為植酸鹽的磷質。根據《農業與食物化學期刊》中的一篇文章：「植酸鹽及其衍生物會把重要的膳食礦物質結合在一起，使人體在吸收時受限，甚至無法吸收。」植酸鹽會降低礦物質吸收，這不僅作用在含有植酸鹽的食物上，也作用在其他正在消化的食物上。

發酵作用會轉化植酸鹽及穀物中的其他毒性化合物，進而中和這些物質的不良影響。細菌在穀物中的發酵作用也會增加離胺酸（一種胺基酸）的生物利用度。在樹薯這種飽含澱粉的塊莖上，細菌發酵作用的預消化效果甚至更為顯著。樹薯是許多熱帶地區的重要作物，經常含有一種氰化物的化學前驅物（氫氰酸），若未經處理就食用，毒性可能很強。如同能夠中和穀物的植酸鹽一樣，發酵作用也能減少或是消除樹薯的毒性。最神奇的是，我們的

祖先雖然不知道以上任何一種化學成分，卻能憑直覺了解或觀察到，為了營養以及容易消化，穀物和樹薯必須先經過浸泡（以啟動微生物的活動力）。

## 深入各地的共同模式

發酵穀物和塊莖在世界各地發展出各種令人難以置信的獨特風格。然而，綜觀各文化，儘管發酵方式不同，食物準備的場所也不同，卻仍出現一些共通模式。例如，都會先經過浸泡，且通常會磨碎或搗碎。發酵之前，穀物經常會先經過催芽（亦稱為麥芽處理），這麼做可以將複合式碳水化合物分解為單醣。有些文化會讓穀物長黴，或有時用咀嚼來達到相同的酵素轉化。穀物會被煮成硬粥或稀粥；被煎炸成圓麵餅或薄煎餅。也可能拿去蒸，或是烤成麵包。

有種穀物在各文化中發展千變萬化的發酵方式和典型，令人印象深刻。那就是玉蜀黍（corn），大多數英語世界則稱為玉米（maize）。玉蜀黍原生於墨西哥，在當地被發酵成無數種食物和飲料，且多數情況下（除非玉蜀黍先經過催芽），都會經過鹼法處理。這是一種用木灰或石灰烹煮玉米粒的鹼化過程（見下頁邊欄），而這個過程可以去除玉米粒的堅硬外層、改善風味並提高營養價值。

以玉米為中心而興起的馬雅文明，其子民會把經過鹼法處理的玉米粗輾成硬麵團（馬薩），然後捏塑成球（沒有加入任何酵種），並以香蕉葉或是其他大型葉子包裹（你也可以像製作塔馬力[1]一樣用玉米莢包起來）。這些球狀麵團會發酵好幾天，甚至更長的時間。歷史學家柯伊（Sophie D. Coe）引用了一份早期西班牙主教蘭達（Diego de

dried corn

[1] 編注　Tamales，中美洲一種以葉子包裹馬薩蒸煮的傳統食物。內餡含有肉、乳酪、蔬果、辣椒等等。

鹼
法
處
理

鹼法處理起源於以玉米為中心文化的中美洲地區，這個詞彙是改寫自阿茲提克帝國的納瓦特爾語。鹼法處理在中美洲分布廣袤，方式也變化多端。我的方式是使用硬木灰，因為這是在我生活中不斷出現的東西。當代的處理方式大多使用熟石灰（氫氧化鈣），西班牙語稱為卡兒（cal），在墨西哥市場中到處都買得到。每1公斤的乾燥全粒玉米使用1杯（250毫升）篩過的木灰，或是1大匙（15毫升）的卡兒。將水和玉米粒一起煮沸，沸騰時加入混了水的木灰或是溶在水中的卡兒，玉米粒會立刻轉為淡橙色，接著，用文火煮約15分鐘，或是直到玉米粒的外皮開始鬆脫（如果你煮得再久一點，外皮及整顆玉米粒都會分解。我便曾使用太多木灰，也讓木灰煮沸太久，結果玉米粒最後完全分解在溶液裡）。一旦外皮開始脫離玉米粒，就將鍋子移開火源，蓋上蓋子，然後靜置過夜或者直到冷卻。最後，沖洗乾淨，若是外皮仍黏在玉米粒上，就用手搓掉。如此，玉米就完成鹼法處理了。

Landa）在猶加敦對於馬雅生活的報告：「大麵團球會供應給旅者，而麵團放了好幾個月之後也只會變酸而已。」這個發酵的麵團稱為波索（pozel），熟成時表面通常會長出黴菌。一個由微生物學者所組成的團隊觀察：「波索的風味可能來自表面的微植物群，因此傳統的波索麵團或許可被視為真菌熟成、乳酸發酵的製品。」因此波索就像是乳酪，以及中國和亞洲其他地方混合了黴菌穀物的培養物（參見第六章）。

聯合國糧農組織指出，有少許波索在發酵過程的不同階段裡，會以1：2到1：3的比例加水混合，並加入鹽、辣椒、糖或蜂蜜，做成生食的白粥，許多大型社群都是每天食用。波索是種便利簡單的飲品，在田野間工作或是行路時都可用來恢復體力。不要將波索與燉煮全粒玉米的波索利（posole）搞混了（雖然波索利也可以用發酵玉米來製作），波索主要是墨西哥東南部各州印第安人和印歐民族的食物。

　　阿托利（atolli）是另外一種歷史悠久且通常經過發酵的玉米飲料，西班牙語稱之為阿托勒（atole）。阿托勒是一種可飲的玉米薄粥，迪亞哥·德·蘭達如此形容在西班牙人初抵時期，這種粥在馬雅的重要性：

> 66 他們會從最精磨的玉米粉中去萃取玉米乳汁，接著放在火上煮成一種濃稠粥品，當作早上的熱飲。因為他們不習慣單喝白水，所以會把早上剩下來的阿托勒扔進水裡當作一天的飲料。他們也會烘烤、磨碎玉米，並加入些許胡椒和可可粉稀釋，打造出最清新提神的飲料。他們用磨碎的玉米和可可製成一種泡沫飲料來慶祝他們的盛宴。他們也會從可可中萃取類似於奶油的油脂，然後與玉米一起製成另一種美味且非常受到喜愛的飲料。 99

　　阿托利被認為是可可最早的呈現方式。柯伊指出阿茲提克人通常會將阿托利放置4~5天酸化，直到發展出「一種宜人的酸度」而成為佐可塔利（xocoatolli）。柯伊寫道，備製中的任何階段都可以酸化阿托利。

> 66 有一種方法，就是在未加石灰的情況下，浸泡堅硬成熟的玉米好幾天，直到玉米近乎溶解。另一種方法是將之浸泡、磨碎，接著放置酸化後煮沸。酸化也有可能發生在磨碎和稀釋之後。有一份食譜則是將混了水的玉米麵團分成對半，其中一半煮沸後加到未煮沸的另一半，然後放置過夜，直到隔天再將混合的麵團一起煮沸。甚至連剛做好的阿托利都可以放置酸化。 99

　　在西班牙語中，佐可塔利被稱為酸玉米粥（酸阿托勒，接下來會有更多相關的討論）。

　　另一種經由完全不同微生物轉化的玉米食品「墨西哥玉米松露」（huitlacoche），在墨西哥也深受喜愛。玉米上寄生有玉米黑穗菌（Ustilago maydis），

英語稱為玉米黑穗病（corn smut）。這種致病真菌會出現在生長中的植物上，玉米一受感染，玉米粒就會變大並長成稱為「膽」（gall）的黑色不規則海綿團狀物。阿茲提克及之後的墨西哥料理都禮讚這種真菌帶來的獨特風味，常常把這種真菌刻意引到玉米上。

墨西哥部分地區，特別是惠喬族（Huichol）和塔拉烏馬拉族（Tarahumar）居住區域，玉米也會被發酵成一種稱為特思奇諾（Tesgüino）的啤酒。要製作特思奇諾，玉米會先經過催芽（期間酵素會將複合式碳水化合物分解成單醣），催芽過的玉米會加水以文火煮約12小時或更久以壓磨成糊狀，接著放涼，再加入各種植物性催化劑並進行發酵（下冊第四章會介紹更多細節）。墨西哥中部的馬薩瓦族（Mazahua）也會將經過麥芽處理的玉米與紅辣椒一起發酵成一種稱為森德糾（sendecho）的啤酒。南美洲安地斯山區居民則採用另一種非常不同的啤酒製法。他們將玉米製成一種稱為希沙（chicha）的啤酒，並用唾液中的酵素將複合式碳水化合物分解成單醣。人們把玉米粒嚼碎，讓唾液酵素滲入玉米粒，以啟動上述轉化（見下冊第四章）。在巴西，浸泡過的整顆玉米粒會被磨碎，並混以水、糖，有時還有水果、薑或是其他香料，發酵成一種稱為阿魯阿（aluá）的輕淡飲料。

切羅基族會將玉米發酵成gv-no-he-nv這種酸性飲料，基本上就像特思奇諾一樣只經過鹼法處理而未經過催芽。《祖尼族的麵包》（*Zuni Breadstuff*）一書作者庫欣（Frank Hamilton Cushing）在1870和1880年代與祖尼族同住，在他筆下，最具價值的酵母就是咀嚼過的玉米混合中等細度的玉米粉及溫水。這些材料放進小窄頸罐後，置於火爐上或是靠近火爐邊直到開始發酵，這時再加入石灰、（處理過的玉米）麵粉（馬薩）以及一點點鹽，製造出來的酵母「絕不遜於我們自己的某些酵母成品」。庫欣也描述了一系列用這種酵母製作的祖尼發酵玉米製品，包括餃子、布丁、麵糊蛋糕（batter-cakes）及火烤麵包（fire loaves）。

美國境內阿帕拉契山東南部的人們會以鹵水醃漬帶穗或去穗的玉米。喬治亞州吉默爾郡（Gilmer County）的帕克（Ernest Parker）回想起他年輕時的

景象：「他們有好幾大桶以鹵水醃漬的帶穗玉米，就像他們醃漬酸菜和豆子一樣。」麥克奎爾以「農夫的女兒」（Farmer's Daughter）品牌製作並販售「阿帕拉契酸玉米」（以及其他許多發酵物和醃漬物），她讓我首次認識到鹵水醃漬玉米。麥克奎爾提及：「我總認為酸玉米是歐洲酸包心菜傳統被帶到此地後，應用在地食材的變化型。」不過，在與一位切羅基民俗學者談過以後，她終於明白，美洲原住民在嘗到歐洲人的酸包心菜之前，早已經有吃酸玉米的傳統了。麥克奎爾建議，濃度5%的鹵水水溶液中，每公升加3大匙鹽（見第四章的「鹵水醃漬法」），以此浸泡新鮮的甜玉米，再佐以胡椒粒調味。若是澱粉值較高的非甜質玉米（field corn），她建議將玉米煮沸一分鐘以調整玉

## 毛利人的康卡威

部落客主廚泰利萊納[2]

字面上雖譯成「玉米水」（corn water），指的卻是用水保存玉米的一種料理。毛利人的食物根植於他們的傳統、文化及需求，而康卡威的出現便是為了讓食物隨時可供食用，無論於當季使用或是為日後的使用找出保存方法。康卡威也被稱為「腐臭玉米」（rotton corn），有著一股非常強烈不討喜的氣味，但若你尚仍忍受的話（大多數非毛利人都做不到），其風味倒也未必是令人討厭的。

　　起初去皮的白色玉米會被放進麵粉袋，並綁在木樁上靜置於潺潺溪流中。但現在更常見的作法是放在一罈水中兩個月，並且每天都換水。直到玉米真的很軟且呈糊狀時（更不用說聞起來相當成熟了！），就清洗、搗碎或剁碎，再以2份玉米兌上6份水的比例放在爐子上以文火煮（最好是在戶外進行或是將窗戶打開！），直到整體變成一種粥狀／砂礫狀／燕麥粥狀的菜餚，然後按照口味佐以奶霜和糖食用。康卡威也可以加進奶霜、蛋和糖，在烤箱裡烤成卡士達。若你願意嘗上一些看看的話……祝你有好胃口！

2　編注　一位美國廚師，同時也是餐廳經營者。此段文章轉載自其個人網站 www.tallyrand.info.

米乳汁。甜玉米很甜，在炎熱的天氣裡會很快成熟、酸化。帶穗的酸玉米也
可當作泡菜、開胃菜，混入莎莎醬，或是搭配一系列沙拉、熟食來食用。

　　玉米及其發酵方式已從美洲早期種植地遠遠傳散出去了。紐西蘭毛利人
以一種他們稱為康卡威（kaanga wai）的製法（見左欄），將玉米放在水裡發
酵。默立森（Bill Mollison）寫道：「玉米穗可以放在水裡發酵好幾週。玉米
粒可能會混以磨碎的甘薯，並包在麥斯林紗或是玉米葉裡蒸煮約1小時（可
依照口味加入鹽、胡椒、奶油、糖或牛奶）。這些穀物可以用鹽和豬油下去
炸，或是製成稀粥。」

　　玉米製成的粥和飲品已成為整個非洲賴以維生的主食。奈及利亞的歐吉
（ogi）和肯亞的優吉（uji）是用玉米、小米等穀物製成的酸粥，這種熱粥也
被稱為帕普（pap），冷卻凝固後則稱為阿吉地（agidi）。肯齊（kenkey）是一
種迦納的發酵品，如同塔馬力，玉米會浸泡一兩天，磨成糊狀後發酵幾天。
接著，取一半煮成粥，放涼後混入未煮過的另一半。最後，捏成球狀，並以
玉米莢或是大蕉葉包裹下去蒸。馬合糊（mahewu）是一種非洲南部常見的酸
性發酵玉米飲料。以1份玉米粉兌上9份滾水的比例煮約10分鐘，直到玉米
粉開始變稠。接著，在放涼後混入小麥粉（約是玉米粉量的5%）當作活酵
種。混合好後換裝到發酵容器裡，置於溫暖處發酵。根據報導，在非洲南部，
馬合糊通常會發酵約24小時。但在田納西州，我會等個幾天讓發酵發展出
某種溫和宜人的風味，且每天攪拌並品嘗以判斷進展。發酵的玉米在整個非
洲有許多不同的名稱和形式。

　　當然，現代美國玉米料理，例如玉米麵包（corn bread）和碎玉米粥（corn
grits），也可以像義大利的玉米糕（polenta）一樣只用浸泡方式來發酵。用玉
米等穀物製成的食物或飲料都可以拿來發酵。值得一提的是，有一種更進
一步的玉米發酵，即玉米私釀酒（moonshine），也被稱為玉米威士忌（corn
whiskey）。威士忌藉由蒸餾濃縮酒精，不過蒸餾法只能濃縮發酵形成的酒精。
私釀酒在我住的田納西州鄉間是條大新聞，因為在這裡，選民才剛剛通過公
投讓威士忌的製作合法化。對我來說，最有趣的莫過於我們又有機會重返榮

耀了。在禁酒令[3]之前，我們郡上有18家釀酒廠領有牌照經營，他們為當地農人的玉米提供了市場，而其他不易腐敗的農作物則銷往郡外賺錢。然而，自從禁酒令和當地強制禁令開始實施後，郡上就再也找不到其他可以維生的經濟基礎。因此，這個仰賴發酵且具有附加價值的活動或許可以讓地方再度興盛起來，使農人們有收入可以維生，並創造工作機會，幫助復興奄奄一息的在地經濟。

玉米無論傳到哪裡都會變成當地的重要性作物，且在不同的地方都會以相同的模式產生（或是重新賦予）精緻的文化習性。這些發酵物都孕育自同一種精神，那就是與讓種子發芽的生命力攜手合作。美國東南路易斯安那大學的阿維亞卡（Marilou Awiakta）寫道：「七千年來由種子發出的濃縮能量已大步跳脫線性的時間，帶我們進入墨西哥一處溫暖潮濕的地方。我們能感同身受當地原住民第一次觸摸到這種野草的經驗。」這段話一語道出了玉米的神聖性及強大的靈性。此外，阿維亞卡也邀請我們去想像這個植物與耕種者共同展開的合作旅程：

> **❝** 在他們虔敬、耐心的照護下，野生種子逐漸掙脫保護外莢，將生殖力交付到人類手中。族人根據神聖律法以及與大地之母立下的盟約，解釋以下過程：帶著虔敬的心去照護將會帶來豐收，疏於照料將導致一無所有。若你拿取了，則必須回報此一恩賜。
> 族人信守盟約。他們從種子著手，發展出的無數變化如今被稱為「植物馴化以來的空前成就」。從神靈那裡（即玉米的天性），族人學會了生存的智慧，也就是與他人及環境和諧共處的常識。每個部族為了敬畏神靈並將智慧傳承下去，都會根據習俗創造慶典、儀式、歌謠、藝術和故事。每則故事本身就是一個種子，濃縮玉米的神靈及其基本教誨。在孩童的心中播下種子，故事會隨著孩子長大成人，滋養著他

---

3 譯注 在1920~1933年間，美國清教徒所推動的全國性禁酒令，期間所有人皆不得販售、製造生產和運輸酒精。

（她）在智慧和身量中成長。故事和生活就是這般交織著。🎵

　　玉米的故事裡還有一重要的部分，不只是如何栽種，還有如何處理和發酵。要回溯我們的食物，就必須調查研究、學習鑽研及最終重述我們的故事。

　　小麥、稻米、黑麥及其他穀物也都一樣，有著自己的故事與生生不息的傳統發酵。玉米的每一種發酵方式都可以應用在其他穀物上，但結果也當然有所不同，因為每種穀物在性質、質地、生物化學和風味上都是如此獨一無二。不過，穀物發酵都遵循幾種基本模式，全都是水加穀物混合出的排列組合。穀物可以用許多方式與水混合，而每一種方式也都可經由發酵得到更好的結果。

## ～～～ 浸泡穀物 ～～～

　　發酵穀物最簡易的方式就是浸泡。水是所有生命之源，而乾燥的種子之所以能保持完好，便是因為在無水分狀態下，種子上的微生物就無法發揮作用或是生長。不過這些微生物仍會留在原處，與種子一同靜靜潛伏休眠，直到遇水恢復生命。當你浸泡穀物時，穀物會開始膨脹。此外，若條件適當，刻意設計一連串變化也會使穀物發芽長成一株新的植物，同時也使棲居在表面的細菌和真菌甦醒，引起發酵作用。

　　無論是完整或經過研磨的穀物，浸泡後都會得到相同效果。在這裡，我們要著重討論完全和部分研磨的穀物，例如壓碎的小麥或輾軋過的燕麥（麵粉會稍後討論）。無論你想要用多少水量來烹煮穀物，都請使用去氯水（dechlorinated water）。如果你時間不夠，也可以只浸泡幾個小時，雖然預消化此時才要開始進行，不過總比完全不浸泡來得好。若你將穀物放在溫水（體溫溫度）裡浸泡，再添加一些活躍的活菌（例如一點點前一批留下來的浸泡液、乳清、酸酵酵種、白脫乳或德國酸菜汁），或是酸性液體（如醋或檸檬汁），就會產生更多預消化，且進行的速度更快。浸泡穀物8~12小時直到

<table>
<tr><td rowspan="6">柯<br>尼<br>托<br>的<br>宣<br>言</td><td>我們並非麩質或乳糖不耐症患者！！小麥並非問題來源，問題是出自</td></tr>
</table>

我們並非麩質或乳糖不耐症患者！！小麥並非問題來源，問題是出自可惡的廚子！若能以烹飪手法激發內在酵素活動，並多給一點的時間和照料，就能中和掉不想要的抗營養物質，而麩質這種出色的蔬菜蛋白質複合物，也會轉化變得容易消化。今日有99%的食物（尤其是麵包）都只是匆匆備量，以致未轉化的麩質（還有碳水化合物）在人體造成毒性、過敏反應。預消化對體內和諧是很重要的。自1950年代開始，我們就喪失了與古代烹飪傳統的連結，而這種連結能使食物中有毒的抗營養物質失去作用，並提供蛋白質、碳水化合物、麥芽等等，不僅無害，還非常好消化，且營養又美味。

我們喪失的傳統正是發酵，而其失落的居所正是慢食的廚房。如果這還不足以令人感到難過，那麼，我們其實還被無情且唯利是圖的媒體和製藥產業，以及幫助創造和延續這種病徵的食品企業聯手傷害、欺騙和愚弄，而理應保護我們遠離這類禿鷹的政府監管機構，卻默不作聲。

完全膨脹，或者你也可以浸泡一天或數天，讓預消化進行得更完全並且真正發展出風味。若你抓到了製作的節奏，我會建議，每次都留下幾杯浸泡液，以快速啟動下一次浸泡的預消化。浸泡工作很簡單，完全不需要任何額外的工夫，只需稍微計畫一下。

究竟直接用浸泡水煮穀物還是換上新水來煮，各方說法不一，而我也沒有明確的答案。我自己是會用長時間浸泡所留下來的水，這樣的浸泡水中會有較多的營養物質，並能發展出風味。浸泡時間較短時，我則通常會倒掉浸泡水，換上等量的新水。在《全食物療法》（*Healing with Whole Foods*）一書中，彼契福特（Paul Pitchford）很清楚地主張丟棄浸泡水，但對此他並沒有任何解釋。《俏皮小妞的長壽指南》（*The Hip Chick's Guide to Macrobiotics*）一書作者波特（Jessica Porter）以及《長壽烹飪完全指南》作者久司則指示我們要用浸泡水來烹煮穀物，不過書中都沒有任何關於這點的討論。另外，許多人

因為《營養的傳統食物》這本書而開始浸泡穀物，但作者莫雷爾（Sally Fallon Morell）在書中也沒有具體說明是否有任何理由不使用浸泡水，而當我寫電子郵件給她時，她的回答是：「我通常會將穀物過濾出來，不過若是燕麥的話，我就會用浸泡水來烹煮。」她跟我一樣會隨時做調整，有時丟棄浸泡水，有時則使用浸泡水，並沒有終極的答案。

## 催芽

雖然浸泡是發芽的首要步驟，但是穀物和其他種子若不繼續浸泡是不會發芽的。發芽（germination）也就是指種子發出芽葉，需要水分也需要氧氣。浸泡過的種子會膨脹，然後發酵，但是除非從水中濾出，否則也不會發芽。因此，若要使完整穀物或是其他種子發芽，就要在浸泡8~24小時後瀝乾水分。但通常只有完整、未經研磨的種子才會發芽。要進行催芽，我一般會將種子浸泡在玻璃罐裡（不超過1/4），用塊乙烯窗紗蓋在上面，再用條橡皮筋固定。浸泡後，我只將多餘的水倒出來，然後把罐子倒放在餐具架，或是懸在一個量杯或碗的上方，如此穀物就不會泡在過濾出來的水裡。發酵專家韓德森（Nancy Henderson）建議用尼龍絲襪來進行催芽：「比玻璃罐便宜，占的空間又少，容易操作且效果也比較好。只需如往常一樣，浸泡過夜後倒進絲襪裡，接著掛在廚房水龍頭之類的地方。」不論你用的是哪種方法，每天都要至少沖洗穀物兩次以保持濕潤（早上和晚上各一次），在夏日高溫下更需要時常沖洗，且每次都要瀝乾。催芽所需要的時間長短依穀物種類、溫度和沖洗的頻率而有所不同。催芽中的穀物要遠離陽光，以免產生光合作用並出現苦味。一般的經驗法則是，當白芽長到約穀物本身大小的長度就完成催芽了。完成催芽的穀物可以在新鮮狀態下用於任何一種麵團或麵糊中，或者是在飲料裡，

grain sprouting

如回春水（參見下段）和特思奇諾（參見下冊第四章）。另外，也可以在食物風乾機裡、陽光下或是低溫烤箱中進行乾燥後，用來釀造啤酒（參見下冊第四章）或研磨成麵粉。

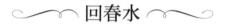

## 回春水

回春水是一種滋補飲品，透過將已催芽穀物放在水中發酵製成。要製作回春水，你必須先將穀物催芽，並在發芽後用水覆蓋發酵1~2兩天，接著就可以瀝出液體飲用了。將回春水存放在冰箱裡。需要的話可以用更多水蓋過穀物，進行「第二次重複浸泡」。回春水為威格摩爾（Ann Wigmore）這位1960年代裸食（raw food）先驅所發明，有些人喜愛其風味，有些人則否。另外，許多人表示，使用回春水作為其他發酵物的酵種相當成功。

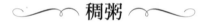

## 稠粥

在有人運用穀物來製作我們所知的麵包前，人們是用穀物來製作粥，而粥的作法更簡單直接。稀粥（gruels）稀薄且水分很多，通常會拿來飲用。稠粥（porridges）則較濃稠，通常是用碗盛並用湯匙食用，某些情形下甚至更濃稠，得用手指挖起才能加到燉菜中。不過，稀粥和稠粥都是一家人，很難說什麼狀態是稀粥，而什麼狀態又變成了稠粥。我對稠粥比較有經驗，但任何一種稠粥都可以加水變為稀粥。發酵可提升稠粥和稀粥的風味與營養效益，使之更易於消化。

粥是非常能撫慰人心的食物。我想起祖母以前只要跟我們在一起時，總是為我們製作小麥牛奶糊（cream of wheat）。大多數人類在斷乳期吃的第一道食物就是稀粥，《熱帶兒科期刊》指出：「傳統的斷奶食物多是用當地主食製成稀粥。」嬰兒在斷奶時期是最脆弱的，可能會因為營養不良和腹瀉感染而導致生病或死亡。世界上許多地區都有製作發酵稀粥的傳統，發酵可以增

加稀粥的營養密度、提升營養效益、使稀粥免於細菌汙染，並且幫助嬰兒建立體內微生物生態系統。這些好處已被證實能減少嬰兒生病和死亡的機率。

在美國，稠粥已成了襯托楓糖漿、蜂蜜、糖或是高果糖玉米糖漿的配角。然而，我鼓勵讀者去實驗用鹹味來為稠粥調味。我是吃加了奶油、鹽和胡椒的稠粥長大的，我的猶太父親稱之為「立維克式」（Litvak）[4]稠粥。今日我則通常用奶油、花生醬、味噌和蒜頭（全部加入）來調味。我相信大多數人都像我一樣喜愛調味料，如果你也喜歡的話，就用你的稠粥來襯托你喜愛的調味料吧，且不要害怕，大膽實驗吧。

## 發酵燕麥粥

要發酵燕麥粥，必須先以燕麥（輾過的燕麥或全粒燕麥皆可）份量的2~3倍水浸泡燕麥。2份水會製作出濃稠的燕麥粥，3份水則會產生乳狀且水分較多的結果。浸泡過夜、24小時或是幾天（偶爾攪拌一下），然後加入少許鹽以文火慢熬，同時不斷攪拌直至煮沸。最終所有水分都會被燕麥吸收，整鍋粥也會呈現均勻的稠度。如果燕麥粥看起來太稠，就每次加一點點水下去調整；如果看起來太稀，則再多加一點點燕麥。發酵粥品就是這麼容易。奧貝爾（Claude Aubert）寫道：「以往在布列塔尼，燕麥粥都是一夜發酵之後才食用。隔夜發酵為這道傳統食物添加了獨特風味，而這微酸的口感是人們在現代粥品裡無法尋到的。」你甚至可以用全穀燕麥去浸泡，雖然這樣必須煮上更久的時間。有時在冬季裡，我會在晚上煮沸浸泡過的全穀燕麥，然後放在壁爐的三角火爐架上，整晚慢煮直至粥品濕潤滑順且美味。

我在紐奧良的烘焙師傅朋友瓜德尼諾（Brett Guadagnino）則用菌種來發酵燕麥，並且是用牛奶而非水來浸泡，他寫道：「我加入少少一茶匙的酵種到裝著燕麥和牛奶的大玻璃罐。訣竅在於時間要掌握得剛剛好，讓燕麥牛奶

---

4 編注 來自原立陶宛大公國領土內（涵蓋今日的白俄羅斯、拉脫維亞、立陶宛、烏克蘭、愛沙尼亞、摩爾多瓦、波蘭及俄羅斯西部地區）的猶太民族。

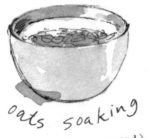

oats soaking

到了早餐時間還不至於過酸。理想狀態下，混合物會變濃稠，也會如同乳酪般產生均勻的質地和風味。這種微甜或微鹹的早餐味道好極了。」布雷德還創新使用這種酸酵燕麥粥來當作燉菜的增稠劑。

為英國《衛報》撰寫麵包主題的萊帕德（Dan Lepard）寄給我一份從1929年烹飪書《蘇格蘭廚房：舊時代食譜的傳統和學問》（*The Scots Kitchen: Its Traditions and Lore with Old-Time Recipes*）摘錄出的食譜，記載一種稱為蘇維恩斯粥（sowens）的粥品。蘇維恩斯粥是由席德（sid）這種燕麥穀內殼製成，這層內殼在脫離燕麥後仍帶有些許澱粉質。席德要先浸泡4天以上，然後用濾網過濾。該書作者麥可尼爾（F. Marian McNeill）也建議：「壓碾席德，讓裡頭的好物質釋放出來。過程中也要加入多一點冷水。」之後席德會被濾出丟掉，浸泡液則會再放個一天，期間，來自席德的澱粉質會沉積在底部。麥克尼爾說：「倒掉乾淨的液體後，取些沉積物放入平底鍋，加入水、一點鹽，煮沸十分鐘或更久，輕快地攪拌直到變得濃稠。」在這個例子中，發酵是把可能會被丟掉的殘餘澱粉質撿拾回來再利用的方法。

## 碎玉米粥／玉米糕

　　碎玉米粥是當代美國東南部的玉米稠粥。在紐約長大的我，不過把碎玉米粥當成模糊的文化指引罷了，如同1970年代喜劇《艾莉絲》（*Alice*）裡弗洛對梅爾所說的粗話：「親我的碎玉米粥吧！」[5] 不過，我倒是對玉米糕這種義大利玉米砂鍋料理挺熟悉的，不僅很愛吃且偶爾會煮。搬來田納西州後，我開始吃起碎玉米粥，而加了乳酪和香料的碎玉米粥與炒蛋也成了我早餐桌上的常客。當我要製作碎玉米粥和玉米糕時，我仔細想了想兩者之間的差

---

5　譯注　早年流行的粗魯用語，類似於「Kiss my ass」。

異。碎玉米粥通常（但並也非總是）被稱為hominy玉米。Hominy是英語（挪用自阿爾岡京語）用來指經石灰處理的玉米，也就是我前文稍微提到的鹼法處理（nixtamalization），而鹼法處理這個字則是阿茲提克語轉換成阿爾岡京語後的版本。粗玉米粉指的是經過粗磨的玉米，碾碎的粗玉米粉則特別指經過鹼法處理的玉米。玉米糕通常用的是未經鹼法處理研磨的玉米，因為當時歐洲人在引進玉米時並未一併引進玉米的處理方法。然而，除了這個差異（即無論玉米經過鹼法處理與否），玉米糕和碎玉米粥是完全相同的東西，就是經過粗磨的玉米。

兩者也都可以用這個方式來發酵：用任何一種酵種浸泡1~2天（或是不加也無妨），或甚至更久。浸泡可以讓你的碎玉米粥和玉米糕更滑順、更易消化且更加美味。浸泡後，加入水和些許鹽一起煮，並保持攪拌以避免結塊和底部燒焦。我喜歡手邊隨時放著一壺熱水以備不時之需。

碎玉米粥和玉米糕在流質或固態狀態下都可食用。另外，無論這兩道食物在熱騰騰時質地有多均勻，冷卻之後就會變得濃稠，如同前文稍微提到的奈及利亞發酵玉米稠粥歐吉。歐吉在還是熱騰騰的粥狀物時稱為帕普，在放涼且凝固後則稱為阿吉地。我通常會做足量的碎玉米粥，以方便我在玉米粥還是熱騰騰、濃稠且仍攪拌得動時取一些享用，並把剩下的鋪在派盤或是烤盤上放涼。等到凝固後，我就切片下去煎。好吃！

你也可以直接將浸泡過的全穀玉米粒製成稠粥，只要去掉粗糠、將經過鹼法處理的玉米用研磨缽和杵搗成泥，或是以食物處理機、穀物研磨機碾磨即可（請注意，若你要使用研磨機研磨濕穀物，用畢一定要完全清洗乾淨並乾燥，以免生鏽）。若你想要發酵，就讓玉米在糊狀、能供給微生物養分的狀態下，發酵1~2天，然後加入些許鹽以及多一點的水，煮沸後不斷攪拌，直到出現你想要的稠度為止。必要時可加入熱水。

義式小米糕

麗莎（Lisa）

我是在義大利北部多洛米蒂山區長大的。在寒冷的冬季月分裡我們通常會吃玉米糕這種煮成稠粥狀的粗磨玉米粥，並搭配鄰居製作的乳酪和白脫乳。然而，自從我不再吃這麼多乳製品後，我開始試著找出與這些佐料味道相近的穀物，最後發現小米可以做出一樣美味的版本。試試看吧，享受這道發酵穀物的豐富口感與滋味。

在約1公升的玻璃罐裡倒入1/4杯（50毫升）的小米，加入2茶匙（10毫升）的鹽，然後把水加到上緣，用濾布蓋住罐子，放在溫暖處1~2天。接著，將小米濾出、沖淨，倒入一只內裝有1.5杯（350毫升）水的煮鍋，煮沸後轉小火慢煨。另可依自身口味加入1茶匙（5毫升）的奧勒岡葉、薑黃、孜然、紅椒粉或鹽。小火煮到小米開始變濃稠（約20分鐘）後便偶爾攪拌，如同煮燕麥粥一般。加入3大匙（45毫升）的橄欖油和1大匙（15毫升）的檸檬汁（可依自身口味選擇用量）。小米呈現濃稠的均質狀態後，倒入一個8吋容器（或是類似大小的容器）放涼。最後切片、烘烤、炙烤，或直接食用。

## 酸玉米粥

阿托勒是種玉米稀粥，通常當作飲料飲用。寫了很多墨西哥料理書的甘迺迪（Diana Kennedy）這麼形容阿托勒：「一種以馬薩（玉米麵團）製成的稀粥，傳統上是用稍微煮過、未添加石灰並磨碎成細馬薩的乾燥玉米來備製。冷熱皆可食用，並可依據地方習俗而用不同食材去加甜或調味。」還有一種阿托勒加了酸的調味料，我們稱之為酸玉米粥。

甘迺迪指出，墨西哥吉梅聶茲（Huautla de Jiménez）這個地區的居民弗洛雷斯（Señora Blanca Flores）製作酸玉米粥的過程，是先在陶罐裡用水浸泡玉米4天，玉米變酸後，就沖洗一下，並磨成細緻的馬薩再放酸1天。最後用水稀釋馬薩，將最粗糙的部分濾除，煮成阿托勒後就可上桌了。

　　我跟著弗洛雷斯的方法製作酸玉米粥後，發現自己愛上了酸玉米粥。我很享受酸玉米粥的滑順口感與簡單樸實，即便酸玉米粥也可以調成甜味、鹹味以及辛香等味。第一階段，我用手動研磨機將浸泡過的玉米粒磨碎（之後要將機器清洗乾淨並完全乾燥），然後加入足量的水做成可以使用的糊。經過1天的發酵後，我加入更多水使之變成漿狀，並用金屬濾網過濾，最後再倒入一點水於濾網的殘留物上，盡可能地將含澱粉質的液體壓濾出來。接著，第二階段，將此滑順的澱粉玉米水移到一只鍋子，煮至微沸，並不斷攪拌以免燒焦。烹煮的時候玉米水會凝固，此時只要繼續加入熱水即可。些許的鹽可以引出酸玉米的風味。若我想在夏季飲用冰涼的阿托勒，我就會在稀粥已經達到我想要的稀粥稠度時，將鍋子移開火源放涼。放涼時，阿托勒會凝固成滑順的玉米布丁，儘管令人喜愛，卻不是我想要的黏稠感，所以我會再次加熱，並加入更多水攪拌，直到再次達到均勻一致的稠度（不過這次稀薄點）。稠粥和稀粥的學問非常多，且可以煮成各種不同的稠度。

## 小米稠粥

　　你可以用任何一種穀物來製作稠粥。我個人喜愛食用發酵小米製成的稠粥。小米本身有一種非常溫和的甜味，而發酵可以提升風味的複雜度。要製作小米稠粥，先將小米粗磨，並在浸泡1~2天後烹煮（或者是將小米浸泡1~2天後研磨，呈糊狀後再發酵1~2天）。放水下去煮小米，比例約為4份水兌上1份穀物，鹽則是在煮成粥狀後再加。我一般都不作測量，但會在手邊放壺熱水，這樣就可以在稠粥變稠時加入更多熱水。人們多半都會驚訝發酵小米製成的稠粥竟可以這麼柔滑細緻，這是因為小米本身是乾燥且顆粒分明的，但經過發酵、研磨並加入大量的用水烹煮過後，便可以使小米呈現動人的滑順細緻。

## 高粱稠粥

　　在美國，高粱比小米更鮮為人知。我為了製作高粱啤酒（參見下冊第四章的「高粱啤酒」）而買了一些，但也愛上了用高粱煮成的稠粥。製作阿切達（aceda）這種質地堅實的稠粥時，我會先將高粱粗磨後放到一只碗裡，並用蘇丹製作阿晉（ajin）的方式進行發酵。首先，用少量去氯水浸濕麵粉。一次只加入一點，慢慢地加，直到麵粉裡不再有乾粉塊。接著，蓋上布發酵1~2天，定期攪拌一下。製作高粱稠粥用的水量約是製作阿晉的3倍多，此外，水煮沸後也要加入阿晉並攪拌。烹煮時，鍋中物會慢慢變得濃稠，必須不斷攪拌。我通常會煮個15分鐘。《蘇丹在地發酵食物》（*The Indigenous Fermented Foods of the Sudan*）作者迪拉爾指出，有經驗的女人都會用以下這個簡單的方法來測試阿切達是否煮好了：

> **❝**女人沾濕她的手指，在阿切達上壓一壓，煮好的阿切達在手指移開時會回彈並恢復原狀，未完全煮好的阿切達則會缺乏彈性並沾黏手指。半完成的阿切達也會散開，而且加水進去時，會有部分溶解。**❞**

　　我喜歡在早晨製作一批阿切達，趁熱時吃掉一些，然後將剩下的倒在盤中放涼凝固，之後就整天搭配其他食物一起食用。吃著凝固的稠粥時，總讓我想起阿切達與麵包的相似之處。事實上，將高粱當作每日主食的蘇丹就把稠粥稱為「其思拉」（kissra，一種混合黑麥粉及小麥粉製成的薄餅），如果把粥抹在餅上，這樣的餅就稱為「其思拉－拉蓆法」（kissra-rahifa）。1992年，當迪拉爾出版《蘇丹在地發酵食物》時，其思拉幾乎已變成專指高粱餅的詞彙。書中如此描述：「都市文化的影響迅速地蔓延到鄉間，清楚可見的是，質地堅實的稠粥逐漸被稱為阿切達，而薄平的餅則被稱為其思拉。」

## 米粥

在中式料理中，稠粥（porridge）被稱為粥（congee）。如同其他稠粥，事先浸泡穀物會讓製成的粥比較細滑且容易消化。除了米之外，粥還可以用小米、斯佩耳特小麥（spelt）等其他穀物製作。製作粥的最佳方式，就是我前文提到的製作全穀燕麥的方法：浸泡穀物，並將水和穀物一起煮沸，之後，置於能闔上爐門的壁爐三角架上、散熱器上或是其他較為溫和的熱源旁慢煮一整夜。另外還有一種方式（是我最近過世的朋友瘋狂「貓頭鷹博士」數十年來每天使用的方法），這種方式在露營時也非常好用，就是在預熱的保溫瓶裡把穀物和沸騰的水加在一起放置過夜。這樣到了早上米粥仍會是熱的，且完全煮熟，隨時可以吃。

瘋狂貓頭鷹博士讚揚米粥的療癒效果，尤其對體弱多病的人而言更是有效。他生前也每天都力行吃米粥的習慣，所以當他被醫生要求改以水果泥取代時，他堅定地宣布：「我活夠了！」兩天後，他真的離世了。粥是公認的療癒食品，《全食物療法》的作者彼契福特就這麼描述：「粥很容易消化吸收，可補血益氣、調和消化系統、鎮痛、降火與滋養。」另外，添加蔬菜、豆類、水果、味噌等發酵佐料、肉湯及藥用植物，不僅能增加風味也會有特殊療效。

粥有時候指的是湯，而不是稠粥，但的確都是流質，只是並非質地均勻的液體，而是浮著穀物的澱粉懸浮液。1份穀物兌上6份水是大約的比例，但是用量可以依個人喜好調整。彼契福特建議：「用太多的水比用太少的水來得好。據說粥煮得越久，就越有療癒力量。」

## 老麵包稠粥

有個利用又老又乾的麵包的絕佳方式，就是將老麵包煮成稠粥。首先，將麵包切成小塊，然後用水浸泡（如果麵包太硬不容易切，就先浸泡）。煮時只用少許水（或牛奶），必要時加水（或牛奶）進去以達到想要的稠度。

可以用鹹的（味噌、醬油、花生醬、芝麻醬、辣椒醬）或是甜的（果醬、楓糖漿、蜂蜜、糖）調味料增加風味。

## 馬鈴薯稠粥

終於，我們談到塊莖了！我的馬鈴薯稠粥的靈感來自一對瑞典姊妹雅娜和芬達·弗洛伯格（Jana and Vanda Fröberg）的部落格「粥品獵人的天地」（Porridgehunters Were Here），以及一本關於粥品的書。搗碎的馬鈴薯就是馬鈴薯稠粥了！「粥品獵人的天地」提供的食譜就是在煮馬鈴薯的水中將馬鈴薯搗成泥，然後加入黑麥麵粉，使之變稠，接著再煮一會兒。任何霜狀的馬鈴薯泥都可以當粥，你甚至可以預先發酵馬鈴薯。首先，將馬鈴薯切成小塊後放進碗或玻璃罐中，浸入水或乳清或兩者中。最後蓋上蓋子，就這樣放置1~2天再煮。因為塊莖常常是用類似製粥的方式備製的，所以我把這個隨興發揮的靈感當成從穀物粥走向塊莖發酵的過渡。更多關於馬鈴薯發酵的概念，參見本章「發酵馬鈴薯」一節。

## 芋泥

芋泥是夏威夷人將芋頭搗成黏糊狀後製成的發酵品。對夏威夷原住民而言，芋頭既重要且神聖。當地語言稱芋頭為卡洛（kalo）。芋泥讓庫克船長留下深刻的印象，在最早的夏威夷報告裡，他這麼形容芋泥：「我們唯一遇到的人造食品就是芋頭布丁，雖然布丁的酸味令人噁心不快，但是當地人卻大口大口吞。」1993年時，一份夏威夷大學的研究報告這麼寫道：「其他食物正在取代古代遺留下來的傳統。」然而，芋泥卻歷久不衰。2007年《毛伊島》（Maui Magazine）如此報導：「夏威夷的文化和語言在1970年代開始持續而穩定地復甦，同時間，大家再度意識到卡洛的重要性。」

芋頭拿來製成芋泥的部分是長在地底下的球莖。芋頭球莖必須以蒸或

煮的方式完全煮熟，才能中和掉草酸鈣結晶。我朋友波斯特（Jay Bost）說，如果未完全煮熟就食用的話，就像是在吃玻璃纖維。煮熟之後，球莖的外皮就會剝落，趁澱粉質還溫熱時搗成糊狀，必要時加入水。傳統上，煮好的芋頭會放在特殊的木製板上用沉重的石製搗泥工具「波哈庫庫艾」（pohaku ku'i 'ai）搗成泥。你可以用缽和杵或馬鈴薯壓泥器以手工壓泥，或者也可以用食物處理機，並試著把任何塊狀物找出來壓碎，使芋泥盡可能滑順。

只要將芋泥裝進一只陶製或是玻璃製的碗或罐，便可進行發酵。芋泥在發酵時會膨脹，所以要在容器裡留點膨脹的空間。用水淹沒芋泥表面以避免長黴，並置於室溫下幾天。發酵芋泥時通常不會引入菌種，但如果你有已熟成的芋泥，就可以取一點點加到剛搗好的芋泥中。此外，如果芋頭表面開始長黴，便要馬上引入菌種。

在沒有加入任何輔料啟動發酵的情況下，為何煮過的基質仍可發酵得這麼快，對我來說仍是有點難理解，不過，發酵就是發生得這麼快。兩位夏威夷大學的細菌學者在1993年針對芋泥發表了一份五年研究成果。他們比較未煮過的芋頭球莖、剛煮好的芋頭外皮、去皮煮熟的芋頭以及發酵過的芋泥上的細菌細胞數量，結果指出：「剛蒸熟的芋頭球莖上，發酵生物數量最多，這表示搗碎球莖會使球莖上的細菌叢或是菌落分散開來，不僅使生物數量增加，也幫助菌種均勻分布在新鮮的芋泥上。」

如同任何一種發酵品，有些人偏愛芋泥只發酵1~2天的溫和風味，有些人則喜愛更多天之後較酸的風味。以夏威夷的氣候而言，3~5天是正常的範圍，但氣候更涼爽的地方所需時間則較長。芋泥的顏色和質地也會隨著發酵而出現變化。每天都嚐嚐看，以判斷進度。

芋泥的備製有稀或稠之分，稠度通常是用手指數來描述。我看到的資料幾乎都一致認為兩指的芋泥最理想。一指表示非常濃稠的芋泥，三指則是流質狀的芋泥。不過，最終還是取決於你喜歡的質地，只要加水並搗至你想要的稠度即可。若要進行緩慢發酵，且要長時間存放的話，芋泥就要盡可能做得比較濃稠，之後再視需要來加水。

Chapter 5
• 發酵穀物和塊莖 •

　　芋泥有獨特的療癒特性。黛依（Pamela Day）這位女士便相信是芋泥救了她女兒一命。黛依的女兒對許多食物都過敏，且從嬰兒時期就無法耐受母乳和大豆配方奶，但是，她卻可以吃芋泥。《臨床營養護理期刊》指出：「芋泥可以為過敏兒或生長遲緩的嬰孩帶來希望。」除此之外，另有研究指出芋泥可能同時有抗腫瘤及刺激免疫力的作用。

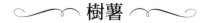

## 樹薯

　　如同芋頭，樹薯也是（甚至更是）世界上許多熱帶地區的重要主食。美國社會主流所熟知的樹薯主要是以樹薯粉的形式出現，而樹薯粉多用於製作布丁，或是當作料理中的增稠劑。我是在1985年到西非旅行數個月時認識樹薯的。旅途中，我們大多在戶外的市集小攤上吃著燉蔬菜，這道菜會和入魚或肉，並搭配稱為芙芙（fufu）的白色蓬鬆澱粉食品。有人告訴我們，芙芙就是用樹薯製成的。我們看了當地人的吃法，才知道芙芙要先撕下一點（一定要用你的右手）並捏成球狀，再用大拇指擠成類似湯匙的形狀，然後用凹陷處舀起燉菜送進嘴。我喜歡芙芙這種不可思議的黏稠感，以及食用前的捏塑和舀食儀式。

　　當時，我對樹薯並不熟悉，後來才知道芙芙這種充滿澱粉質的食物就是用這市集攤子上販售的巨大塊莖製成。然而，很可惜的是，當時我並沒有去細究這種塊莖如何製成芙芙，只知道顯然得搗上很久，因為經常可以聽見女人在攤子後方一下下搗杵的節拍。回到美國後，我搜尋了如何製作芙芙的相關資訊，大多數資料都建議可以用超市販售的馬鈴薯泥取代樹薯，只要將之混成黏稠狀就行，但這一點也不有趣。最後，直到我讀到發酵的資料時，才終於知道芙芙通常是用發酵過的樹薯製成。

　　《國際食品科學與技術期刊》指出：「發酵可以讓樹薯變得更美味，口感也更好，還能增加蛋白質、降低氰甙，提升營養價值，是一種重要的樹薯加工方式。」這些氰甙會形成氫氰酸，即俗稱的氰化物，含有劇毒。種在不同

土地且不同種類的樹薯，會產生不同濃度的氰化物，某些狀況下濃度極高。不過，有許多的方法可以降低樹薯中氰化物的濃度，包括去皮、將已刨絲的樹薯汁液擠出來、徹底煮熟，以及發酵。許多食用樹薯的傳統文化都會採用這些方法。食品微生物學家艾杜（Kofi Aidoo）寫道：「因為樹薯而中毒身亡的例子似乎不常見，不過對於食用樹薯的人而言，長期的毒性影響（例如造成甲狀腺腫和呆小症）可能會更嚴重，尤其亞馬遜地區的原住民甚至還將擠壓出來的汁液製作成湯和燉菜。」在眾多去除樹薯毒性的方法中，《國際食品科學與技術期刊》指出，將去皮和切碎的樹薯根部淹浸在水裡，是降低樹薯中氰化物濃度最有效的方法，且經常有報告指出，降低的程度高達95~100%。另外，微生物學家博康加（Mpoko Bokanga）指出，在剛果，居民會將樹薯整個根部都泡在水中自然發酵3~5天，如此不僅可以去除絕大多數氰化物，根也會酸化，使質地從硬脆變得軟爛。

　　樹薯如同其他主食（讀者腦海裡應該可以浮現「小麥加水製成的食品」的不同名稱），有各式各樣的發酵和食用方法，以及許多不同的名稱。在非洲，除了芙芙，還有加里（gari）、拉服恩（lafun）、阿提依克（attiéké）、米盎多（miondo）、波波羅（bobolo）、白狄亞（bidia）、奇寬德（chickwangue）、艾格白利瑪（agbelima）、阿提克（attieke）、普拉卡利（placali）、奇馮德（kivunde）等名稱（可能還有更多）。另外，在亞洲、中南美洲以及加勒比海地區也發現了許多發酵樹薯食物。

　　如果你從樹薯的根部開始著手，首要步驟就是去皮。樹薯外皮含有的氰甙濃度最高。在美國的進口市場中，樹薯通常會上蠟以免分解作用發生太快。去皮之後，將樹薯切成塊狀並浸在水裡。在發酵期間，除了毒性會完全去除，根也會變軟，酸度會增加。大多資料都建議讓樹薯自然發酵3~5天。有一份學術研討會資料比較了樹薯的不同發酵時間長度，並指出：「發酵時間越長，煮過的芙芙就會有越多獨特的質地和宜人氣味，參與的成員（奈及利亞大學學生）就會越喜歡。」一般來說，樹薯泡水時並不會加鹽或酵種，不過加入也可以。另外，有一些地區文化習慣每日瀝水並換水。

　　發酵之後，將這些根塊煮沸或是蒸到熟軟，然後用大缽和杵搗成均勻滑順的泥。一手搗泥時（很辛苦！），另一手（或是找個助手）持續將臼邊的樹薯泥刮到中間來。刮薯泥的這隻手要保持潮濕，以透過這個方法逐漸增加薯泥中的水分。隨著樹薯被壓碎，露出的澱粉質也吸收了水分，變得如膠一般且具有黏性。持續搗泥，直到出現一團滑順的球狀芙芙。

　　一位牙買加學生查德告訴我他祖母如何磨碎樹薯根部，以及她如何將磨碎的根部放在一件T恤裡用力扭轉，盡可能將樹薯有毒的汁液擠壓出來。查德說，她會將磨碎的樹薯和著椰子粉一起炸成「巴米」（bammy）這種甜甜、清淡且美味的糕餅。我則會在磨碎的樹薯中加入酸酵，並發酵個幾天（參見本章「圓麵餅／薄煎餅」），再製作成鹹味酸酵煎餅。發酵過的樹薯讓煎餅帶有一種美味的乳酪質感，因而大受歡迎。

　　奈及利亞有種備受喜愛的樹薯製品，叫做加里（gari）。要製作加里，樹薯的根部會在去皮之後磨碎，磨碎後也通常會以酵種（取自前一批）進行接種，然後放進袋子裡，並在上面放置重物，以將汁液擠壓出來。加里會在這幾天歷經固態發酵，而這與芙芙的淹浸發酵截然不同。加里在發酵後會晾乾處理，有時還會烘烤，這些乾燥的加里之後會裝在袋子裡，從奈及利亞出口到世界各地的商店，賣給非洲的僑胞。你可以用冷水或熱水將加里混成濃稠或稀薄的狀態。我個人喜歡用熱水煮成濃糊狀，同時大力攪拌，並用湯匙把任何塊狀物壓碎。你可以用湯匙食用或是在捏成球狀後拿起來沾點佐料吃。加里有種獨特的風味，但就如同所有樹薯製成的食物，蘸點醬料會更美味誘人。然而，可以確定的是，加里一定可以填飽你的肚子。

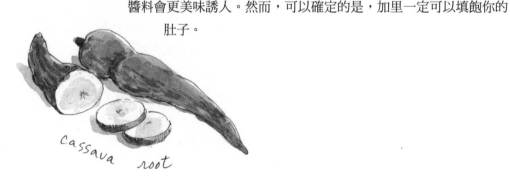

cassava root

## 南美洲的樹薯麵包

南美洲流行的樹薯發酵法是把樹薯加到麵包裡，且通常還會加入蛋和乳酪，使滋味變得更豐潤。這些麵包在巴西稱為奎加麵包（pão de queijo），在哥倫比亞則稱為尤加麵包（pan de yuca）或波諾麵包（pan de bono）。這些麵包通常會製成單人份的麵包球。當發酵樹薯澱粉加入打了蛋的麵團時，會產生顯著的膨脹效果，使這些乳酪球具有輕盈感，讓我想起雞蛋泡泡芙（pop-over）。《國際食品科學與技術期刊》報導：「這種食品的主要特徵，就是烘烤時不需加入特殊介質（如酵母或是發粉）就會有膨脹性。」

被當作主要食材的發酵樹薯澱粉在葡萄牙語中稱為polyilho amido azedo，西班牙語則為almidon agrio de yuca。這種澱粉可以在拉丁美洲人經營的雜貨店或是網路上找到。500公克的澱粉約可製作出50個小球。另外，加熱300毫升的牛奶、125毫升的蔬菜油和10毫升的鹽到略低於沸點的溫度後，將之倒在發酵樹薯澱粉上，一起混合。當麵團放涼到可以繼續動手處理時（但是仍微溫），加入2個略微打散的蛋和1杯乳酪絲，並用手揉10~15分鐘，直到麵團變得光滑。將烤箱加熱到230℃，烤盤上油，麵團捏成2~3公分的小球，並將烘烤紙杯排上烤盤，中間要留間隔，以預留膨脹的空間。烘烤約15分鐘直到麵團呈現金黃色。多餘的生麵球可以冷凍起來，之後再烤。要趁熱享用喔。

## 發酵馬鈴薯

馬鈴薯也可以發酵。在馬鈴薯農業的發源地，也就是安地斯山區的高海拔處，當地居民為了要去除有毒的生物鹼並進行保存，會把較苦的馬鈴薯品種發酵成丘諾（chuno）。推廣丘諾的國際慢食總會指出：「複雜的製程可以用極端的溫度變化來『凍乾』6處理馬鈴薯。」根據默立森的說法，馬鈴薯要

---

6　譯注　以真空和冷凍方法脫乾易腐敗的食物，使食物在室溫之下能長期保存、不易腐敗。

在還沒有煮的時候整個冷凍，並要檢查是否完全結凍（此時細胞壁會裂開，細胞汁液會滲出）。接著進行搓踏處理，以去掉外皮，並將水分擠壓出來。白天用稻草覆蓋以防變黑，之後淹浸在流動的水裡（仍蓋著稻草）1~3週，變甜後再鋪平在陽光下曬乾。國際慢食總會提到，脫水乾燥後的馬鈴薯會變得既白且輕，就像浮石一樣。這種馬鈴薯可保存近10年之久。

我經常會把煮過的馬鈴薯（搗成泥的、蒸的或炸的）加到我正在發酵的生鮮蔬菜裡（參見第四章）。創辦食養廚房（Nourished Kitchen）網站的發酵提倡者兼教育家邁克古瑟（Jenny McGruther）則將發酵的馬鈴薯拿來炸。她將馬鈴薯切成不超過0.5公分粗的薯條狀，用水和酵種（她建議使用乳清或是市售酵種，而我則再增列了酸菜汁、酸酵等其他活酵種）蓋過馬鈴薯，在室溫下發酵1~3天。馬鈴薯很容易浮上來，如果你遇到這樣的情形，就用個盤子或是其他重量適中的物品壓著。馬鈴薯在發酵後聞起來會有一點酸，因此要將之瀝乾、洗淨、用紙巾拍乾（這樣炸起來才會酥脆）。你可以選擇油鍋油炸或是加點油送進烤箱，並隨個人喜好加鹽和調味，最後趁熱享用。珍妮指出，當馬鈴薯的澱粉質降低時，發酵作用也會降低澱粉質油炸時產生的化學副產物丙烯醯胺。歐盟和加拿大研究指出，這種物質有可能致癌。

## 酸酵：起酵和維護

用來使麵包膨脹（也應用在許多烹飪上）的混合菌酵種，我們通常稱之為「酸酵」。基本上，就是拿前一批酵種接種到下一批麵團。兩個世紀前，這幾乎是所有麵包的製作方法，直到市面上出現更純的酵母，情況才改變。在巴斯德於1780年將酵母生物分離出來前，荷蘭蒸餾酒業者便開始將酵母泡沫賣給烘焙業者。1867年，維也納的一間工廠改良這個過程，從取出酵母泡沫、分離浮渣、過濾到清洗，並將酵母壓製成餅狀。這樣的作法後來成了「維也納製法」，且一直沿用至今。1872年，弗萊施曼（Charles Fleischmann）為他改良的壓榨酵母製程申請了一項專利，並以此產品建立起工業

帝國。

今日，除了手工烘焙坊，大多數的烘焙都是使用分離出來的酵母，因此，酸酵對於多數人來說反而成了新奇的事物。對於烘焙者而言，分離出來的酵母當然可以加快麵包的製作速度，讓品質更穩定，但這些優點卻同時犧牲了其他傳統混合菌酵種的優點，例如多層次的風味、濕潤的質地、絕佳的口感，以及較完整的預消化作用。研究發現，對小麥麵粉而言，混合菌種的酸酵預消化會「大幅」增加可利用的離胺酸含量，也能減少麩質。

要從頭開始用自然發酵法製作酸酵，最簡單的方法就是在碗裡面混合少量的麵粉和水，麵粉量要比水多一點點，並攪拌直到滑順為止。必要時可再多加點水，使麵糊呈液狀，且倒得出來，但同時又要保持能黏在湯匙上的稠度。黑麥麵粉似乎可以最快達到效果，不過，你可以用任何一種穀物的麵粉製作酸酵，只要確定用的水是未加氯或去氯水即可。將所有麵粉結塊壓散開來，以使麵糊滑順。最後麵糊應該要濃稠到可以黏在湯匙上（或你的手上）而且要（很快）有泡沫狀的泡泡。接下來的幾天，每天至少攪拌一次，直到你看見表面出現泡泡。之後，就以高比例的新鮮麵粉去餵養存留下來的酵種，加入大約3~4倍多的新鮮麵粉和水。像這樣高比例的餵養方式會降低酸酵環境的酸度，讓酵母擁有競爭優勢，因此，是個建立酸酵活性的好方法。

還有許多技術都可以用來起酵酸酵。有些人喜歡用煮馬鈴薯的水（在加入前先放涼到體溫的溫度），或是洗滌、浸泡穀物的澱粉水，或水果，或是蔬果的皮。人們有時會用另一種酵種來起酵酸酵。我聽說有人會拿發酵啤酒的泡沫當麵包的酵種，另外還有優格、克菲爾、酸奶、水克菲爾、康普茶、回春水和發酵過的堅果奶。許多人用袋裝的酵母起酵酸酵，再讓酸酵自然成長變化，有些人則用別人給的或網路上買到的現成酵種起酵。不過，你真正需要的東西其實是麵粉和水，除了這些之外，所有酸酵也都需要一點耐心和堅持。

我用麵粉和水起酵酸酵已經很多次了。穀物上存在著大量微生物，微生物學家佩德森（Carl Pederson）曾寫道：「在穀物本身及磨成的粉上，總有

眾多微生物寄居。不過，若沒有這些生物，我們也無法製作麵團。」原生微生物叢原本就潛藏在乾的穀物和穀粉裡，只要穀粉加水變濕，活動力就會恢復。攪拌會刺激並擴散微生物的活動力，不僅可預防表面出現黴菌，拌入的氧氣也會促進酵母生長。如果你持續餵養並保持適宜的環境，這樣的菌種甚至可以持續存在好幾個世代，而這複雜的微生物群落，微生物學家李（Jessica Lee）稱之為「酵母與細菌集合體相互鏈結的代謝關係」。要維持微生物群落的穩定性，重點是控制環境的酸度，「這是其他生物無力招架的有力武器」。即便已使用高比例的餵養方式去限制酸度，但酸酵的酸度仍有辦法保護裡面的微生物群落，烘烤之後也能保護麵包，以免滋生黴菌和細菌。一般而言，酸酵麵包越熟成風味就越迷人，某些狀況下，品質還會隨著時間提升（為了讓你的麵包保存期限達到最久，請用透氣紙而不要用塑膠袋包裝）。此外，就算麵包外皮變得乾又硬，依然不會長出黴菌，內部也仍濕潤美味。

不同地方所培育的酸酵、使用的麵粉以及方法，都讓成品獨具特色。人們關心、照護、溺愛他們的酸酵酵種，也樂於與人分享。身兼藝術家和烘焙師身分的貝納特（Rebecca Beinart）就很樂於將她的酵種樣本隨著說明卡一起分送給陌生人，並在她的網站www.exponentialgrowth.org上創立了酸酵酵種的互動式地圖。有些人四處搜尋世界上不同地方的特殊酸酵酵種，有些企業如酸酵國際公司（Sourdoughs International）則提供這些酵種。

多年來，我已經從許多很棒的人那裡收到酸酵酵種，其中一個很棒的酵種是得自麵包傀儡劇團（Bread & Puppet）。這個劇團將酸酵麵包的烘焙和分享融入表演，而他們的酸酵是創團人舒曼（Peter Schumann）從德國帶回來的。另一個與眾不同的酸酵則得自我的朋友馬許倫（Merril Mushroom），她已經培養照顧這份酸酵數十年了，而她也是從朋友那取得這份酸酵。梅莉兒在酵種中添補的是牛奶，而不是水，這使得她的酵種獨具一格。我的讀者和學生也會與我分享他們的酸酵。然而，因為實在無法一次培養照顧這麼多不同的酵種，我現在的酸酵是多年前用麵粉和水起酵，再加入我收集到的所有酵種製成。就讓我們禮讚這類混合的菌種吧，並且放棄純菌種這種無謂的追尋。

塔撒加拉禪學院⁷憶往

夏利夫（William Shurtleff）是位有名的作家，他與妻子青柳昭子合著了《味噌之書》（*The Book of Miso*）、《天貝之書》（*The Book of Tempeh*）和其他許多書籍。夏利夫在1968~1970年兩年間，待在北加州的塔撒加拉禪學院⁷，下文是他分享的回憶往事：

在塔撒加拉時，為了要取得野生酵母，我們會在一只大的陶碗（直徑約45公分）中準備一份中種麵團（比平常來得稍甜），然後將2~4根過熟的香蕉磨成泥並拌入麵團（我們認為這是不可或缺的部分）。我們都是用手動式研磨機現磨麵粉，之後再把中種麵團（無需加蓋）放在戶外有屏蔽且靠近廚房的地方。猶記在溫暖的天氣裡，我們通常每天攪拌一次，並靜置3~4天直到其開始出現生命／活動力／發酵的徵兆。我們從未留下任何一部分來當作酸酵，我們都是從頭培酵。

7 譯注　位於加州卡梅爾谷，由日本鈴木俊隆禪師所創設。塔撒加拉禪學院吸引了許多西方學生於此進修。

　　無論酸酵酵種是怎麼起酵的，這些都不是靜止不動的微生物，而會自成一格，形成適合自身生存的環境。其次，你餵給這些菌種什麼，這些菌種就會成為什麼。烘焙師李德（Daniel Leader）在他的著作《在地麵包》（*Local Breads*）中指出：

> 你無法揀剔和選擇你的天然酵母，你的菌種會因麵粉裡及空氣中的酵母而形成獨一無二的風味。例如說，你從舊金山一位烘焙師傅那取得一個酸酵菌種，但當你帶回家並經過幾次餵養補添後，菌種就會適應新環境，而麵粉裡和空氣中的新酵母也會開始在菌種中扎根生長，誕生出一個全新的細菌混合體。

　　為了實際演練一次，李德從一位加州的烘焙師那裡取來了一個酸酵酵種。他把酵種的一部分送到實驗室進行微生物分析，然後把剩下的帶回紐約

州家中。在經過四天、一趟跨越國土的航程，以及幾次補添之後，他送了另外一份樣本到實驗室。

> **❝**新酵種在實驗室裡的分析，證實了目前生長在酵種中的酵母完全不同於當時西岸的那批酵母。這有可能是因為特別強壯的酵母菌株在旅程中存活了下來，並且在餵食當地麵粉、空氣與水之後，繼續於酵種中成長茁壯。不過我的經驗是，當地的酵母會漸居優勢，而這，也使得每個酸酵麵包都成為在地產品。**❞**

　　微生物學家做了一些很有趣的實驗，研究酸酵菌種的菌落動態（community dynamics）。實驗證明，在大多數的酸酵中，乳酸菌的數量遠遠多過酵母。乳酸菌的菌落會漸漸發展出很高的穩定性，並與酵母共存。比利時的薛爾林克（Ilse Scheirlinck）與同事分析了全國各地烘焙坊的酸酵樣本，有些樣本還是來自同一間烘焙坊，只不過是用不同的酵種和穀物製成。分析發現，酸酵的微生物菌落「結構差異」，是受到烘焙坊環境的影響，而不是麵粉的種類。一年後，研究團隊再次進行實驗，這次是在相同的44家烘焙坊中採樣更多份酸酵，他們發現，時間對酸酵的影響並不大，也證實了同一家烘焙坊的不同酸酵，差異是有限的。

　　請記住，你家無需如烘焙坊般富含微生物。儘管上述的研究發現，特定的烘焙環境比使用的麵粉種類還要重要，但麵粉富含的微生物才是讓一切能夠開始的關鍵。要起酵酸酵，你並不用待在烘焙坊裡，也不用待在舊金山（或比利時）。乳酸菌和酵母是無處不在的，只需要溫柔呵護和定期關照。微生物學家李指出：「研究發現，我們在所有地方、所有酸酵中發現的酵母和細菌，種類其實很有限。」史丹克勞斯[8]則總結：「來自各地的酵素竟有著顯著的相似性，這證明了擇汰過程的效力。」

8　編注　Keith Steinkraus，美國食品科學家，以引領豆製品的發酵而聞名。

　　要促進混合的酸酵菌落生長，方法是餵食這冒著泡泡的酵種高比例的新鮮麵粉和水，也就是先把一大半（75~95%）的酵種用掉（或是直接丟掉），再把剩下的少量酵種加到新鮮的麵粉和水中，麵粉及水的量大約相當於你拿走的酵種量。同樣地，當你使用酸酵酵種來製作麵包時，使用的酵種量要少，不要超過總麵團的25%，除非你想讓酸味特別突出。我有時喜歡這種突出的酸味，有時則喜歡隱約細緻的風味，或者是強調其他特色的麵包。像這樣永續且有限地使用酸酵酵種，是製作酸酵麵包的至要關鍵，如此酸味才會細緻隱約，而不會壓倒一切。

　　我幾年前讀過的一些說明書也建議用這種方式去養酵和維護酸酵，即每次在餵食時先丟掉大部分酵種。然而，丟棄這麼多食物的主張著實嚇到了我，因此，當時我完全不管這項建議。不過現在，我體驗到這個方法真的可以更快製作出更好且更輕盈的麵包，而我也找到了使用多餘酵種的好方法，就是拿來製作鹽味煎餅。這在之後的段落裡會再細談。

　　我通常會讓酸酵維持在流質狀態：濃稠但不至於凝固。有些人則偏好將酸酵酵種維持在固態，就像堅實麵團那樣。去做實驗，找到你喜歡的方式吧。如果你要帶著酸酵去旅行，或是旅行時希望把酸酵留在家中，我會建議你將酸酵稠化呈固狀，因為固狀麵團密度較高，能降低微生物的活動力。也有人將他們的酵種冷凍起來，因為較乾的固體麵團能夠保持較高的生機。要遞送或是保存酸酵也可以使用乾燥法。傳說昔日許多人移民時，會將他們的酸酵或其他菌種放在手帕中保持乾燥，並隨身攜帶。

　　雖然一般每隔2~3天餵養一次就足夠，但若能夠每天都餵養酸酵，是最為理想的。溫暖的廚房要比寒涼的廚房更經常餵養。如果你只是偶爾才會用到酵種，平時就將酵種冷藏在冰箱裡。一週從冰箱取出來一次，讓酵種回復到室溫，接著餵養，並等酵種發酵，結束後再放回冰箱。當你想要使用冷藏的酵種時，要先讓酵種回溫，並進行高比例的餵養，之後再用來烘焙。同樣，要使用冷凍庫裡的「備份」酵種時也要先解凍，使酵種慢慢回到室溫後再餵養。如有必要就重複這些動作，直到酵種回復旺盛的活動力。

## ～◇ 圓麵餅／薄煎餅 ◇～

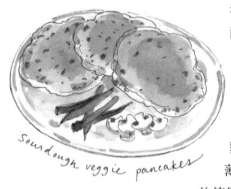

*Sourdough veggie pancakes*

我發現自從我不那麼常烘焙麵包後，最常使用酸酵的方法，就是拿來做薄煎餅（並藉此讓酸酵保持新鮮、有活力）。如果你喜歡的話，可以把酸酵薄煎餅做成甜的口味。首先，用低比例的酵種備製麵糊，然後靜置過夜，讓酵種發酵。若用的是高比例的酵種，或者你的麵糊嘗起來已超過你喜歡的酸度時，就在製作薄煎餅之前加入**一點點小蘇打**（每500毫升麵糊約使用5毫升小蘇打），這麼做可以使你的薄煎餅格外蓬鬆，且小蘇打會與酸酵中的乳酸發生化學反應（因而可以產生中和作用），使薄煎餅變甜。

　　我做的薄煎餅通常不是那種淋上糖漿的薄煎餅，而是鹹薄煎餅，所以我都不用小蘇打。我發現酸味可以提升這種煎餅的風味。當我想使用超過一般量的酵種製作薄煎餅時，有時我會用純酵種，有時則會在碗裡混合水、麵粉和低比例的酵種，大力攪拌後靜置過夜（或數小時）發酵。如果我手邊有多餘的穀物，我也會加進去取代一些麵粉。我通常會加入一些磨碎的蔬菜，如蘿蔔、蕪菁、甘薯、夏南瓜及馬鈴薯等等。當我要開始做薄煎餅時，我會先炒一些洋蔥、蒜頭，有時還有其他蔬菜，如甘薯和秋葵。在炒這些蔬菜時，我會在麵糊裡加入1~2個打散的蛋、鹽和磨碎的乳酪，然後把炒好的蔬菜倒進蛋糊混合。如果混合液看起來太過濃稠，我就再加入一點水；如果看起來太稀，我就再加麵粉，一次只要一點點即可。我會在一只抹了油、養好鍋的平底鍋內將麵糊煎成薄煎餅，然後搭配優格、酸奶油、辣醬、甜椒醬（ajvar）或是其他調味料一起食用。

　　這世界到處都有圓麵餅和油炸麵包，你可以用任何穀物與塊莖來製作

**酸酵菌種**

哈里斯（Lynn Harris），摘錄自《美食：食物與文化期刊》（*Gastronomica: The Journal of Food and Culture*）

眾多實驗與各種近乎痴狂的試驗（當然還有網路的推波助瀾），引發了酸酵的激烈論戰，至少在細節的宏觀層面上是如此。酸酵世界中有兩種人，一種是培酵「酸」的人，另一種則是將之丟棄的人。但分類可不僅止於此，且看看以下的細分：

1. 使用市售酵母起酵的贊成者槓上斥罵者。（「怎樣的酸酵不算是酸酵呢？原料中有加入穀物和水以外成分的就不是！辯論結束。」）

2. 添加了葡萄和牛奶等配料的使用者槓上只用麵粉加水的極簡主義者（就讓你免於純粹主義者的譴責，在道德上獲勝吧！注意，加葡萄的這派可包括了席維頓[9]這類重量級人物，還有被波登[10]譽為「神御用的麵包烘焙師」的那位男士呢。）

3. 細心呵護者槓上寬容放縱者。（「加州淘金熱的人會用手邊的任何東西製作酸酵，河水加上全穀麵粉，也許還有些許冷掉的咖啡及葡萄。他們用任何現有的東西餵養酸酵，且只要有時間就餵養。不過，這些都不是寵愛酸酵的方法，定時定量餵養對的食物才是。用那種方式，你會毀掉好的酸味，使酸酵變得脆弱又虛假。好好養育一小塊薄煎餅的技藝可不輸給養育一整條吐司呢。」）

酸酵的問題層出不窮，隨之出現的還有各式各樣的答案。從埃及吉薩（giza）烘焙師傅到格里菲斯的曾祖母到網路新聞群組，今日酸酵愛好者的文化令人想起那些他們分享、餵養、寵愛或是疏忽的酵種。微生物蘊藏的大宇宙觀令這些愛好者著迷不已：酸而輕的元素、舊時代拓殖者捍衛領土，狂野新生者大舉入侵、活躍的細胞渴望新胞芽。如同格里菲斯那千百個親密的朋友[11]，這些人製作的酸酵也必會守護酵種，使酵種生氣勃勃、不斷冒出泡泡。

9  編注  Nancy Silverton，美國著名的大廚與烘焙師，著有多本食物書，並在洛杉磯開設數間餐廳與烘焙坊，是讓酸酵在美國飲食界重獲重視的重要推手。

10  編注  Anthony Bourdain，美國著名的大廚、作家與電視節目主持人。著有《安東尼‧波登之廚房機密檔案》、《安東尼波登‧半生不熟：關於廚藝與人生的真實告白》等書。

11  編注  Carl T. Griffith，退役空軍上校卡爾，因為傳播酸酵而聞名。此處只指卡爾一生製作出的那些酸酵麵團。

這些麵包。伊索比亞有種酸酵薄煎餅因傑拉（injera），傳統上是以畫眉草[12]麵粉製成。密歇根州的貝納（Deanne Bednar）寫信告訴我她如何使用因傑拉麵糊，她的方法與我用酸酵製作薄煎餅的方法極為相似：

> 66 我喜歡任何時刻都有因傑拉麵糊在手邊，這樣我就隨時可以在檯面上的碗裡或是冰箱的罐子中取些麵糊，做出「麵捲」。我通常會在製作前加入些許小蘇打（因為看著麵糊冒泡泡實在太酷了）、鹽，也許還有切碎的蔬菜、蒜頭，或甚至一顆蛋。這樣就能做成很棒的麵捲了。99

方卡索（Funkaso）是西非一種用小米製成的酸酵薄煎餅，其思拉是以高粱穀粉製成如紙般薄的蘇丹酸酵薄煎餅。薄麵糊沿著平底鍋的一邊倒入，然後用一種叫作節節里巴（gergeriba）的工具鋪平。節節里巴其實只是一片矩形的棕櫚葉，不使用時會放在水中。《蘇丹在地發酵食物》作者迪拉爾指出：「節節里巴會被直立地夾在右手指間，其長端也會在麵糊右側邊緣形成一個角度。」另外他也寫道：

> 66 人們會用這個小工具從右至左再往前刮擦麵糊，節節里巴移動時，只有黏在熱盤表面上的薄烤層不會被刮走。當節節里巴到達麵糊的另一端時，角度和進行的方向就會隨著手的扭轉而改變，所以這次麵糊會以左至右再有點向前（也就是朝向烘烤者）的方向刮擦。這個過程會一直重複，直到幾乎所有的麵糊都已經鋪開。節節里巴的「飛梭作用」發生得如此之快，以至於其思拉麵糊只要幾秒鐘的時間就可以完全鋪開。99

12 譯注　伊索比亞主要穀物之一，富含蛋白質以及其他營養成分，被視為是極具健康的穀物。

真是鉅細靡遺的描述！學習技術的最佳方式顯然就是透過直接觀察，不過，在這般透徹描述的引領下反覆進行試驗，也可以學習到並且使用到其他聰明人所發展出的技術。

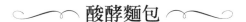

## 酸酵麵包

我喜歡烘焙麵包。這項工作需要投入節奏和觸覺，而其回報儘管來得較為緩慢，卻豐碩無比。首先會出現的是麵團微微的香氣、發展中的麵團呈現出的凝結力，以及麵團膨大起來的視覺滿足。送進烤箱後，新鮮烘烤的麵包本身的氣味將更加濃郁，讓整間房屋充滿馨香。麵包烤完從烤箱中取出時，總讓人忍不住想要將麵包切開，並趁麵包還冒著熱氣時嘗上一口。不過，由於麵包冷卻時，內部其實仍在烘烤，所以如果能忍住誘惑，並懷著期待再等一下，就能讓麵包內部烤透。半個小時後，當麵包仍溫熱且內部完全烤好時，你就會知道等待是值得的。溫熱的新鮮麵包無比美味，世上很少有食物可以匹敵。

用市售的一包包酵母來烘烤麵包一定容易且快速得多，不過利用天然酵母和細菌的力量來製作麵包，會是更神奇的體驗，也會使麵包有更出色的風味、質地、保存時間及營養價值。烘焙酸酵麵包最重要的材料，是活力旺盛的酵種。此酵種不需要來自古老的酵種，但是必須生氣勃勃，也就是說，必須很活躍，明顯冒著泡泡且不斷脹發。不要用完全靜止或是活動力很弱的酵種來製作麵包。如同前文提到，經常餵養並攪拌你的酵種，直到酵種很活躍地在表面冒出泡沫，並使濃稠的酵種麵糊脹發。唯有這樣的酵種才能讓密度較高的麵團膨脹起來。

酸酵麵包不一定得是酸的。當我在撰寫《自然發酵》時，我所製作的麵包是透過重複餵食中種麵團低比例的新鮮麵粉，以維持並突顯其高度酸性，並慢慢地使麵團變得濃稠且突顯出酸味。若要製作麵團並養護你的酸酵，就要在高比例的水和麵粉裡加入小量的酵種（25%或者更少），以降低酸度，

Chapter 5
・ 發酵穀物和塊莖 ・

並提升且加速麵團膨脹。以這種製作方式製成的麵包帶有較不明顯的酸味。

在此我就不多加贅述麵包要如何烘焙，因為實在有太多文獻將這個主題談得淋漓盡致。我喜歡閱讀關於麵包的書籍，這些書大多也都能給我些啟發。另外，我也從天才手工麵包師身上得到更大的啟發。他們從一道烘焙程序中生產出數十個或數百個麵包，優雅一如節奏輕巧的舞蹈。倘若你想要學習烘焙很棒的麵包，而且你也有時間的話，就自願去幫手工烘焙師做做清潔工作吧，這樣你就可以看到他們如何烘焙麵包，也可以向他們提問。此外，要閱讀。說到烘焙麵包，沒有任何一種東西可以取代經驗上的學習，絕對要試驗不同的方法和不同的麵包。許多相關書籍、網站資源及潛在的良師，都可以是你資訊和靈感的來源。

## ⌁ 酸黑麥稠粥湯（祖爾）⌁

除了麵包和薄煎餅，酸酵酵種還有許多不同的應用。波蘭料理有一道極具特色的湯，名為祖爾（zur），就是以酸酵為基底，烹煮後則被稱為黑麥稀粥。波蘭民族學者可娃斯佳－李維卡寫道：「城市和鄉村的家家戶戶都會有一只用來發酵祖爾的陶鍋。這只鍋子一般在使用後並不會清洗，因為留一點液體在裡頭將有助於發酵。」從這道湯品（以及其近親可斯艾爾[13]）中，我們可以一窺發酵黑麥如何與斯拉夫料理交融出一系列新菜色，如卡瓦斯、黑麥麵包以及這種介於兩者間的黑麥鹹粥。卡瓦斯這種用老麵包製成的俄羅斯酸味飲料，會在第五章談到。就像波蘭語的扎克瓦斯（zakwas）一樣，俄羅斯語用來指稱酸酵的字「扎克伐司卡」（zakvaska）也是源於卡瓦斯這個字。要製作4人份的祖爾，你需要大約500毫升的黑麥酸酵酵種。讓酵種在不餵養的狀態下放置幾天，以使味道變酸且變好。如果你喜歡，也可以在酸酵裡加入蒜頭，讓蒜頭的味道進入到酸酵裡。在波蘭南部，有時候會用燕麥來取代

---

13 編注　*Kisiel*，與祖爾的備製方式相同，只是用的麵粉比例較高。

崔（Liz Tree），奧勒岡州

讓酸酵烘焙進入新層次

- 真的要細心照料酵種！！！把它當成寵物般餵養。因為我常常烘焙，所以我每天都會餵養它。我將酵種維持在100%水合狀態（麵粉和水等重），且為了維持這個狀態，我會秤量加入的水和麵粉重量。
- 注意溫度。最適合麵包的溫度是介於23~26°C之間，所以我會測量麵粉和酵種的溫度，必要時再調整水溫。
- 我花了大約30美元買了一個廚房用秤，並以公克為單位去秤量所有東西。如此能讓我在每批次製作時，測量值都保持一致。
- 使用烘焙師傅所用的百分比（麵粉是100%，所有其他材料都是以這個百分比下去計算）。這對於你要進階到下一個階段是很重要的。創作麵包的一切皆攸關於麵粉與水的百分比。
- 我也會記錄每次製作時的些微變化。（我會一而再再而三地製作相同的麵包）。

調節溫度、記錄變化以及學習烘焙師傅所用的比例（也就是為烘焙這門藝術增添科學方法），這些過去我一直不願去做的事，現在看來，卻是十分值得。

黑麥，而波蘭東部則有時會使用蕎麥。製作祖爾時，要先將洋蔥、蒜頭炒過（如果你喜歡的話，也可以加入培根、臘腸或其他肉類），然後加進滾燙的水、月桂葉、黑胡椒、馬鬱蘭及眾香子，稍微煮一下後，再加入扎克瓦斯煮沸即可（煮沸的過程中要頻繁地攪拌）。最後，加入煮熟的碎馬鈴薯、切碎水煮蛋或其他你想加入的食材。這道湯很扎實，在寒冷的天氣裡尤其美味。上桌時，可搭配酸奶油或是優格食用。

Chapter 5
· 發酵穀物和塊莖 ·

## ～ 賽拉米 ～

在厄瓜多境內，安地斯山高海拔區的居民會吃一種發酵米，名為賽拉米（sierra rice，也稱為 arroz fermentado 或 arroz requemado）。維恩（Andre G. van Veen）和史丹克勞斯在《農業與食物化學期刊》中指出：「發酵會讓米的溫度達到 50~80°C，因此賽拉米較不需要烹煮，而這點對於水沸點低於 100°C 的安地斯山區特別重要。」赫茲費德（Herbert Herzfeld）則在《經濟植物學期刊》中寫道：「將潮濕的米倒在大片水泥地或是藤製地板上，並用防水帆布覆蓋發酵。發酵期間會產生刺鼻且令人不悅的臭味，並滲透到穀物裡。不過，當米乾燥並研磨之後，這股氣味就會減弱。而米煮熟之後，米的味道也就會回來了。」

通常剛收成的米在乾燥或研磨之前會先發酵。覆蓋好帆布，不僅可以防止濕潤的米乾掉，還可以創造出適合自發性微生物（包括黃麴菌和枯草桿菌）生長的潮濕、舒適環境。根據《經濟植物學期刊》的報導，發酵需要 3~10 天的時間，而從溫度的上升便可以判斷發酵作用已經開始。較潮濕的米發酵得比較快，如果米是乾的，有時候會先潤濕。在發酵作用開始後的 4~5 天，米堆就會像堆肥一樣釋放出熱度，微生物的活動也會開始擴散開來。「米會以遞減的速率繼續發酵，6~15 天後，人則會根據相對濕度和溫度將米再次翻動，並置於戶外晾乾。」此外，《經濟植物學》也指出發酵的進行是以顏色來進行判斷：

> **❝** 穀物外殼會轉為肉桂般的顏色，且發酵越久，顏色會越深暗。另一方面，如果是發酵過的糙米，穀仁顏色會介於金黃色和深肉桂色之間。在市場上，最受歡迎的顏色是金黃色或淺肉桂色。過度發酵或是發酵分布參差不齊而產生的黑色米則不宜販售。**❞**

發酵好的賽拉米就跟未發酵米一樣，都放在水裡烹煮，只是賽拉米煮熟

酸酵巧克力毀滅蛋糕

罌粟集（Bloodroot Collective）

「酸酵巧克力毀滅蛋糕」是一種非常簡單且美味的素蛋糕。你需要優質的無糖可可粉和酸酵酵種來製作這種蛋糕。這份食譜可以做出兩層的9吋蛋糕。

1. 在9吋（22公分）的烤盤上，抹一層薄薄的油，並鋪上蠟紙。烤箱預熱到165°C。

2. 在一只碗裡混合乾的材料：

   180毫升　無糖可可粉

   500毫升　糖

   750毫升　未漂白的白麵粉

   10毫升　小蘇打

   3毫升　鹽

   30毫升　粒狀咖啡粉

   2毫升　肉桂

   ※以上材料攪拌均勻

3. 在一只碗裡混合濕的材料：

   250毫升　酸酵酵種

   550毫升　水

   30毫升　醋

   180毫升　葡萄籽油

   7毫升　香草精

   ※以上材料攪拌均勻

4. 將兩碗材料混合，攪拌幾次就好，接著立刻倒進烤盤中烘烤25~30分鐘，或直到蛋糕內部不沾黏為止。烤完取出放在架上待涼。

5. 製作奶油霜。首先，切碎優質的半甜巧克力成1杯／250毫升的量，倒進鍋中，並加入：

   5毫升　香草精

   45毫升　楓糖漿

   60毫升　葡萄籽油

   45毫升　可可粉

   以小火（或是隔水加熱）攪拌至熔化，然後靜置於一旁。

6. 蛋糕和奶油霜都放涼之後，將奶油霜鋪在夾層之間和整個蛋糕表面。

的速度快得多。

## ∽∽ 哈波斯／阿旁 ∽∽

　　斯里蘭卡語中的哈波斯（hopper，有時候拼寫為appa）與南印度地區的阿旁（appam），指的都是一種用發酵米加椰子製成的薄煎餅。斯里蘭卡的莫拉高達（Jennifer Moragoda）透過電子郵件向我介紹哈波斯這道食物，隨後又寄給我細節說明及照片。雖然她警告說：「不知道為什麼，在斯里蘭卡以外的地方製作哈波斯通常都不會成功。」但當我終於有空製作哈波斯時，結果並沒有讓我失望。我非常喜愛我的成品。旺盛的發酵作用將富含澱粉質的米，以及甜甜的、富含油脂的椰子風味提升出來，而冒泡的部分也成了酥脆的薄邊。好吃！

　　500公克的米和1顆椰子製作出的麵糊，便足以做出8個大的或是更多小的哈波斯。將米浸泡過夜，莫拉高達也特別指出要用不黏的米。我使用的是短粒糙米，效果很好。要用莫拉高達的方法製作哈波斯，你同時需要椰子水和椰奶，這兩者都可以從同一顆成熟的棕色椰子中取得。

　　椰子水是椰子內部的液體，當你搖晃完整的椰子時，就可以聽到及感覺到椰子水。將椰子放在能承受敲擊的堅固面上，準備好一把鐵鎚、一根大釘和一只碗。找到椰子末端，末端上會有三個小圓眼，接著將椰眼朝上，把椰子固定住。用釘子刺穿椰眼，然後再刺穿第二眼，在洞裡稍微扭轉一下釘子，以將洞口清乾淨並擴大洞口。最後，把椰子水倒在碗或杯子裡。

　　收集好椰子水之後，用鎚子敲打椰子，直到外殼裂成對半或是更多裂片，用湯匙把白色的椰肉從棕色外殼上刮下。將椰肉磨碎，放到碗裡用約500毫升的滾水蓋過，當水涼到可以將手放入時，用你的雙手在水中扭擰擠壓椰肉，使椰肉釋出奶汁，而此融合了水與奶汁的液體即為椰奶。用鋪上濾布的濾網過濾椰奶，使上所有力氣將椰子的奶汁擠壓出來。接著，把椰肉集中在濾布裡，放在堅固的檯子上扭擰、擠壓和按壓，之後再把碎椰

肉放回碗裡，再次用滾水蓋過，進行第二次壓汁，不過，這次水量要少一點。

　　處理好椰子，再次回來米這裡。把浸泡好的米濾過，用攪拌機、食物處理機、研磨機或是缽和杵將米搗碎。接下來，在這磨成粉的米中央挖出一個洞，放入酵種。在斯里蘭卡，棕櫚酒（發酵的椰子水）通常可以當酵種用，莫拉高達的說明書便要求我，除了酵母和一點糖之外，還要把棕櫚酒當酵種，加到椰子水中。不過，加入一點酸酵酵種也是另一種選擇，而我也會再加上一點自己發酵的米啤酒。之後，把椰子水、酵種與磨成粉的米混合起來，製成軟麵團，必要時可加入多一點椰子水（或水）。將麵團覆蓋起來，放在溫暖處數小時，使之膨脹為兩倍大。

　　麵團膨脹後，你可以冷藏起來，隔天再取出繼續製作（如果你冷藏起來，那麼從冰箱取出時，要先將麵團靜置數小時，等回溫後再繼續製作）。加鹽調味，一次一點點地慢慢加入椰奶，直到麵團稀到可以鋪成非常薄的麵糊。讓麵糊發酵、膨脹，時間大約是3小時或更久。

　　接著，加熱煎鍋。斯里蘭卡通常會用一種特殊煎鍋來製作哈波斯。這種鍋子名為塔些席（tachhchi）或是「中式煎鍋」（Chinese chatty），有點像炒鍋，只是比較小一點，鍋緣的坡度也比較陡。不過，一只養得很好的炒鍋就夠用了。在煎鍋上倒入一層薄薄的椰子油，再倒上一點點麵糊，快速地轉一下鍋子，使麵糊覆上大部分的鍋邊。鍋邊只能覆上薄薄一層麵糊，這樣才能形成酥脆的薄邊，但中央就應該要厚一點，像海綿一樣。蓋上鍋蓋，用蒸氣加熱麵糊中央，並用文火來煎，直到邊緣轉為金黃色。

　　我在我養好的可麗餅煎盤上做過一些哈波斯，效果很棒，而當我寫電子郵件給莫拉高達，告訴她我的經驗時，她立刻回覆：「我強烈建議你用炒鍋而不要用平底煎鍋，因為平底煎鍋無法做出真的哈波斯。哈波斯應該要有花邊和酥脆的薄邊環繞著像海綿那樣蒸熟的中心。哈波斯應該是立體的，而不是扁平的。」說得沒錯，形狀對於食物來說非常重要，如同玉米薄餅、海苔卷、乳酪和臘腸一樣，都具有獨特的形狀。不過，即使我用的是一般的平底鍋，我還是能達到莫拉高達所要求的結果。只要將麵糊倒入鍋子中央，再慢

慢旋轉鍋子，讓麵糊散流開來，邊緣就可以比中央薄上許多。最後，蓋上鍋蓋蒸煮。

　　蛋哈波斯是極受歡迎的哈波斯料理，只要在鋪好麵糊後、蓋上鍋蓋前，打顆蛋到哈波斯的中央就可以了。用哈波斯上方的蒸氣來煮蛋，並把哈波斯浸入這流動的蛋黃一起食用。哈波斯也可以搭配各種咖哩、切碎的番茄和黃瓜、切片的香蕉及酸甜醬料。許多調味料都可以突顯哈波斯的滋味，儘管哈波斯本身就已經夠可口了。食譜上有各種哈波斯作法，有些人會用糯米粉而不是米，或是用罐裝的椰奶。南印度喀拉拉邦（kerala）的阿旁基本上與哈波斯很相似，雖然食譜有一點不同，而且有時候會將生米和著麵糊一起下去煮。

## ～～～ 基斯格與柯克艾芙瓜拉 ～～～

　　基斯格（kishk）是小麥片（煮過的乾燥碎小麥）混合優格與一點鹽巴後發酵而成的麵團。人們會把這樣的發酵麵團乾燥成碎片，用來調味湯品並增加湯的稠度。住在比利時布魯塞爾的義大利裔發酵實驗家塔倫提諾（Maria Tarantino）說，她有時候會用庫斯庫斯（couscous）[14]代替小麥片來製作基斯格，而且不會將基斯格乾燥成碎片。「我不會將基斯格完全乾燥，這樣我才能捏成一顆顆小球。之後，加些乾燥香草進去，再像製作羊乳酪那樣，將這些小球浸在橄欖油裡就可以了」。味道也真的棒極了！

　　在「大地之母」（Terra Madre）這個國際慢食大會上，我遇到塔倫提諾，而那一年的大會，我們也都嘗到一種名為「柯克艾芙瓜拉」（Keckek el Fouqara）的食物。這是窮人的乳酪，如果有人無法取得牛奶，就可以製作這種改編版的基斯格。這道食物的風味之豐富，遠遠超過我所試過的任何非乳製乳酪。根據國際慢食總會指定的作法，製作柯克艾芙瓜拉時，要在小麥片裡加水和鹽，並發酵3~5週（依溫度而定）。

14 譯注　北非粗麥粉製成顆粒如米粒狀，因此又被稱為北非小米。

66 然後，用手揉壓，直到麵團均勻有
彈性。成品可以就這樣保持原味，也
可以加入百里香、蒔蘿、奈吉兒籽、
芝麻籽、紅辣椒、綠辣椒或黑胡椒。在
麵團還濕濕的時候捏成一顆顆小球，緊密地
堆疊在玻璃罐裡，接著倒入當地特級橄欖油，橄
欖油要完全蓋過這些小球，以保鮮和保存口感。

*sourdough bread*

這種窮人乳酪可以就這樣保存一年以上。這種食
物是所謂的木恩食品（mune products），木恩的動詞為木那（mana），
意為「儲藏貨品」。柯克艾芙瓜拉是每個家庭在食物供應不穩定時的
必備儲糧。99

---

**酸麵筋**

哈迪（Alan Hardy），德州聖安東尼市

我想要分享的，可能只是我自己的發現。多年來，我一直都喜歡製
作麵筋這種日本小麥「素肉」。麵筋非常美味且營養，但就像大多數
的蛋白質一樣，很難被人體消化。我一開始製作酸酵麵包時，是以
回春水為酵種，這讓我得到一個點子：如果麵筋可以用同樣的方式
來發酵的話，或許可以變得更容易消化。因此，我將麵粉狀的麩質
混合回春水（而不是水）製成麵團球，放上一天一夜。之後，要不
就用壓力鍋煮，要不就是煮沸一小時，如此做出來的成品會很棒，
不僅香氣撲鼻，質地和風味也有別於一般的麵筋。

（作者注：我也把哈迪提供的這個方法用在我的酸酵酵種上，結果非
常棒！）

　　我做過幾次柯克艾芙瓜拉，而且相當受歡迎。製作柯克艾芙瓜拉時，先將水與小麥片混合，水量比小麥片的用量稍微多一些。每天攪拌。1週後就會發展出強烈的味道，但過了幾天，味道就會越來越好。2~3週後，加入香料，我最好的配方包括了蒜頭、葛縷子籽、蒔蘿和鼠尾草，用缽和杵將這些香料與鹽一起磨碎，然後加到小麥片混合液裡（必要時可以調整比例），並捏成直徑約4公分的小球。最後，將這些加了香料且經過發酵的小麥片球裝到玻璃罐裡，用橄欖油蓋過，並靜置數週熟成（最久約6個月）。柯克艾芙瓜拉可以當作乳酪替代品，與餅乾一起享用。

## 將穀物與其他種類食物一起發酵

　　穀物可以和你想得到的所有食物一起發酵。前文提到的基斯格就是混合小麥與優格一起發酵的。我朋友馬許倫則把小麥麵粉和牛奶混合起來，用來餵養她的酸酵酵種，我還聽說有其他人也做過同樣的事。乳酸菌要在帶有些微碳水化合物的東西上（如魚類或肉類）生長時，穀物可以提供重大的協助。我將在下冊第五章說明菲律賓的布榮伊思達（burong isda）和日本的熟壽司（nare zushi）這兩種用米與魚類一起發酵的產品。此外，上一章中所提用米和馬鈴薯發酵蔬菜的作法，其他穀物和塊莖也可以如法炮製。下冊第四章提到用穀物釀造的啤酒，有些最早的記載是以穀物混合水果、植物汁液或其他的糖類。第七章提到的蒸米漿糕（idli）是將木豆與米一起發酵。味噌也是如此，不僅使用豆類，還會與長著清酒麴（koji，由麴菌轉化而來）的穀物一起發酵，這會在第六章談到。

## 發酵剩餘的穀物（及塊莖）

　　如果要處理吃不完的剩餘穀物和塊莖，發酵是很棒的方法。如本章前文提到的方式，我最常將剩餘的穀物加進酸酵麵包和煎餅裡。我也喜歡波蘭的

黑麥酸稠粥祖爾，因此有時會用剩餘穀物來製作類似的湯品。首先，用水蓋過煮好的穀物，並把凝結的團塊攪成泥狀。接著，加入些許黑麥麵粉，使之變稠，並加入酸酵酵種，發酵幾天後煮成湯。剩餘的穀物與塊莖也可以運用在酸菜和韓式泡菜裡。

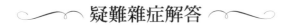

## 疑難雜症解答

### • 酸酵怎麼都無法起泡？

你有將水去氯嗎？用來殺除水中細菌的氯氣與氯胺會抑制發酵。另外就是攪拌、攪拌、再攪拌，把氧氣攪入水中可以刺激酵母生長。把你的酵種移到屋子中較溫暖的地方（低溫會減緩發酵）。最後，如果以上這些方法都不管用，便試著加入可以讓酸酵起泡的有機黑麥麵粉。

### • 酸酵起泡後，就再也不活動了

若酸酵起過泡泡後卻不活動，可能只需要高比例的餵養方式。這意味著，要倒掉約75%的酸酵（也可以拿來製作煎餅），並用高比例的新鮮麵粉和水來餵養剩下的25%酸酵，麵粉與水的用量大約是酸酵的3~4倍。

### • 酸酵聞起來很可怕

酸酵是複雜的微生物菌落，一旦接受了新鮮且高比例的餵養，酵母的活動力會空前旺盛，而酸酵也會發展出一種酵母的氣味。隨後，當乳酸菌隨著酵母成為酸酵環境的優勢菌種時，酸酵就會越來越酸，不過，如果你疏忽餵養酸酵的責任，同時乳酸菌也耗盡了養料，同群落中的腐敗細菌就會大肆繁殖，並取而代之。這代表你的酵種會變得奇臭無比。不過，不要全部倒掉，而是留下罐子底部的一些些，用高比例的方式餵養，讓沉睡的酵母和乳酸菌重新甦醒。盡量寵愛你的酸酵吧！即便這些酸酵並未立刻起泡泡，也要每天

攪拌、保持溫暖，並且每1~2天就餵養一次。酸酵的恢復能力是很強的，即便不小心太過忽視它，還是可以搶救回來。

## • 起酵酸酵的資訊怎麼如此矛盾？

如同大多數的事情，起酵酸酵不是只有一種方法而已。不要被各種方法中看似矛盾的地方給絆住，只要你堅持某種方法並持續下去，這些方法都是管用的。我主張只用麵粉和水，然後攪拌、攪拌、再攪拌。不過，其他許多方法（有些還相當繁瑣）也可以產生很棒的酸酵酵種。不管你用的方法為何，定期餵養是保持酸酵酵種活躍旺盛的關鍵。

## • 表面長黴，罐子的水面也長了黴

要避免表面長黴，最好方式就是經常攪拌，不時地攪拌干擾，黴菌就不易在表面生長。如果你注意到黴菌長出來了，便將黴菌撈掉，並試著更認真地每天攪拌。你用來盛裝酸酵的碗和罐子也可能長黴，尤其是酸酵殘留黏在邊上時。若你看到有黴長出來了，便將酸酵換到另一個容器裡，把原本的罐子清洗乾淨，再把酸酵倒回去。

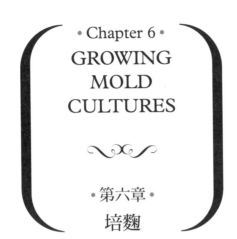

• Chapter 6 •

GROWING
MOLD
CULTURES

• 第六章 •

培麴

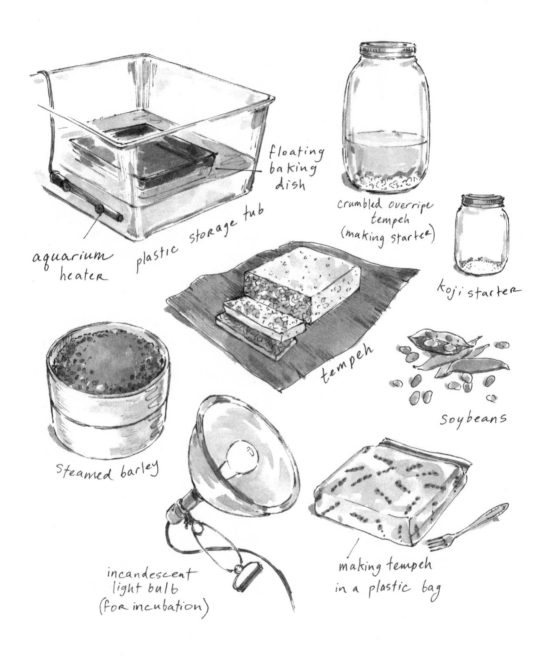

floating
baking
dish

crumbled overripe
tempeh
(making starter)

aquarium
heater

plastic storage tub

koji starter

tempeh

steamed barley

soybeans

incandescent
light bulb
(for incubation)

making tempeh
in a plastic bag

許多人一聽到要把黴菌吃下肚就驚慌不已。然而，這些微小到肉眼無法辨識的黴菌，卻難免會出現在我們大多數的食物上，甚至在很久以前，人類就開始刻意培養黴菌，發展出以此來加工食物的飲食傳統。在西方，雖然長著黴的乳酪並非人人都可接受，卻是人們最熟悉的黴菌發酵物。根據夏利夫和青柳昭子的觀察：「大多數西方人仍對長黴的產品有根深柢固的成見，他們一般都會將『長黴』這個字眼跟食物腐敗聯想在一起，例如『發霉的麵包』」。

在亞洲，黴菌的應用就廣泛得多，接受的程度也大得多。夏利夫和青柳昭子寫道：「在亞洲，『黴菌』一字的涵義就正面多了，有點像是西方的『酵母』。」混合的培養物裡就包含了酵母和細菌，不過主要是黴菌，中文稱為「麴」。麴是一種生長在穀物上的黴菌，在亞洲已經使用了數千年之久。黃興宗寫道：「英文裡找不到完全對等的字眼。」

> ❝ 這個字被譯為barm（菌元）、leaven（膨發劑）、yeast（酵母）和starter（酵種）等，卻沒有一種翻譯能完全對應。目前可以找到的最佳譯法是ferment（發酵生物），因為麴同時含有酵素和活生物。培麴時，酵素會水解穀物裡的澱粉，孢子會發芽，菌絲會激增，進而製造出更多澱粉酵素。酵母的數量也會增加，並且把生成的糖發酵成酒精。這個過程就稱為「澱粉黴菌糖化作用」（Amylomyces），或簡稱「阿米諾法」（Amylo process）[1]。❞

麴和相關的培養物通常含有各類黴菌（包括麴黴菌、根黴菌、毛黴菌或紅麴黴菌），以及傳統上來自環境（通常是植物）的酵母和細菌。黃興宗指

---

1 又稱黴菌糖化法，澱粉發酵法。

出，因為麴是塊狀物，因此能為各種黴菌提供有利生長的環境棲位。「塊狀物內部的條件有利於根黴菌的生長，表面則利於麴黴菌生長。」不同黴菌群落的特徵很早就受到注意。夏利夫和青柳昭子解釋，在一份公元6世紀的中文文獻中，區分了兩種黴菌：「我們現在所稱的麴黴菌在當時稱為『黃袍』，根黴菌則稱為『白袍』。年復一年，他們小心翼翼地區分這些培養物，加以繁殖。」用來製作清酒、味噌、醬油和其他發酵物的日本清酒麴，就是由披覆著米麴菌黃袍的各式基質所組成。反之，日本的天貝則是由披覆著白袍的少孢根黴發酵製成。

除了以米和小米為基底的發酵酒精飲料，小麥、蔬菜、魚類、肉類、大豆和其他穀物等基質也可以用來培養麴。黃興宗解釋：「雖然黴菌發酵原是為了造酒，不過很快就發展出進一步的運用，製造出一系列發酵食物，進而形塑出中式飲食和料理的特色和風味。」麴的運用也遍及亞洲。隨著19世紀末微生物學出現，「微生物學家開始注意到混合培養物有趣的備製過程」，分離出個別黴菌，並以「四千年前就能從穀物製造出穩定黴菌菌種的古代中國人所意想不到的」新方式進行運用。在我們這個時代，由麴產生的酵素已廣泛運用在食物加工處理（包括製作高果糖玉米糖漿）、蒸餾、生物燃料以及許多產業。根據《生物科學、生物科技以及生物化學》期刊的說法：「米麴菌的基因組序列顯示出驚人的流動性，這是一座盛裝著酵素和代謝物的寶庫」。而根據史丹克勞斯的說法：「清酒麴中已經發現五十多種酵素」。

這座寶庫並不專屬於生技專家。與黴菌共事是相當有收穫的，在家中培養黴菌也簡單又安全。不過，黴菌對環境的要求跟大多數發酵生物有點不同。黴菌生長時需要氧氣，所以黴菌是好氧的。大多數酵母和乳酸菌等發酵生物則是厭氧的，而對於生物學家而言，厭氧是界定發酵的特徵。因此嚴格說來，「好氧發酵」是矛盾的說法，更正確說來應該是悖論。然而大家還是普遍認為麴、天貝、醋、康普茶以及無數的好氧過程，都屬發酵作用。

黴菌需要氧氣，但不能太多；黴菌需要水分，但不能太潮濕；黴菌還需要熱度，但也不能太熱。相較於與大多數發酵作用，黴菌是相當難應付的。

我溫床裡的微生物

奇羅（qilo），2008年3月，烏爾班納

上層抽屜的發酵生物
培養
珍珠般的大麥
滿似灰塵的白
甜香的塵土之朽
覆在外衣底下
鋪散在老舊亞麻布餐桌巾的各角
華氏95度
恆定

柔軟的外皮捲曲在周圍

毛茸茸的布
緊緊裹住豐滿的內心

我欲此朽
清楚聽見綻放的聲音
在星辰盡歡的寂靜夜裡
吞食過往
消化
從此刻起
借助

數以百萬的細菌

海瑟廷（Clifford Hesseltine）寫道：「很久以前的人們，是在條件恰好適合特定真菌生長的情形下偶然發現這些過程的。」只要對這些條件有基本認識，再加上一點點具有創意的巧手蕙心，任何人都能在家中廚房創造出適合培麴的環境。

## 黴菌的培養箱

　　除非你夠幸運，身處於27~32°C的恆定環境裡，否則要培育清酒麴、天貝、麴和其他亞洲烹飪用黴菌，最大的技術挑戰，就是必須在特定的培養箱中模擬這些條件。適度的溫暖會加速黴菌生長。黴菌也需要氧氣，所以最好能讓培養箱有大量空氣流動，再搭配緩緩加熱的熱源，而不是僅僅仰賴第三章那種阻絕空氣的絕緣方式來維持溫度。不過要注意，倘若溫度上升超過預定範圍，黴菌就會被消滅，緊接著由枯草芽孢桿菌這種黏糊糊的納豆菌

（見第七章的「納豆」）接手。

要注意的是，這些是培育黴菌的條件，而非運用的條件。要用麴來製作米啤酒（見下冊第四章的「亞洲米酒」）或是使用清酒麴製作味噌（見第七章的「味噌」），並不需要遵循如此嚴格的條件，但要培養這些酵種的黴菌就需要最佳的溫濕度條件了。接下來所列的是幾種我使用過或是見過的創意培養方法。

## • 烤箱培麴法

廚房烤箱是非常適合用來培養黴菌的恆溫空間。烤箱本身設計可維持的溫度，比黴菌生長溫度範圍高出許多。即便如此，烤箱仍可用來維持較低的熱度。大多數現代烤箱都有獨立開關的照明燈，我自己的烤箱只要把燈打開，就能使烤箱加溫至理想的32°C。我會在烤箱裡放一支溫度計監控，溫度過高就把燈關掉，或是微微開啟烤箱門來調節溫度。

附有指示燈的瓦斯烤箱也可以當作培麴室。不要啟動烤箱，而是以指示燈本身的熱度作為熱源。當烤箱門處於關閉狀態，附有指示燈的烤箱通常會讓溫度維持在32°C以上，至於實際溫度會達到多高則依火焰大小而定。大多數的烤箱都很容易調整溫度。在你放入任何東西進行培養之前，先在烤箱裡放入一支溫度計。能夠遠距讀取的溫度計（烹煮肉類或讀取室外溫度的溫度計）是最理想的，這樣你就不必為了讀取溫度而打開烤箱門導致溫度改變。不過儘管如此，你還是可以用手邊的任何溫度計來進行測量。

將溫度計放入烤箱，關上烤箱門。將溫度計留在烤箱至少15分鐘，然後察看溫度。如果溫度高過32°C，就將指示燈轉弱，或是用個小東西把烤箱門撐開（我喜歡用瓶蓋），15分鐘之後再次檢查溫度。如果溫度仍然過高，烤箱門就得用更大的東西撐得更開；如果溫度太低（低於30°C），那就得把門關小一點（可以試試木湯匙或硬紙板）。調整門的開啟程度直到溫度適中，並在培養期間持續定時監控溫度。

倘若你的烤箱既沒有指示燈也沒有內部照明燈，或者是燈光不足以產生

足夠熱度，你可以放個無遮罩的低功率白熾燈泡，簡單固定在烤箱底部，再把一片陶瓷杯墊（或一鍋水）置於燈泡上方，使熱能均勻擴散，同時保護發酵生物遠離「熱點」，以免死於過熱。在加熱一陣子之後再確認一次溫度，若溫度高過預計範圍，就將烤箱門撐開。

使用烤箱培麴法時，不論熱源是指示燈或是燈泡，乾熱加溫都會使基質迅速乾掉而使黴菌無法生長，因此有必要採取一些措施，以避免發酵生物乾死。在製作天貝時，避免乾掉的簡易作法是把培麴用的豆子包在打了小孔的塑膠袋裡。塑膠袋會把大部分濕氣留在袋中，小孔則能讓空氣流通，這麼做是仿照印尼用香蕉葉來包裹天貝的傳統。製作清酒麴時，穀物通常覆蓋在透氣的布裡，如此可保護穀物不致迅速乾掉。我們每介紹一種發酵生物，就會詳細介紹其特定包覆方式。

最後，用烤箱培麴需要注意在烤箱控制器貼上膠帶或是便箋，以免自己或是同住的人不小心啟動烤箱而使高溫毀掉你的發酵生物。

## • 魚缸加熱器培麴法

這個方法需要比較特殊的設備，優點是能自動調溫。你需要的設備有：一，溫度上限設定為31°C的水族箱加熱器。二，一個方形不鏽鋼大餐盤或是深度至少5公分可以浮在水面的烤盤。三，一個大到可以讓不鏽鋼大餐盤漂浮在裡頭的有蓋塑膠桶。

在桶中裝水10~15公分深，將加熱器放入桶子底部並接上插座，將加熱器設定在31°C左右。加熱一陣子之後，用溫度計確認溫度，必要時調整加熱器。在盤內放上要培養的基質，然後放在水面

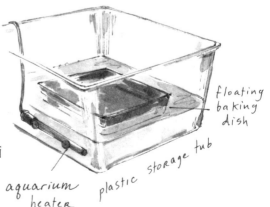

floating baking dish

aquarium heater

plastic storage tub

漂浮,盤內基質的溫度就由周圍水溫控制。桶子頂部要包上一條毛巾,以吸附從蓋子滴下的冷凝水,以免水滴濺上培養中的黴菌。桶蓋要稍微傾斜。蓋子可以防止水分蒸散,蓋緣的縫隙則可使空氣保持良好循環。桶蓋若密合太緊會阻礙循環。我是跟加州聖塔克魯茲市的沃木斯(Manfred Warmuth)學到這個方法的,他是超級天貝迷,在網路上以投影片公開他的方法。

## • 控溫器

只要加上一個控溫器(見第三章的「溫度控制器」),就能利用白熾燈泡自動調節培養裝置的溫度。使用這類器具時,我都將作為熱源的燈泡接到控溫器上,溫度設定在30°C,然後放在培養箱上方。開啟燈光,一旦達到目標溫度,控溫器就會關閉燈泡,待溫度下降才會再度啟動燈泡。自動控溫的系統很方便,不像手動調節裝置那樣需要不時監控。

## • 設計專用培養箱

目前我使用的培養箱是個廢棄的商用冰箱,除了在內部裝設一個白熾燈泡和一個控溫器,其他改裝就只有在冰箱底部多鑽幾個洞以利空氣循環。至於冰箱頂部,本來就有通風口。我曾在保麗龍隔熱箱以及絕緣的飲料冷藏櫃見過類似裝置。如果你是在小空間培養大量黴菌,一定要在培養過程的下半階段經常監控,因為此時黴菌的生長會產生熱,如果通風不足,熱能會持續累積,導致黴菌死亡。

有些有創意的天貝製造商會擴增培養空間,如此,大量天貝所產生的熱就能很快消散,解決了通風不足的問題。拉爾森(Caylan Larson)則進一步改造魚缸加熱器的培養系統:將一個架子放置在改良過的室內溫室的熱水上方,創造出更大的培養空間。沃木斯(第一個向我展示魚缸加熱器培養箱的設計者)以一個恆溫調節器、一個空間加熱器以及一個風扇,在壁櫥或是浴室裡創造大型的培養室。他寫道:「我在壁櫥裡加裝一個架子,就能做出許多成品。」在網路上搜尋「天貝培養箱設計」(tempeh incubator design),就會

跑出許多激發靈感的設計、原理圖和照片。

　　烘焙師傅通常可以運用手邊現有的麵包發酵箱。我也聽過有人用加熱墊和熱水瓶當作熱源。西雅圖的葛林弗瑞思特（Favero Greenforest）寫道：「我有個輻射加熱地板，正好用來進行培養。」所有培養系統或設計都各有利弊，沒有哪一種是最好的。我會鼓勵各位實驗家用手邊現有的資源進行實驗，當你發現自己需要經常或大量培養黴菌時，再升級你的設備。

## ～～～ 製作天貝 ～～～

　　我第一次學會培養黴菌，就是從印尼爪哇島的天貝開始。天貝是以少孢根黴為主的黴菌製作而成，大豆是最常見的基質。黴菌會預消化大豆，並讓豆子黏結在一起，如此能大幅減少烹煮時間。新鮮天貝真的很美味，品質遠優於一般市售天貝。天貝最廣為人知的發酵方式是利用大豆，不過其實用任何豆類或穀類（以及其他基質）混合物也可以做得出。多年來我一直認為一定要使用某些豆類，但我的朋友也是我的助手史匹奇是任何事都要親身實驗的人，堅持要以一批不摻任何豆類的穀物來製作天貝。結果他成功製作出小米燕麥天貝，而且還挺好吃的，風味比大豆天貝還要清淡，幾近堅果。我做的天貝則通常是一半豆類一半穀物。

　　拜西方素食的次文化團體之賜，我很早就熟悉天貝。40年前，也就是1970年代初期，「農莊」（田納西州的一個社群）的嬉皮嘗試要研究出如何以素食維生。他們種植大豆，建立了大豆製酪場，專門製作豆漿和豆腐。為了了解不同傳統文化如何將大豆製作成食物，他們打聽到天貝這種東西，並從美國農業部的培養物收集處取得發酵物，隨後便開始製作天貝，甚至透過文章和教學推動天貝製作、孢子生產、孢子零售，還附上詳細指南。夏利夫和青柳昭子寫道：「美國大眾之所以知道天貝，主要得歸功於『農莊』。」的確，我首次製作天貝所使用的酵種，就是來自「農莊」的天貝實驗室。

　　天貝酵種是以黴菌孢子培養而成。孢子是真菌繁殖的媒介，類似植物的

種子。你可以把天貝培養到過熟，使黴菌成熟到產孢而繁殖出酵種（見本章的「繁殖天貝孢子」）。或者你也可以直接購買天貝的酵種，通常是在粉末狀的穀物基質中混合了黴菌孢子。現在在市面上也有越來越多天貝酵種。

不用酵種，僅以一塊新鮮的活天貝，也可以製作出天貝。不過我要強調，這個方法需要的是新鮮天貝，而大多數市售天貝為了達到最大穩定性，多已經過高溫殺菌並冷凍。倘若你能取得新鮮活天貝，將活天貝切碎，並以約10%的比例將成熟天貝混入已煮好、放涼並乾燥的食材中。夏利夫和青柳昭子解釋：「即使沒有透過孢子，菌絲仍會持續快速生長」。

**❝** 然而，比起以孢子酵種製作出的天貝，菌絲酵種做出的天貝，其菌絲大體上較弱，培養的時間也會稍長……而且要記得，原本的天貝早就含有一些不需要的細菌。當你不注意或是濕度偏高時，這些細菌量會不斷繁殖激增，最後數量遠超過其他黴菌，以至於無法製作出好的天貝。**❞**

一旦你取得了某個酵種，就需要準備豆類或是穀類來作為黴菌基質。黴菌自然會將豆子和穀物結合成天貝塊。如果你用的是大豆，第一步就是將豆子壓裂，讓豆殼剝落。大豆的殼就跟其他豆類一樣（如鷹嘴豆），是難纏的阻礙物。如果豆子仍包在厚厚的殼裡，我們想要培養的黴菌就無法進入豆子富含蛋白質的子葉中。壓裂豆子可以使外殼從豆子上脫落。我通常是在豆子未經浸泡乾燥時壓裂，使用的工具是裝有0.5公分鋸齒的簡易手搖磨豆器，如此每顆豆子都會碎裂為二或更多，卻不會被磨成粉狀。傳統的方法則是先浸泡豆子，然後在上面踩踏，使豆子輕微裂開。我也會先浸泡豆子，再用手揉捏去殼，這麼做的確有效，卻也相當費力。

有些人會想方設法將掉落的大豆殼拿掉：搖晃壓碎的乾燥豆子，然後把搖到上層的豆殼吹掉；或是在豆子第一次煮沸時，把浮到水面的豆殼撈掉。不過我通常是把殼留著，因為豆殼一脫離豆子就不會阻礙黴菌的發展，而且

還能為天貝提供纖維質和體積。

傳統上，製作天貝的豆子在烹煮前會先浸泡。這個步驟並非絕對必要，但對整個過程和最終成品還是有益的。史丹克勞斯寫道：「在熱帶地區的自然條件下，製造天貝包含兩種發酵過程。」首先是浸泡24小時，這個步驟「是細菌性的發酵，並使豆子酸化」。像這樣酸鹼值在4.5~5.3的酸化「並不影響黴菌生長，反而能抑制不想要卻可能散播孢子的黴菌」。一個研究天貝浸泡的重要性的微生物學家團隊發現，以前的研究「大多著重在少孢根黴的真菌發酵階段」，但是現在研究逐漸顯示，「初步發酵的酸化是控制天貝品質的重要階段」。另一組研究學者則斷定：「乳酸菌是酸化作用的要角，為黴菌提供較佳的生長條件，並能抑制汙染或毒素產生。」就像在這麼多發酵生物裡的作用，細菌產生的酸會保護培養物免受潛在的病原菌攻擊。在天貝的例子中，即使烹煮豆子會殺滅細菌，但是這些細菌製造出來的酸卻會繼續創造出一個有利的擇汰環境，讓想要的黴菌生存下來。

在溫帶氣候裡，簡單的浸泡並不會像熱帶氣候一樣能導致快速的酸化作用。上述的研究發現，要讓豆子的酸鹼質低於4.5以進行發酵作用，在20°C的環境所需的時間（36小時），是在37°C環境的三倍。西方製作天貝的方式大多是以醋代替傳統的預先發酵作用。夏利夫和青柳昭子在《天貝之書》裡就建議，在煮豆水中加入醋（500公克豆子，使用25毫升的醋兌2.5公升的水）。「農莊」的天貝食譜索性省了浸泡豆子的步驟，在接種之前直接把醋加入煮過的豆子中使豆子酸化（每500公克乾燥大豆加30毫升的醋）。切記，一定要把醋完全攪散才能加入酵種。推廣並販售天貝酵種數十年的GEM培養物公司共同發起人史提梅爾在她販售的酵種使用指南中省去加入醋的步驟。她回憶道：

> 我用的食譜，幾乎就是三十年前在寫原版的天貝製作指南時所採取的實驗步驟。我當時採用的是《農莊素食烹飪書》，方法是在接種之前把醋加入煮好的豆子中。有一次我忘了加醋（天貝已經放入

培養箱，事先備好的醋卻原封不動放在檯面），卻發現做出的天貝並無不同。後來我用較少的豆子，並且不加醋再重複嘗試，結果還是很好。**99**

　　數年來我一直使用她的方法，不經浸泡或是不加醋，結果都很不錯。但在讀到史丹克勞斯描寫天貝有兩種發酵作用之後，我才了解浸泡的程序可能相當重要。有時候浸泡36~48小時是沒有問題的，你也可以在培養箱的溫度下進行，以加速浸泡的發酵作用。或是加入**酸菜汁液、酸酵酵種、乳清**或是其他活乳酸菌培養物來進行培養。

　　製作天貝還有一個關鍵，就是不要把豆子煮過頭。大豆烹煮的時間大約是45分鐘，煮到軟得可以咬破但仍無法食用的程度。一旦外形即將崩開就可以了。如果豆子煮過頭，豆子之間的空隙會縮減，黴菌便無法藉由空隙中的氧來增長。因此，豆子只能煮到半熟。大多數豆子所需的烹煮時間會比大豆少很多，許多用來製作天貝的豆子只需要煮沸5~10分鐘即可，紅扁豆則幾乎不需要1分鐘。仔細觀察豆子，一旦豆子軟到可以咬破並且外形即將崩開，就立刻瀝乾。

*Soybeans*

　　接下來要將豆子乾燥和放涼。煮過的豆子皆附有水分，這些水分會促使細菌而非想要的黴菌生長。史丹克勞斯總結了為豆子去除多餘水分的幾種傳統方法：

**66**馬來西亞人在為豆子接種之前，會把豆子放在一塊布裡滾一滾，以吸去表面水分，有些製造者還會將豆子裹上小麥麵粉以吸收多餘的濕氣。印尼人經常將煮過的豆子平鋪在竹編托盤，多出來的水分會從盤底滴出，當豆子變涼時豆瓣也就乾了。**99**

　　我在《自然發酵》裡建議的乾燥方法，是史丹克勞斯所說的馬來西亞方

法：用條毛巾吸收豆子表面的濕氣。若你只是少量製作，這個方式很適用，但如果要增加產量，就會變得比較麻煩。比較簡單的方式是用風扇吹乾豆子。把風扇直接對著豆子，邊吹邊攪拌，這樣豆子很快就會乾燥變涼。

　　我後來常將穀物和豆子混合起來製作天貝，其中一個原因就是可以將穀物煮得乾乾的（每份穀物只要用上一份水），然後我可以用這些穀物來乾燥豆子。作法是趁著熱氣蒸騰時，將煮好的乾燥穀物加到煮好的豆子裡並混合均勻，此時豆子表面的濕氣會被仍在吸收水氣的穀物吸走。我通常還會加入一點點剪成細條狀的海苔，這也有助於吸收豆子的水分。

　　還有一點很重要，當你進行培養時，天貝混合物的溫度不能高於體溫，否則熱度有可能導致酵種死亡。攪拌時，使用風扇可大幅加速冷卻速度，所以要將豆子和穀物好好鋪開，以暴露更多表面積。一旦豆子和穀物溫度降到體溫，就把酵種加進去。酵種的量會隨酵種的來源而有所不同，大部分市售酵種都建議 500 克的乾豆或穀物使用 1 茶匙（5 毫升）的酵種，不過若是你的酵種使用說明書建議不同的比例，就依照說明書的指示。若你用的是活天貝酵種而不是孢子酵種，酵種使用的比例大約是基底材料的 15%。

　　將酵種徹底拌入。攪拌時要把沾黏在碗緣上的食材也刮下，確實混合。我喜歡一手攪拌，另一手轉動碗。如果你的酵種用量不多，可以增加攪拌時間，盡量增加豆穀與酵種接觸的表面積。但不要拌過頭，以免豆子太涼。當你要把豆子包起來培麴時，摸起來應該要仍是溫熱的。

　　酵種完全混入材料基底後，便可把材料基底放到天貝包材裡。在爪哇，傳統包材為香蕉葉等大型葉片。如果你有香蕉樹或其他大型可食的葉片，試著用來製作天貝吧。輕輕將葉片摺起包住天貝材料，然後用麻繩捆緊。在西方，天貝一般使用的包材是穿有小孔的塑膠袋，用針或叉子每間隔 2.5 公分就穿個小孔。如果你常常製作天貝，你也許會喜歡使用保鮮密封的

making tempeh
in a plastic bag

天貝塑形

史提梅爾（Betty Stechmeyer）

你可以取新鮮的天貝塊（2公分大小的密封袋尺寸），拆開、切片，然後互成直角堆疊起來，放回培養箱中。堆疊的重疊處會把整個結構緊緊連結在一起。我還曾用天貝「建造」出一隻火雞。你也可以培養接種過的天貝，定期攪拌讓菌絲不至於黏在一起。大約16小時左右你就可以用這些毛茸茸的豆子塑形，例如在碗中做出一只「鳥巢」，或者將半完成的豆子鋪排在一個派盤上，再用稍小的派盤壓整成派皮狀。半完成的天貝也是很好的基質，可以混入抑制黴菌生長的重口味調味料，例如西班牙辣香腸的調味料。

塑膠容器，在上面戳洞之後用來作為包材。我也經常在不鏽鋼盤裡培養天貝（會用底部和側面有洞的盤子），上方蓋上戳出小孔的鋁箔紙、蠟紙或是塑膠保鮮膜。天貝的形狀可以有多種創意，拉爾森就用籃子在濕度很高的培養箱裡就用籃子製作出一批很棒的天貝。

　　進行培養時需要密切監控。在初期，根黴菌在相對溫暖的環境下會比真菌和細菌還具有生存競爭優勢。事實證明，根黴菌在37°C的人體體溫會生長得很快。海瑟廷以及王麗華指出，讓黴菌快速成長是有利的，因為黴菌創造出來的資質能保護自己免受特定細菌的侵害，其中針對「革蘭氏陽性菌」和「厭氧芽孢菌」這方面的能力尤其強大。不過在8~14小時之後（依溫度而定），黴菌生長旺盛，此時就會產生明顯的熱度，而熱度持續累積，就有可能到達將黴菌殺死的高溫（超過體溫），因此天貝通常都是在比較溫和的27~32°C進行培養。黴菌在培養過程中會產生熱，這是了解黴菌養殖的重要概念，有助於在培養期間頻繁監控培養箱的熱度以進行調整，例如把門撐開，關掉熱源或者手動搖風，以避免過熱。

　　就如同大多數的發酵物，天貝並沒有發酵完成的明確時間點。當菌絲生長得很稠密，足以將豆子穀物黏結成團，天貝就完成了。新鮮天貝有股酵母

The Art of Fermentation
· 發酵聖經 ·

或菇菌的輕微香氣和風味。一般認為，當暗斑（孢子形成的徵兆）一出現，天貝就成熟了。在有孔洞的容器中，孢子會在這些空隙附近形成，因為此處空氣最流通，表面也最乾燥。當孢子繼續形成，天貝就會出現更強烈的香氣和風味，就像熟成的乳酪會帶有氨的氣味。印尼人會區分出孢子成形的各個階段，並品嘗各階段的不同美味。我的法國友人路卡喜歡生吃過熟的天貝，他說這讓他想到康門貝爾乳酪。

在室溫下甚至是冰箱之中，天貝都會繼續發酵，顏色會因為孢子持續形成而轉暗，並發展出越來越濃烈的氨水味。傳統上，天貝是正當新鮮時食用並販售，且被視為極易腐敗的食物。換句話說，這種發酵物絕對不是用來長期保存的。在西方，為了零售而生產的天貝大多會冷凍起來，而且通常在冷凍之前會先蒸煮消毒。至於我，我會在天貝剛從培養箱取出時趁新鮮食用一部分，然後把幾天內可食用的份量儲放在冰箱裡（注意不要堆疊，因為堆疊處會聚積餘熱，使黴菌繼續生長），放置時分散開來，盡量讓天貝接觸冷空氣。若是要存放數日，我會把每批剩餘的天貝冷凍起來。冷凍時一樣要將天貝分散開來不要堆疊。待天貝冷凍完成，就可以堆疊起來節省空間。包裝得當的天貝可以在冷凍庫裡放至少六個月。

## 料理天貝

許多人不知道該如何料理天貝。在印尼，天貝通常會切成條狀油炸，油炸之前通常會先浸泡在鹽水鹵（有時會加香料，有時會加羅望子）或其他醃汁中。有些人喜歡在醃泡和油炸之前先蒸過，以確保天貝完全煮熟。（但我通常不這麼做。）

我非常喜歡把天貝醃浸在甜酸鹹的醬汁中，醬汁由蜂蜜（或其他甜味劑）、醋（或酸菜汁或都放）、味噌（或醬油或都放）混合而成，有時還會加入辣醬。我在阿爾巴拉（Ken Albala）《豆子的歷史》（*Beans: A History*）中學到

tempeh

很棒的天貝醃浸新方式：goreng[2]。
要製作goreng，把鹽、蒜和芫荽籽
混在研砵裡搗成糊狀，加水攪拌後將天
貝切片放入醃浸。接下來是油炸。我通常
是用椰子油或奶油炸天貝，不過有一次我用
雞油來炸，號稱「雞炸天貝」，大受好評。如
果我的天貝是要做給一群人吃，我通常會把整塊天
貝放下去醃浸，再整塊放入烤箱油炸，炸好後再切片，這樣準
備起來比較容易一點。

　　如前所述，若整批天貝因為培麴時溫度過高而黏合不佳，我的作法通常
是把天貝碾碎製成辣椒醬，或是邋遢喬式[3]的混合醬。夏利夫和青柳昭子的
《天貝之書》這本權威的天貝英文書中，就收錄了很多天貝食譜。素食食譜
書以及網路也是天貝食譜的重要來源。

## 〜〜〜 繁殖天貝孢子 〜〜〜

　　繁殖天貝孢子有許多方式，夏利夫和青柳昭子的專書談天貝，所以也
收錄了繁殖天貝最全面的資訊。在印尼，有些天貝就培植在木槿樹毛茸茸的
葉子之間。他們會把這樣的天貝放到過熟，此時孢子就會在毛茸茸的葉片間
蓬勃生長。葉子乾燥之後，要用時就把葉片弄皺，隨著孢子一起放入待製的
天貝裡。任何過熟長了孢子的天貝都可以當成酵種使用，不過你越是精挑細
選，產出的成品就越純。這在傳統的混合培養物中完全沒有問題，因為這種
天貝裡的真菌和細菌群落已經很穩定。夏利夫和青柳昭子指出：「在印尼，
品質好的混合培養物酵種每天由數千家天貝商店在極不衛生的條件下備製。」

2　譯注　印尼語的goreng意思為炒或是炸，阿爾巴拉在書中所談到的tempeh goreng，指的就
　　是炸天貝。
3　譯注　Sloppy-joe-type，以碎牛肉、洋蔥、番茄醬等製成的三明治醬料。

天貝謳歌

史匹奇

天貝就跟自家栽種的番茄一樣，在超市裡都有一批徒具外形的乏味表親。自製，才是王道。新鮮培養的天貝就跟剛出爐的麵包一樣，能使廚房充滿溫暖的香氣，讓飢腸轆轆的眾人垂涎等待切片上桌。

我愛天貝。當我把新鮮天貝包好，致贈親友時，我會唱著約翰·藍儂的歌〈美麗男孩〉，不過合唱部分我把「男孩」改為「天貝」。不管用何種方式料理，天貝都能成功誘惑我，且總是能滿足我。唉，我對天貝的愛，讓我懷疑自己是否還愛豆腐了。豆腐彷彿已成我寧可放開、令人遺憾的青澀戀情。而天貝是如此美好，使我難以自拔。我做了一整批天貝，我早餐想吃、中餐想吃，晚餐也想吃。有了新鮮天貝，廚房就是充滿喜悅的天堂。

我和卡茲在好幾年前開始一起製作天貝。當時我們是用新的培養器進行實驗，可以穩定大量製作，我們因此和「短山」的廚師夥伴無拘無束地進行實驗。當時正值冬日，我正煮著熱騰騰、黏糊糊的澱粉類食物，而我發現天貝和我準備的餐點竟可以完美搭配：早餐時，我把奶油炸天貝夾在馬鈴薯煎餅和半熟的蛋之間；到了午餐，我把一些碎天貝切得更細碎，淋點日式醬油，撒在墨西哥煎餅裡。馬鈴薯帶出了天貝的堅果風味，番薯則突顯出天貝的鮮美。將天貝混入馬鈴薯泥或是撒在上頭，則能大大提升風味。一片天貝就可以讓烤番薯那單調的奶油味變得更加豐富。

在印尼，天貝的烹調方式通常是炒或炸，或是在湯中加入辣椒、椰奶、香茅和羅望子等熬煮。天貝幾乎總是搭配米飯食用。有種作法是，把天貝搗碎後與椰子包在香蕉葉裡一起蒸煮。還有一種作法是，將天貝浸泡在甜醬裡過夜，然後整塊放在串肉針上燒烤。在美國田納西州，天貝則可以搭配我們夏季園子出產的所有菜蔬：夏南瓜、青豆、羅勒、番茄、甜椒、包心菜。我總喜歡把我們夏收的作物丟進炒鍋裡，與天貝、椰奶和綠咖哩糊一起拌炒。

某些素食食譜書還會以天貝取代培根或牛排。如果你無法割捨肉的滋味，這麼做倒是個好辦法。不過自製天貝的風味這麼棒、這麼美味又這麼豐富，沒有理由要被貶抑為其他食物的替代品。把天貝從肉類替代品的想法中解放出來吧。多方嘗試，把天貝加入你手上正在烹煮的各種食物，看看會有何種滋味。

身處印尼之外的我們大多知道，酵種純粹的天貝，在每次產製過程中都有可能遭細菌汙染而削弱黴菌勢力。要維持培養物的菌種純粹，就得一絲不苟，謹慎處理。

我必須完全坦承，我還沒辦法完全成功繁殖天貝酵種。我用此處描述的方法成功做出幾次很棒的成品，不過更常發生的是，培養數日之後，其他黴菌也開始生長出來，尤其是聞起來有甜味的黃麴菌會在同樣的培養空間裡大量冒出。對於出身多元菌種的天貝來說，要改培成單一酵種真是一項挑戰。

產孢是黴菌生長過程中的繁殖現象，發生在菌絲長成之後。當天貝色澤逐漸變暗，就表示開始產孢。如前所述，天貝產孢的最初徵兆，通常出現在氣孔附近。氧氣量充足和較乾的環境都會促使產孢。

要獲取孢子，最簡單的方式就是把天貝放到過熟。為了使孢子產量達到最高，天貝暴露在空氣中的表面積越多越好。我的方法是，將長了菌絲的天貝切成薄片並放入培養箱。一旦這些薄片開始黏合，便可以讓天貝薄片暴露在更多的空氣中，如此便可促進孢子生長，同時讓表面乾燥。你可以把產了孢的天貝磨碎直接當酵種使用，不過，下一批天貝基質就有可能會因為混合了過熟的大豆成分而出現異味。

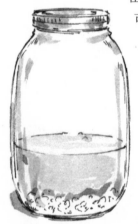

crumbled overripe
tempeh
(making starter)

要從過熟天貝中萃取出孢子，最簡單方式的就是在水中進行。在不加氯或是去氯的水中將產孢天貝弄碎，放進一只罐子，注入水蓋過，然後蓋上蓋子用力搖晃一兩分鐘。當水的顏色轉黑就表示孢子已經釋放到水中了。經過一番劇烈搖晃，將裡頭的固狀物濾出丟棄，留下暗黑的孢子水，靜置不動約一小時，孢子會沉澱到底部形成一攤黑色沉澱物。輕輕將混濁的水倒出，只留下那層沉澱物，這沉澱物就是你的新酵種。這個方法的缺點是，因為孢子的狀態是潮濕的，比乾燥時不穩定，因此你必須要在數日之內用掉。若要存放更久，將產孢的天貝切片冷凍起來，使用之前才將

孢子萃取到水中。

　　要生產大量天貝孢子，**最好**的方式是用米飯當基質，煮的時候米比水多（以體積計），煮出較乾的米飯，這樣就不會結成一團，可以有效磨成粉而不會是米糊，也可以更穩定存放。如果你是用壓力鍋蒸煮米飯來消毒滅菌，培養物上隨機出現的細菌就會少得多。如果你用酵種來培養天貝，隨機出現的細菌不會帶來什麼問題。不過如果細菌繁殖了數代，汙染程度就會逐次擴大，過不了多久，你想要的根黴菌可能就不再占優勢。對於自製者或是家庭手工業者來說，製作天貝酵種時，只要謹慎清潔並用壓力鍋烹煮米飯便已足夠。但若是要生產出能廣泛運用的酵種，就需要較高的保護措施，例如在保護周全的空間裡接種米飯，並且用顯微鏡檢視每一批成品以控管品質。這些避免汙染的保護措施在《製作天貝》(*Tempeh Production*)一書中有完整描述，以下則介紹我在中度生產規模時所使用的方法（但也不是每次都成功）。

　　這個方法簡單來說就是：一，把米放入玻璃罐浸泡。二，直接將整罐米放入壓力鍋中蒸煮，罐口要蓋上一張咖啡濾紙，並以罐子的環圈或橡皮筋固定好。三，將整罐米慢慢放涼到體溫溫度。四，在米粒上接種酵種。五，培養4~7日，期間監測溫度並且一天搖晃數次以防結塊。還有，六，以手持攪拌機直接把罐內的食材磨成粉，或用研缽研磨成粉狀。

　　大多數的文獻資料都建議在製作天貝酵種時使用白米，但我找不到任何非得用白米而不是糙米的討論。個人認為，這是因為黴菌在白米上生長的速度較快，畢竟具保護的外膜已經磨掉了。史提梅爾就表示，她想起見過一張糙米穀的掃描電子顯微影像，「影像呈現出深深旋繞的表面。可以想見，這些溝槽可能藏著會污染酵種的細菌和真菌頑抗孢子」。不過依據我個人實驗，用糙米培養的結果較佳，因為白米比較容易結塊，不易讓黴菌在單顆米粒上產孢。如果你要遵循古法以白米來製作，一定要避免使用滑石（矽酸鎂）處理過的米，而且製作之前要將米洗滌乾淨，徹底去除表面的粉狀澱粉質，直到洗米水變得清澈為止。

　　美國農業部北區研究實驗室的科學家便進行實驗，確認在不同濕度不同

基質所生長的根黴菌活孢子數。此研究證實，比起小麥、麥麩或是大豆，在米粒上生長的根黴菌孢子數量較多，而且在（白）米基質上，以10份米兌6份水備製的米能得到最大的孢子產量。夏利夫和青柳昭子在《製作天貝》一書中提到，有位天貝製作者進行了更深入的實驗，發現10份米兌5份水「能產生更大的產孢量，而且更重要的是，能更容易在攪拌機磨碎而不易變乾。」至於糙米，他們則提到澳洲研究者麥坎（John McComb）「發現穀粒完整的糙米效果比白米來得好」，而「10份糙米兌8份水」的成效最佳。

將這些比例轉換為實際值的話，則是1/4杯（50公克）的糙米兌少於3大匙（40毫升）的水，或者同樣數量的白米兌少於2大匙（25毫升）的水。請注意，依此比例調配時，即使罐內裝了米和水，仍十分空曠。當罐子側放時，罐內的米要能鋪成相當薄的一層，如此才能暴露出最大表面積，讓產孢量達到最大。如果你的壓力鍋夠大，可讓公升裝的罐子直立在鍋底，那麼你可以使用這些大罐子來煮出加倍的米。我一向都是一次製作好幾個罐子的量。

使用糙米時，直接將米放入罐內，並在加入建議的水量後浸泡隔夜。若使用的是白米，先將米洗淨、瀝乾，接著浸泡約一個小時，並定時搖晃。在罐口蓋上一張咖啡濾紙，並用螺紋環、橡皮筋或繩子固定住。在壓力鍋裡加入7~8公分高的水量，把罐子架高，讓罐子位於水面上方。以壓力蒸煮（如果你的壓力鍋有測量儀表，大約是6.8公斤／100千帕），持續20分鐘。若使用的是糙米，則以壓力鍋蒸煮40分鐘。壓力鍋離火之後，先別打開鍋蓋，讓壓力隨著溫度慢慢降低。

一旦壓力下降且溫度降低至體溫溫度，便可打開壓力鍋，取出罐子並用力搖晃，以打散結塊的米。如果搖晃無法使結塊散開，就以沸水燙過消毒的湯匙或其他器具伸到罐內，盡可能將結塊打散。當米的溫度達到體溫溫度，再以消毒過的器具進行接種。1/4杯的米只需要1/8茶匙的酵種，而1/2杯的米使用1/4茶匙就夠了。將咖啡濾紙固定在罐口，以不同方向搖晃罐子，使酵種均勻散布，然後將罐子側躺放進培養箱裡。

天貝的培養溫度範圍為27~32°C。一般而言，培養時間是24小時，不

各類天貝

## 鷹嘴豆天貝

耶爾伍德（Lagusta Yearwood），紐約州紐柏茲村

鷹嘴豆天貝是由100%的鷹嘴豆所製成。因為鷹嘴豆很快就能煮熟，所以2小時內你就可以從培養箱裡得出一批鷹嘴豆天貝了。這種天貝風味溫潤，很適合不太愛吃天貝的人。

## 蠶豆天貝

巴克（Greg Barker），加州柏克萊市

去殼的乾蠶豆是我真心喜愛也極力推薦的天貝材料。蠶豆的風味真的很棒。壓製後的蠶豆是很適合真菌生長的基材，而且重點是很省時間。我從來沒用過磨粉機／研磨機或任何方式為大豆去殼，而已去殼的蠶豆則不需煩惱去殼問題（而且也真的很快就能煮好）。從浸泡豆子到完成接種只需15分鐘。

## 乾烤的大豆天貝

席普利（Betsy Shipley）過去是製作天貝販售，退休之後在網路公開了許多製作天貝的創意。

要做出我們的天貝，最簡單的方法就是使用乾烤的非基改或有機大豆豆瓣（無鹽），這可以省下一般大豆所需的去殼和烹煮步驟。預泡大豆豆瓣後瀝乾，重新加入乾淨的水，水位大約高於豆子2~3公分，然後一起煮沸。離火後靜置24~48小時。因為豆子會脹成兩倍大，所以使用的水量必須足夠。

過培養酵種就得花上好幾天（基質為糙米的話則長達7天），才能完全產孢。你可以用攪拌機、咖啡磨豆機或是研砵，將長出孢子的米磨碎。不論你使用的是哪種工具，都要先用沸水燙過消毒，然後放乾放涼，以降低酵種被汙染的機率。酵種使用的比例約莫是500公克乾豆子或穀物使用1茶匙的酵種。

　　不過有個例外情況。我一向是用在美國買得到的粉狀天貝酵種（見參考資源），這些酵種都是來自美國農業部酵種收集處的少孢根黴所產的孢子，被列為NRRL 2710菌株。史丹克勞斯認為，此菌株的來源為齊藤少孢根黴。齊藤是日本微生物學家，1905年首次將少孢根黴分離出來，作為天貝的主要黴菌。

　　唯一一次例外，是一位天貝愛好者給了我一些他從印尼帶回來的天貝酵種。這個酵種是黃色的細緻粉末，與灰黑色的NRRL 2710菌株在外觀上大相逕庭。這種酵種生產出來的天貝也十分獨特，比較甜，風味也更複雜。我猜測這個黃色酵種混合了更多種黴菌，包含麴黴菌和根黴菌。畢竟，所有的傳統發酵生物都是混合的酵種。就我讀過的資料，其他類似天貝的食物裡還會發現其他黴菌，例如中國的霉豆渣毛黴。這些食物的基質是製作豆腐所剩下的大豆固體物（渣），裡面就曾分離出放射毛黴。

　　這些分離出來的純酵種並非傳統使用的酵種。傳統的發酵生物全是混合培養的產物，以各式各樣的形式呈現，有時還會改變外形。能夠看到、嘗到並使用各種混酵是令人興奮的事。如果可以，我歡迎且鼓勵私下分享這些傳統酵種。不幸的是，在公共健康與安全的大旗下，要透過非正式管道取得酵種是非常困難的事，在技術上也不合法。也許有人可以填寫一些文件，要求進口其他天貝菌株。在這之前，就用手邊可以製作出美味天貝的東西來試試看吧。

## 製作清酒麴

　　另外就是清酒麴，這是日式的麴，我也有多次製作經驗。清酒麴傳統上是混合的發酵培養物，在今日則普遍用米麴菌的單一菌株來培育。我在培養清酒麴之前，從來沒想過自己有朝一日會愛上黴菌，最後我的確被新鮮清酒麴的香甜氣味給迷惑了。這種香氣來自於酵素消化複合式碳水化合物之後，菌絲快速生長產熱的過程。但熱愛這種黴菌的不只有我，密蘇里州的發酵愛

好者艾華德（Alyson Ewald）寫道：「但願我早能知道，接種了清酒麴的米飯香氣對我下了咒，讓我再也無法掙脫也不想掙脫的咒」。來自華盛頓州的發酵愛好者葛林弗瑞思特（Favero Greenforest）滔滔不絕地說：「清酒麴的味道聞起來真是太棒了，讓我欲罷不能。很少有東西的味道能比清酒麴更美味芳香了。」除非你也自己動手培養一些清酒麴，否則你絕對不會知道我們為何如此激動。

　　清酒麴本身通常並不被當成食物來食用（雖然很美味），而是許多加工食品和飲料加工的第一個步驟。我曾用清酒麴製作味噌、醬油、日本甘酒、清酒和漬物。從我撰寫《自然發酵》到2005年左右，我的清酒麴都是從別處得來，先是來自美國味噌公司，之後來自南河味噌公司。清酒麴並不便宜，尤其對於一年要製作75公升味噌（甚至更多）的我來說更是一筆不小的開支。我知道米麴菌很容易取得，不過坦白說，要持續培養長達48小時，這一點真的讓我倒退三舍、敬謝不敏。（結果證實，這並非必要。）

　　一般而言，你要有酵種才能製作清酒麴。本節最後我會說明如何用新鮮玉米外莢天然的有機物質來製作清酒麴，不過我絕對建議你至少用一次酵種培養物試試，這樣你才能親自體驗新鮮培育的清酒麴香氣有多獨特。畢竟，如果你要讓玉米莢自發長出清酒麴，就要能辨識其獨特氣味，這是判斷自己是否培養出正確黴菌最直接的方式。

　　我使用的清酒麴酵種來自GEM培養物公司，他們販售數種針對不同基質、不同成品的酒麴酵種。別被這麼多選擇搞得團團轉，就從中挑選一種吧，之後你可以再用其他酵種來實驗。我最喜歡的是大麥清酒麴，我用這種酒麴來製作味噌、日本甘酒和漬物。不過，無論你是用哪種基質來培養清酒麴，培養過程都與我接下來說明的程序相仿。

　　製作清酒麴的基礎程序是浸泡、蒸煮、放涼、接種以及培養。培養的時間一般是36~48小時。將去殼大麥浸泡過夜，蒸煮約2小時直到熟透。我用的工具是中式竹製蒸籠，上面鋪一塊棉布以防穀粒從底部掉落。將大麥蒸煮成黏稠的團狀，然後將蒸透的大麥從蒸籠倒入一只大碗或鍋子。將團狀物分

開，並將大麥放涼至體溫溫度。

　　於此同時，將培養箱加熱至27~35℃，放入烤盤或其他寬口容器，把一塊乾淨無味的棉片或平滑的布摺成好幾層鋪上。一旦大麥溫度接近體溫溫度，就以酵種進行接種（依照酵種所建議的比例），並完全拌勻。將接種好的大麥集中堆置在棉布中央，然後插上溫度計，並將棉布包起，包住大麥堆以及溫度計，形成有一根溫度計突起的布包。把布包放進培養箱，並將溫度維持在27~35℃。根據史丹克勞斯的說法：「一般而言，培養黴菌的溫度越高，澱粉分解為糖的活動力就越大。培養的溫度較低，則有利於蛋白酵素（能消化蛋白質）生成。」這表示，製作日本甘酒或是米製飲品時，要將培養的溫度設定在溫度上限，而製作味噌或醬油製品所使用的清酒麴時，則設在溫度下限。

　　定期監控溫度，並且在約16小時開始就要查看大麥的狀況。大約到24小時時，你應該會發現大麥已經散發出一股香甜氣味，而粉末狀的一層白黴正要開始結成團塊。一旦出現這些徵兆，表示黴菌要開始產生熱了，此時你要做的不再是維持足夠的溫度，而是要避免過熱。將成堆的大麥推平，形成厚度均勻的一層，且厚度不超過5公分。這點很重要，因為如果清酒麴鋪得太厚，熱度會聚積在中央而導致黴菌死亡。如果你用來盛裝酒麴的盤子太小，那就用餅乾烤盤來裝，或者分別鋪在兩個烤盤上，必要時就得隨機應變。若要進一步調整溫度，用你的手指在酒麴上耙梳，並保留耙出來的溝痕，如此可以增加釋放熱度的表面積。用塊布蓋上酒麴並放回培養箱裡。

　　每數小時就檢查一下清酒麴，並把你的手（要先洗乾淨）直接伸進清酒麴裡尋找結團的團塊，將團塊分開。把大麥堆的過熱處鋪開，重新推平、耙溝、包覆，然後放回培養箱裡。在進行這項工作時，請好好享受發展中清酒麴的誘人香氣。清酒麴在發展時，白黴會變多並覆蓋每顆米粒。當米粒開始被黴菌覆蓋，你的清酒麴就可以用了。倘若你發現米粒表面出現黃綠色的斑塊，一定要停止培養，因為這表示麴菌開始產孢了。你可以將新鮮溫暖的酒麴直接用來製作味噌、日本甘酒或是清酒。不論你接下來是否要馬上使用，

先把米粒鋪成薄層，放涼到室溫溫度，然後包起來冷藏。若要長時間儲存，存放前把清酒麴放在陽光下或是乾燥機簡單乾燥。

目前GEM培養物公司販賣的清酒麴有兩種，都是用米飯培養，有些人因此感到混淆。「淡」米清酒麴是用來製作日本甘酒、清酒、漬物或是某些種類的味噌；「紅」米清酒麴則是用來製作「紅」味噌。別把這種紅清酒麴跟中式紅米黴菌（紅麴）搞混了，這兩種麴菌外觀雖然相似，但其實並不相同。GEM培養物公司對於上述兩種菌株的使用建議是精米（白米），但我發現糙米的效果也很好。若你使用的是白米，一定要避免使用加了滑石粉的米，而且要將米洗淨，去除米粒表面的澱粉質。除此之外，在浸泡後以及蒸煮之前，把米放在瀝籃裡瀝乾數分鐘。表面剩餘的水分越少，烹煮時米粒越不會黏結在一起。你甚至可以直接放在吸水的毛巾上數分鐘，或是邊攪拌邊吹風。史提梅爾使用的就是GEM培養物公司的酵種，她還寫了本循序漸進的使用指引，書中解釋：「進一步乾燥能讓煮好的米飯不至於黏結成團。」糙米不像白米那樣容易黏合，不需要如此大費周章。

在大豆上培養清酒麴的方法基本上與大麥相同。如果沒有使用壓力鍋蒸煮，蒸煮的時間就要拉長到6小時。如果以壓力鍋蒸煮，就只需約一個半小時。要判斷大豆是否煮好，就看大豆是否軟到你能以手指輕易撚碎。發酵期間要非常小心監控溫度，因為大豆所含的高蛋白在35°C的溫度下相當容易產生枯草芽孢桿菌。大豆培養出的黴菌不會散發出香甜之氣，不過氣味仍舊十分宜人，尤其是與烘烤過的小麥一起培養以製成醬油時，香氣尤佳（見第七章的「醬油」）。

繁殖清酒麴酵種，或稱「種麴」，用的是糙米。夏利夫和青柳昭子解釋：「製作酵種時不會使用白米，因為白米缺少某些必要的營養素，黴菌無法有最佳發展。」以前述方式將米浸泡、瀝乾、蒸煮並放涼。當米放涼到體溫溫度時，混入過篩的硬木灰燼，份量大約是乾燥米的1.5%重。硬木灰燼能提供鉀、鎂以及其他微量元素，可促進健康黴菌生長以及產孢。接下來接種酵種，以大約26°C的溫度進行培養（稍低於一般培養清酒麴的溫度）。前24

小時將米堆起，之後重新混合、重新堆起，再放置24小時。大約48小時之後，如前所述在棉布裡把米粒均勻攤平，讓清酒麴不受干擾地在26°C再培養48小時。到了此時，清酒麴應該已經長出了橄欖綠色澤的東西。將結塊分開，在烤箱中用指示燈或在食物風乾機裡以大約45°C進行乾燥。將乾燥的酵種放進冰箱或是其他陰涼地點存放。酵種可維持完整米粒或是磨成粗粉使用，孢子的部分，則在米粒過篩後篩出，之後再混入麵粉。這個製作過程採自夏利夫和青柳昭子的《製作味噌》，書中花一整章的篇幅討論這個主題，有更詳盡的解釋。

## 日本甘酒（Amazaké）

日本甘酒是以發酵米（或其他穀類）與清酒麴製成的日本甜米粥、布丁或是飲品。日本甘酒基本上是製作清酒或其他以米為基底的酒精飲料的第一步驟。夏利夫和青柳昭子將日本甘酒譯為「甜清酒」，而安朵荷則指出日本甘酒也被稱為「一夜米酒」。

我把日本甘酒放在這章而非第五章穀類發酵，是為了讓大家注意到日本甘酒與清酒麴的重要概念，這兩個詞彙一般都用在發酵生物上，被視為酵素的來源，而不只是讓黴菌本身不斷長出菌絲。就如前述，生長中的黴菌需要氧氣，而且對溫度很敏感，黴菌只要長時間暴露在遠高於體溫的溫度中，就很容易死亡。不過黴菌生產酵素所需的環境條件則不同。這些酵素不需要氧氣，有些在較高的溫度下甚至更活躍。

日本甘酒使用的原料與清酒麴幾乎一模一樣，兩者皆需將米（或其他穀類）煮熟後接種米麴菌，唯一不同之處在於導入米麴菌的階段，以及如何維持環境。製作清酒麴時，你必須在黴菌產孢的階段加入黴菌，並以濕潤但非潮濕的狀態、適度溫暖的溫度，以及空氣流通有限的環境促進黴菌生長。製作日本甘酒則得使用已經生長出來的黴菌，在壺或罐裡混合剛煮好仍有點燙（60°C）的米飯，並盡可能保持溫暖。當新鮮清酒麴的比例對了，溫度也適

中，清酒麴的酵素就會活性大增。

　　我在久司的教導下，第一次知道如何製作日本甘酒，她是長壽健康飲食法推廣者道夫久司（Michio Kushi）的妻子。久司的《長壽烹飪完全指南》介紹了許多發酵生物，我最早的一些實驗就是受益於這本書。久司的建議是4杯生米用半杯酒麴，多年來就是用這個比例製作日本甘酒。她建議使用甜糯米，隔夜浸泡，不添加鹽，使用壓力鍋烹煮。

　　**❝** 當溫度下降至可以動手時，用你的雙手把清酒麴混入米粒，混合好之後換裝到玻璃碗中（不要使用金屬碗），蓋上濕布或濕毛巾，放在烤箱、散熱器或是任何溫暖的地方，發酵4~8小時。發酵期間偶爾攪拌一下，讓清酒麴融入。發酵之後，將日本甘酒放進鍋中煮沸，一旦開始冒泡就關掉爐火。**❞**

　　不同資料來源所建議的清酒麴與米的比例差異相當大。久司用1/2杯酒麴兌上4杯生米，比例為1：8，夏利夫和青柳昭子的建議則跟默立森《發酵品與人類所需營養》一書一樣，都是2杯酒麴兌上1杯米（2：1）。

　　究竟該使用怎樣的比例？我為此苦惱了多年，最後在實習生佛思特（Malory Foster）的協助之下進行了對照實驗。我們將6杯米煮好後平均放入六只罐子中，在其中兩個罐子各放入兩杯清酒麴（清酒麴兌米為2：1），另兩個放入一杯清酒麴（1：1），最後兩個放入半杯酒麴（1：2）。每種比例的罐子各取一個，在32°C中進行培養，再取另一個，在60°C進行培養。

　　所有罐子最後都發酵成日本甘酒，不過速率不同。經過了12個小時之後，所有在60°C培養的罐內食材都變甜了，其中2：1那罐旺盛冒泡，並且幾乎完全液化，味道極甜；1：1那罐變甜也液化了，只是程度上沒這麼高；1：2那份也是變甜且液化了，只是程度更低。至於32°C培養的罐子，即使材料的比例為2：1，也幾乎不太甜。

　　15個小時之後，1：1比例的食材在60°C培養下完全變甜且液化了，

而1：2那份則「變得較甜但仍不夠甜」，而在較低溫度下培養的罐子，則仍舊是不太甜。到了第21個小時，我們判斷60°C下培養的罐子已全數大功告成。至於在32°C下培養的罐子，2：1和1：1這兩罐開始變得很棒，而且是甜的，米粒也大多液化了，而1：2那份則正要開始變甜，且米粒仍舊完整。到了隔天，最後這一份已經開始變酸了。

我在這個實驗中學到的，是培養的溫度比清酒麴的比例來得重要，而清酒麴比例較高，則能加速培養流程。這結論是合理的，因為酵素若沒有因為過熱而被摧毀掉，就會不斷進行轉換作用。如果因為培養溫度太低以及（或）清酒麴比例太低而使進程變慢，那麼就無法達到最大甜度，因為在所有澱粉轉化為糖之前，酸化作用就已開始進行。若你有足夠的清酒麴，可以用2：1的比例製作日本甘酒，那麼我絕對會建議你採用這個比例。如果清酒麴的量不足，而你想要使用較低的比例，那麼培養溫度一定要盡可能接近60°C。

當你判定日本甘酒即將完成，就得中斷發酵過程，否則會繼續發酵成酸和酒精。（若想發酵成酒精，請見下冊第四章的清酒。）加入一點水以及一小撮鹽煮沸，將日本甘酒存放在冰箱裡。若要將日本甘酒當作飲品，將一份日本甘酒加入一份水，再加入薑或是其他調味香料。哈斯建議：「在日本甘酒裡加入清酒和（或）清酒粕，熬煮一會。這兩者是很棒的組合。」這酒也可以不經稀釋，直接當作布丁享用，或是當作烘焙的甜味劑。夏利夫和青柳昭子建議用3.5單位的日本甘酒取代2單位的糖或是1單位的蜂蜜。

## 黴菌培養物的植物來源

顯然，人們未必有辦法取得純培酵孢子粉末作為酵種。這些傳統的亞洲黴菌培養物實際上就跟所有用來發酵的培養物一樣，可以從植物中取得。中國江南大學的許贛榮以及包通法在《中國酒大觀目錄》裡寫道：「純酵種製成的酒，可能永遠比不上傳統原生植物製成的優質酒精飲品。」植物原料並不只用來啟動發酵作用，還能添加風味以及令人迷醉的特質。

　　黃興宗在中國發酵歷史篇章中收錄了遠古中國史料裡所提到的幾種製麴方法。他從544年賈思勰所著的《齊民要術》翻譯出下文。文中使用「蒿」葉（這可能是艾草、苦艾，或其他大型植物屬的葉子）來「備製由小麥製成的常見秦州[4]發酵生物」：

>❝製作過程應該要在農曆7月開始進行（通常是國曆8月）……取優質、乾淨、沒有長蟲的乾淨小麥，在一只大鍋子裡攪拌烘烤……以慢火快速攪拌小麥並且大力搖晃鍋子。攪拌的動作一刻也不能停，否則穀粒無法均勻熟透。當麥子顏色轉黃且出現一股清香，就代表烘烤完成。不能烤焦。完成後，吹拂糠皮並去除所有多餘的雜質。接著開始磨麥，但麥子不能磨得過細也不能太粗……在開始製作的數日之前，採集蒿草植物並清洗乾淨。把揀淨後的蒿草放在太陽底下乾燥直到水分減少。最原始的發酵生物是由磨碎的小麥與水均勻混合製成。混合的成品應該很結實、乾燥不黏手。完成後儲放過夜，隔日早晨再加以揉捏，直到麵團達到正確的黏稠度。用木製模具壓製此麵塊，每份麵塊尺寸為900平方公分，厚度為5公分。年輕的男工會將這些麵塊壓實，然後在麵塊中央穿個洞。在木架上架上竹製橫板，將蒿草葉鋪在橫板上，再把生料發酵的麵塊鋪在蒿草上面，最後蓋上一層蒿草。下層蒿草要比上層來得厚，之後將（小屋的）門窗緊閉。過了3個7日（也就是21日），發酵麵塊就應該完成了。打開門檢視麵塊的發酵情況，如果麵塊表面出現了色澤細緻的菌絲，就把麵塊取出，放在陽光底下曬乾。若沒有出現菌絲，就再把門關緊，讓麵塊再培養3~5天。之後取出麵塊，放在陽光下曬乾。在曝曬期間，麵塊會經過數次轉變。待完全曬乾，就堆放在架，儲存備用。要製作一斗這樣的發酵物，需要用掉七斗（煮熟的）穀物。❞

4　編注　指秦州春酒麴，見《齊民要術》卷七「笨麴餅製酒第六十六」。

　　黃興宗的結論是:「整體而言,以我們今日的觀點來看,他這樣的說明聽起來是科學的。」他還指出:「現在一般的作法是在培養之前以發酵生物的粉末去接種煮好的基質。」換句話說,也就是接種發酵。

　　不過在整個亞洲,人們會持續把當地常見的植物材料加入麴類的酵種,這些麴種因而多少帶有地域上的特殊性。印尼的酵種ragi是混合了米粉、薑塊、南薑塊、甘蔗和其他香料製成。史丹克勞斯注意到:「實際添加的香料會因製作者而異。」

> ❝ 用水或甘蔗汁沾濕混合物……再用前幾次成品留下的ragi乾粉末接種。麵塊直徑可能有3公分,擀平後厚度有0.5~1公分。麵塊會放在竹盤上,並且在室溫下培養數日,再脫水保存備用。風乾或曬乾的ragi麵塊可以在熱帶地區的室溫下,將重要的微生物保存好幾個月。❞

　　尼泊爾傳統酵種馬查(marcha),使用的植物就很不同,不過方法卻非常雷同。我的朋友布拉德(Justin Bullard)曾在尼泊爾住了一年,他在十年前回到美國時,我首次從他那裡聽到有關馬查的事。2011年他又回到那裡,就為了調查馬查的製作。「我一開始先入為主的想法是,這個東西是用單一植物製成,所以我期待麥拉(與其妻蒂蒂示範製作過程給賈斯汀看)讓我看看『那個植物』。不過,最後他卻讓我看了兩種植物。之後,他和妻子更加入了11種植物材料下去製作馬查!」這些植物材料包括了香蕉葉、香蕉皮、甘蔗葉、鳳梨嫩葉、薑塊、辣椒片和辣椒葉,還有上一批做好的老馬查。賈斯汀寫道:「這份獨特的馬查食譜是蒂蒂的母親和祖母傳下來的,她們認為源頭可能來自瑪珈。」不過,

> ❝ 就像尼泊爾的許多家庭製品,馬查的材料很少會經過精準測量。每個人在製作時,通常就只是「用眼看」,或從混合物取樣測試,再

根據經驗或過程中的狀況來決定是否要添加或省略某種特定材料。在其他例子中，某些材料會因為無法取得而直接省略。**"**

植物材料會被磨成粉，再與小米粉和份量適中的水混合，讓所有材料能夠初步黏結成麵團。

**"**麵團會被分成比手掌略小（約85~110公克）的數個麵塊（如果麵塊太大就無法充分乾燥）。把前一批老馬查麵塊剝開弄碎，然後將新馬查麵塊裹上老麵塊的粉末，再鋪在乾草墊上，避開陽光，用乾草層層蓋上（可為麵塊保溫隔熱）。據說這麼做有助於新馬查麵塊「發育」或「成熟」。隔日，假如天氣炎熱乾燥，就把馬查麵塊掀開，放在平的編織籃，在陽光底下曝曬數小時。當我問，如何知道麵塊已經可以在陽光下進行曝曬、甚至已經成熟，他們的回答是，此時這些麵塊會發出一種「氣味」。事實上，這些麵塊聞起來就是充滿酵母的氣味，一如麵包的麵團。此外，這些麵塊覆蓋了非常緻密的黴菌網絡（當麥拉掀開麵塊上的乾草時，我可以看見麵塊上覆滿黴菌的絲網，也明顯聞到那股氣味）。麵塊在陽光下完成曝曬後，會在迴廊下再次放置在乾草墊下。第三天，再把麵塊掀開曝曬在陽光下。他們解釋，這樣的乾燥程序可以進行五天甚至更久，麵塊在陽光下的顏色也會逐漸轉白。之後這些成品就直接存放起來，供日後取用。**"**

喜馬拉雅地區的其他地方，如童村，就有一種用來製作米飲料的酵種「津母」（keem），裡面加了42種不同植物，包括大麻、肉桂和曼陀羅。我是從印度塔米爾納都的巴拉迪大學賽卡博士創立的「印度微生物傳統知識資料庫」得知津母的。根據賽卡博士的說法：「8公斤大麻新鮮嫩枝切碎、5公斤無患子葉片，以及總共10~15公斤不同植物香料一起放在陰涼處乾燥並磨成粉。由這些植物備製成的粉末，與大約50公斤的大麥麵粉下去混合。」此

乾燥的混合粉末會用「甲芽菈」這種香草液沾濕，然後一起混合成麵團，再捏成一個個小麵塊。

> **❝**這些麵塊會再放在由大麻纖維以及西藏長葉松的嫩枝製成的底墊「薩舍」（sathar）上，交替疊放在密閉的房間裡，靜置不動24天。到了第25天，將房間打開，麵塊上下倒置，再於原處放置12天。之後取出麵塊，並在陽光下或流通的空氣中乾燥。當麵塊乾燥時，就可以作為酵種了。**❞**

收集津母產品資料的研究人員報告：「用來製造津母的植物在各處略有不同。作者在進行這項研究的當下，遇到了一些人，他們透露自己的祖先在培養過程中用了更多植物。然而，沒有人可以辨認出或是說出所有植物的名稱。」這些培酵的植物成分是民族植物學的重要資料，卻正迅速消失。

在製作清酒麴時，你可以不用酵種，而是使用適當的植物材料當作微生物的來源。就拿新鮮的玉米莢來說，先將米、大麥或是前述的其他穀類蒸熟（唯一不同的是省略接種，也不放在布巾中），捏製成小球（直徑約5公分），再把小球分別包在新鮮的玉米莢裡，用線繩綁起，並吊掛或是放置於空氣流通的架上，培養溫度維持在27~35°C。我最好的成品是在濕熱夏季的室外屋簷下完成的。

當然，事情總是有例外。有些混合酵物的酵種既不是用植物原料製成（穀類基質除外），也不是用前批老麵接種製成，而是仰賴基質上以及熟成環境中現存的有機體。韓國的努入克（nuruk）是用粗磨小麥製成：將小麥打濕，揉捏成大麵塊（直徑大約10~30公分，厚度約5公分），傳統上並不使用任何的接種體，不過現代的生產方式通常會導入宇佐美麴菌的孢子。這些麵塊接著會在30~45°C培養10天，隨後於較小的溫度範圍35~40°C培養7天，之後在30~35°C乾燥兩週，並在室溫下熟成一或兩個月。

# 疑難雜症解答

## • 黴菌沒有出現，天貝上的豆子也沒有黏在一起

黴菌沒有長出來，有可能是酵種不活躍，或是導入酵種時豆子還太熱。也有可能是培養箱過熱或過冷，而使黴菌無法生長。

## • 天貝感覺黏糊糊的

天貝上有層黏糊糊的東西出現時，表示天貝在培養時溫度過高。一旦黴菌已經長出，並且開始快速生長，就會釋放大量的熱。黴菌生長時產生的熱可能會殺死黴菌，尤其當天貝塊很厚、排得太密、培養箱內空氣流通不足，或者大批天貝擠在一個小小的培養箱時，這種情況就更容易發生。極度耐熱的枯草芽孢桿菌活躍的孢子即便經過了烹煮，通常還是會出現在天貝的基質上。當天貝黴菌正在生長，就會抑制枯草芽孢桿菌的生長。不過，一旦天貝黴菌被過多的熱給摧毀，蓄勢待發的枯草芽孢桿菌就會開始，並帶來黏滑外層和特殊氣味。天貝不會因此就變成危險食物，卻會很難黏結在一起，還會出現刺鼻氣味。當我手上的天貝出現這種情形，就會被我標示為「B級」，然後搗碎製成重口味的辣椒醬或邋塌喬式醬菜餡。

## • 天貝顏色變黑

當黴菌在天貝首度現身，也就是菌絲將豆子和穀類黏結起來時，黴菌的顏色是白的。經過了24小時，黴菌會開始長出灰黑色較深的斑點，這表示黴菌開始產孢了。在穿了孔的塑膠袋裡，產孢會發生在洞孔附近，因為黴菌在這裡可以接觸到較多氧氣。若是在開放式的盤子上，天貝整個表面的顏色都會開始變深。一旦天貝進入產孢的早期階段，通常便意味著培養時間已足夠，可以食用了。如果此時沒有將天貝從培養箱取出，產孢就會繼續下去，並產生較強烈的氣味和風味。在印尼，這種過熟的天貝（busuk）正是精緻美

食的代表。

### • 天貝聞起來像氨

在黴菌生長的前24小時，天貝會散發出新鮮的土味。當黴菌如上文所述繼續發展並過度成熟，天貝就會出現氨的氣味，或者一如夏利夫和青柳昭子所使用的讚賞字眼：「那撲鼻而來的過熟氣味如此鮮明，就如上等康門貝爾乳酪的氣味。那軟化成輕微乳霜狀的質地，一定要親自嘗過才能了解那甘美的滋味。」不要害怕嘗試過熟的天貝。

### • 清酒麴上沒有長出黴菌

有可能是酵種不活躍，也有可能導入酵種時穀物仍太熱。或是培養箱過熱或過冷，使黴菌無法生長。

### • 清酒麴感覺黏糊糊的

清酒麴出現了黏滑的表層，表示培養時的溫度過高。當黴菌站穩腳步且開始快速生長時，會產生大量的熱。黴菌生長所產生的熱有可能殺死自己，如果接種過的基質排列得很密、培養箱裡空氣不流通，或是大批清酒麴擠在一個小培養箱裡，情況會更糟。極耐熱的枯草芽孢桿菌的活躍孢子，即便經過烹煮，通常還是會出現在清酒麴的基質上。當清酒麴菌開始生長，就會抑制枯草芽孢桿菌，但是當清酒麴菌被過多的熱給摧毀，枯草芽孢桿菌就會一擁而上，並產生黏滑外層和獨特氣味。這種情況一旦發生，請直接丟掉，不要拿來用在更進一步的發酵上。

### • 清酒麴顏色變得黃綠

當清酒麴黴菌首度現身，也就是菌絲正把基質黏結起來時，黴菌的顏色是白的。經過了36~48小時的生長，黴菌開始長出黃綠色斑點，這表示產孢開始了。大多數情況下，一旦出現產孢的最初徵兆，通常就表示清酒麴已

經培養得夠久，可以食用了。如果此時沒有將清酒麴從培養箱裡取出放涼，黴菌就會繼續產孢。在某些用途上，帶有孢子的黃綠色清酒麴是比較受歡迎的。當製作過程進入後期，要不時觀察正在生長的清酒麴，以便在適當的時間點終止培養，取得你所需要的清酒麴類型。

## • 日本甘酒裡的米沒有變甜或者是液化

也許是你加的清酒麴並不活躍，或是當你導入清酒麴時，米的溫度高過60°C，此時熱就有可能摧毀清酒麴的酵素。也有可能是你加的清酒麴量不夠或是培養溫度過低。若是如此，你可以混入更多清酒麴，並提高培養箱的溫度。

## • 日本甘酒酸掉了

這表示培養的時間太長。一旦清酒麴酵素使米變甜，乳酸菌和酵母就會開始將糖發酵為酸和酒精。日本甘酒在發酵之後就要立即收成，一般還會在發酵之後煮沸，以免其他生物繼續發酵，把日本甘酒轉化成其他東西。

# FERMENTING BEANS, SEEDS, AND NUTS

·第七章·

發酵豆類、種子
和堅果

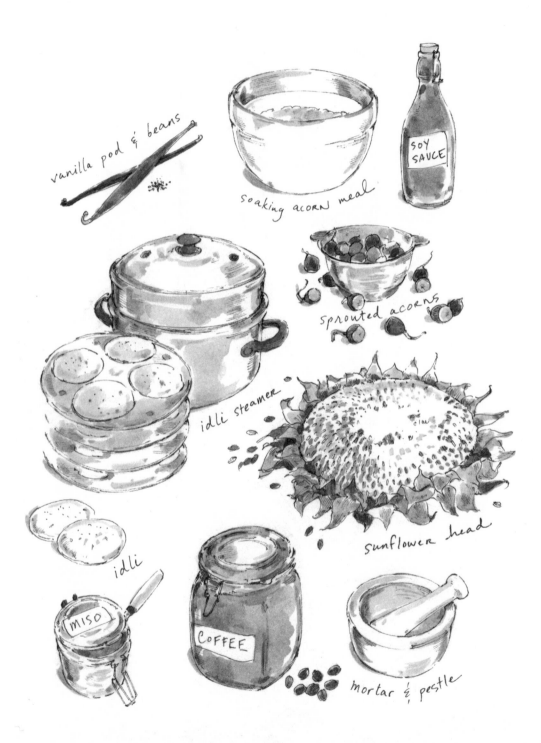

vanilla pod & beans

soaking acorn meal

SOY SAUCE

sprouted acorns

idli steamer

sunflower head

idli

MISO

COFFEE

mortar & pestle

光 說到豆類對土壤具有「固氮」的作用，就足以顯示豆類在大多數農業食物體系中的重要地位。所謂的固氮作用，是生長於豆科植物根瘤中的土壤細菌（根瘤菌）藉由代謝作用將大氣中的氮移轉到土壤中。不過，豆科植物也提供了人類和家畜所需的重要養分。歷史學家阿爾巴拉在《豆子的歷史》一書中寫道：「豆類如果完全乾燥且善加保存，基本上就不會腐壞，因而能在饑荒與死傷期間提供人類重要保障。對於許多人來說，豆類代表著生命與死亡之間的分野。」豆類能有效提供滋養，因此許多人口高度密集的地區都賴以維生。不過阿爾巴拉也寫道：「但在歐洲以及所謂已開發國家中，只有那些負擔不起肉類食物的人們才依賴豆類維生。也因此，豆子成了階級的標記，成為典型的鄉民食物，或是『窮人的肉食』。」

豆類不易腐壞，因此也成為人們重要的儲備食物。不過豆類也跟穀物一樣，不利於人體吸收，而且程度可能還更甚，尤其大豆裡含有的酵素抑制物，使得人體難以消化豆類蛋白質。豆類會使胃脹氣，也因此常在民間文化中遭到挪揄。透過浸泡與長時間的烹煮，發酵已逐漸成為減少豆子中抗營養物質和毒素的方法，讓豆子較容易消化，養分較容易吸收。說來也怪，儘管這種方法已在亞洲及大部分非洲地區獲得廣泛採用，但在也有豆科植物和發酵概念的西方烹飪傳統中，卻完全未見蹤跡。其他可食用的豆類並不像大豆一樣，必須透過發酵才能有效消化，不過，發酵大豆的技術仍可應用在其他豆類身上。

堅果與種子的毒素和抗營養物質，通常也可以透過發酵作用去除。某些堅果與種子（例如橡實），就需要長時間浸泡使毒素濾出，而這必然會引發發酵作用。在深入探討豆類的發酵之前，我要簡略介紹幾種發酵方式，讓你手邊的堅果和種子（無論生的、烘烤過的、加鹽或未加鹽的、整顆或碎粒的）都可以加到發酵蔬菜中，且結果都相當不錯。

# 經過培酵的種子、堅果乳酪、法式肉派及乳品

　　堅果和可食用的種子（例如芝麻、葵花籽、南瓜籽和亞麻籽）營養價值高且富含油脂。這些種子可以磨碎或壓碎，可以自成一種材料，也可以加入其他材料製成美味的乳酪、法式肉派（pâté）和乳品。如果堅果和種子在研磨前有先浸泡，就會變得如乳脂般滑順，且會更加美味。堅果和種子也可在新鮮時食用，或者經過培酵和發酵後再食用。

　　我認為種子、堅果乳酪及法式肉派是同種東西各個不同階段的成品，成品狀態則取決於質地及混入的材料。法式肉派、青醬（pesto）以及研砵的搗杵（pestle）皆源自於拉丁文pestare，意指捶擊或是壓碎。就我所知的青醬裡，含有的種子和堅果比例較少，大部分是羅勒或其他綠色植物、橄欖油和蒜頭。另一方面，種子乳酪或堅果乳酪則可能有95%的比例都是種子或堅果，伴隨一點點液體或油脂，以及些許香草（甚至沒有）。法式肉派裡材料成分則介於前兩者之間，並且可以任意調整。不過，這裡要提的一個重點是，種子、堅果乳酪及法式肉派，都是可以經過培酵或發酵的。

　　我一般都是用德國酸菜汁、醃製用的鹵水或味噌來培酵種子和堅果的混合製品，你也可以嘗試使用乳清、醬油、酸酵（尤其是上端分離出來的液體）、回春水或是其他內含產酸細菌的活性培酵物。我把這些法式肉派和乳酪製成短期發酵品，也就是只經過一夜發酵或是幾天的發酵。每天攪拌並嘗嘗看，這些發酵物就跟其他東西一樣，高溫下會發酵得較快，低溫時則發酵得較慢。若味道嘗起來很棒，可以趁新鮮享用，或也可以冷藏數日，減緩發酵作用。發酵物如果發酵得太久，味道會變得強烈，甚至有點難聞，到最後蛋白質就會腐敗。

　　堅果乳品與種子乳品（見下冊第一章）也是可以發酵的，不過我個人在這方面比較沒有經驗。菲利浦斯（Linda Gardner Phillips）分享了她用腰果和椰棗發酵乳品的經驗：「第一次發酵是個意外，不過當我聞到味道時，發現

是非常好聞的酸味，讓我憶起父親在我孩提時製作的白脫乳及酸酵酵種。」
菲利浦斯把她的腰果和椰棗乳品當作酸酵酵種來使用。另一位發酵實驗家索
許（Shosh）則寫到，她用發芽的葵花籽而非發芽穀物來發酵回春水（見第五
章的「回春水」）。

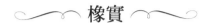

## 橡實

　　橡實是橡樹的堅果，不僅可食，對於北美及許多地區的原住民來說，
更是重要的營養來源。不過，主流文化已多半遺忘橡實原是人類的一種食
物。同時，很諷刺的是，全球糧食短缺的迫切危機，竟被拿來作為砍伐森
林及強化生物科技的辯護之詞。我並不是說每個人都應該單靠橡實維生，
而是說我們應從已經擁有的大量食物資源著手，而不是沉浸在糧食匱乏的
迷思中。

　　秋季可以採集橡實，但要避開任何有明顯蟲蛀的橡實。儲存之前要先
將橡實風乾。如果橡實發芽了也沒有關係，加州橡實愛好者歐祥（Suellen
Ocean）寫道：

> ❝我喜歡採集已經發芽的橡實，因為發芽可以增加橡實的營養價值，
> 此時橡實已不再處於「澱粉」階段，而是轉變為「糖」的階段。發芽
> 也有助於橡實的殼裂開，因此，橡實若有發芽是好的，表示這是個好
> 橡實。不過，只要橡實被蟲蛀過，我就不會浪費時間在它身上。我發
> 現，橡實就算已經發了5公分的芽，只要果肉沒有轉綠，狀態就還是
> 很好，所以我通常把芽扯斷，然後繼續採集。❞

　　很重要且必須注意的是，許多橡樹的橡實都含有高量單寧酸，因而在
食用之前必須先將單寧酸濾出。方法是將橡實從殼裡取出、磨碎並浸泡在水
裡。你可以用杵缽或研磨機乾磨橡實，或是用水混合橡實，然後在攪拌機或

食物處理機裡進行研磨。橡實應該要細磨,才能暴露出大量表面積,濾出單寧酸。

橡實可以放進細網袋裡,放在流動的水下進行溶濾(這是最快的方法),或是連續浸泡好幾天。磨碎的橡實在浸泡時,粉末會沉澱在容器底部,水的顏色則會變深。每天至少輕輕將水倒掉一次,而隨著每次換水,水的顏色也會逐漸變淡。持續用新鮮的水沖洗直到水色不再那麼深。如果你想要發酵橡實粉,就在單寧酸都已濾出之後,用少量的水再浸泡幾天。

橡實可以用來提升許多食物的營養價值與風味。有一次我就用橡實做了很棒的義式麵疙瘩。帕克(Julia F. Parker)是加州優勝美地山谷米瓦克族與派優族的後代,她寫了一本很棒、內容關於橡實備製的書,書名為《它將永恆留存》(*It Will Live Forever*)。在書中,她描述了只用經過溶濾的橡實粉末與水製作簡易粥品(努帕)的傳統技術,且成品十分美味!

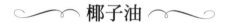

## 椰子油

發酵可以用來萃取椰子中的椰子油。我之所以注意到這個簡易的方法,是受到北卡羅萊納州的發酵愛好者尼克森(Keith Nicholson)所啟發,他使用的便是帶有堅實果肉的成熟棕色椰子。首先,將椰子剖開取出果肉,然後加水攪拌使果肉成泥狀,接著濾出固狀物,並擠壓果肉,盡可能將椰漿榨取出來。接著,把椰漿裝進碗、壺或玻璃罐中,並放在溫暖處發酵1~2天。當椰漿開始發酵和變酸,椰子油就會分離出來浮在表面,之後只要放進冷藏室讓椰子油凝固,就可以輕鬆取出了。

## 可可、咖啡和香莢蘭的發酵

這些富有異國情調的熱帶豆子,是進入全球化世界之後,富裕地區每日都在食用的食物。然而,很少人知道,這些豆子在原生的熱帶地區採收過後,

都還會經過發酵。我個人並沒有任何這項發酵的經驗，以下的描述都是從文獻中蒐集來的。

### • 可可

　　可可在採收下來後會剖開，而「陷在白色果肉中」的種子則會被取出。澳洲田野生物學家默立森（Bill Mollison）寫道：「種子會堆成堆或是堆在桶子裡，蓋上香蕉葉，覆上土或沙，然後施以重量進行發酵。發酵會進行2天以上，有時甚至多達10天（種子堆每天會翻攪2次），之後，就可以沖洗乾淨。」翻攪的動作是為了要將內部累積的熱能釋放出來以防止過熱。澳洲微生物學家法瑞爾（Jeanette Farrell）為微生物的群落演替提供了生動的比喻：「微生物的運作就如同交響樂團一般。」微生物學家佩德森也寫道：「顯然，發酵作用多半取決於這些泥狀豆子被包裹的緊密程度。通風良好的豆子有利於酵母和醋酸菌屬進行發酵作用，緊密包裝的豆子則有利於乳酸菌發酵。」佩德森解釋：「種子死亡之後，巧克力的雛形也就立即形成。種子之所以死亡，是由於微生物發酵產生的熱、酸和酒精所導致的。」根據法瑞爾的說法，當種子裡的胚芽適度乾癟時，豆子也就好了。「如果豆子並未乾掉，其中的有機物質就會開始分解胚芽，使真菌開始生長，為其增添豐富但不討喜的風味。」

### • 咖啡

　　每粒如小型櫻桃般的咖啡果實，都含有兩顆豆子，每顆豆子都被膜包覆並鑲嵌在黃色的果肉裡。發酵作用會消化果肉，讓果實崩解。聯合國糧農組織指出：「發酵的方法就是將包覆著果肉的豆子放進塑膠桶或是水槽裡，靜置直到黏液分解。」

　　**❝**黏液中自然存在的酵素和酵母，以及環境裡的細菌會一起合作分解黏液。咖啡豆應該要偶爾攪拌，且每隔一段時間就要抓一把豆子放

在水中搓洗。如果黏液可以洗掉，且豆子感覺起來是粗粒狀而非黏滑狀，就表示豆子已經好了。**99**

佩德森指出：「咖啡果實的發酵是自發性的，各式各樣的微生物都參與其中。發酵若未完全，會妨礙正常的乾燥過程；反之，若發酵過度，會影響味道和氣味。」

### • 香莢蘭

香莢蘭是取自數種蘭科植物的種子莢發酵並乾燥而成。種子莢會在成熟（底部開始從綠轉黃）之前就採收下來，因為如果留在植物上等待成熟的話，種子莢就會爆開並露出種子，使種子變得毫無利用價值。製作香莢蘭有好幾種方法，通常包括將種子莢放進熱水中浸燙，然後使其「出汗」個幾天。這個過程會促使芽孢桿菌這種耐熱菌占居主要地位。佩德森指出，當種子莢表面出現了「細針狀結晶體」時，就表示香莢蘭莢已經完成保存程序了，完成保存的種莢通常會在酒精中進行萃取，以製成調味料。

## ⌒⌒⌒ 豆類的自然發酵 ⌒⌒⌒

本章接下來將討論豆類的發酵，意即讓乾燥的豆子進行熟成。新鮮豆類一般被當成蔬菜來發酵，有時會以生鮮狀態進行發酵，有時則會煮熟再發酵（見第四章）。乾燥的豆子也可在催芽後，於未煮過的狀態下與蔬菜一同發酵。但除此之外，至少在傳統上，豆類的發酵總會在發酵之前或是之後再進行烹煮。發酵作用的微生物組成也會隨著豆子是否先煮過而有所變化。

生鮮豆類會被製成伊得利和多薩（dosa）等一系列變化多端的印度發酵食物，以及一種稱為阿嘎拉些（acarajé）的非洲－巴西發酵食物。這些生鮮的發酵糊都會再經烹煮。倘若豆類在發酵前先經烹煮，那麼能讓豆子自然發酵的微生物就會被高溫摧毀，使豆子處於缺少微生物的狀態，因而會像經高

溫殺菌的牛奶一樣容易腐敗。

因此，若要對煮熟的豆類進行發酵，通常會加入酵種進行培酵。上一章談到的天貝，仰賴的主要為少孢根黴，味噌和醬油需要的則是麴黴屬，或是熟成味噌中的混合細菌酵種。一如世界上許多發酵食品，豆類所含的微生物通常來自各種生鮮的植物。在豆類烹煮過後存活下來的細菌孢子通常都是堅韌的枯草芽孢桿菌，這種桿菌會將大豆轉變為納豆，以及一些在亞非等地食用的相似豆類發酵品。若根黴和麴黴在豆子上生長時因過熱而死亡，枯草芽孢桿菌就會出現，通常還會取代原本的黴菌。

## 伊得利／多薩／多克拉／卡曼

伊得利是流行於南印度的蒸糕，由發酵米和扁豆製成。多薩使用完全相同於伊得利的豆糊，只是製成的薄餅如紙片般薄且較為精緻。同一種豆糊製出的成品還包括多克拉（dhokla）和卡曼（khaman）。製作伊得利與多薩時，要先分開過夜浸泡米和印度黑豆（或是其他扁豆），比例隨食譜而異。史丹克勞斯指出：「米和印度黑豆的比例，會隨市場的相對價格而從4：1到1：4進行不同調整。」我喜歡用的比例為2~3份的米兌上1份的紅扁豆。許多食譜還會要求加入比例少上許多的葫蘆巴籽（fenugreek seed），以促進微生物作用並增添風味。

製作豆糊時，先將浸泡好的米、扁豆和葫蘆巴籽攪碎或搗碎，必要時則加水攪成糊狀。製作伊得利時，你需要相當濃稠的豆糊；製作多薩時，則加多點水使豆糊變得稀薄。加入少許的鹽，靜置發酵12~48小時（視溫度而定）。一般來說並不會加入酵種，而且也不需要酵種，但你還是可以加入優格、克菲爾、些許熟成的豆糊和其他酵種，也可以根據需要加入其

idli steamer

法漢（Orese Fahey），新墨西哥州

多薩的各種變化型態

我曾用紫米製作出紫黑色的多薩，用紅木豆作出粉紅色的多薩，用燉飯米加黃色和白色的木豆製作出另一種多薩。只要是2份米兌上1份木豆的比例，那麼不管搭配何種變化都可成功製作出多薩。加入切碎的綠辣椒到豆糊中會變得很好吃（我們住在新墨西哥州），另外，我還會加入碎蒜頭和碎洋蔥，也常加入薑黃，這樣便能製作出很棒的金黃色多薩。我是在一只可麗餅煎盤中製作多薩的，這個方法使得多薩的豆糊不像印度餐廳那樣稀薄（我在餐廳吃過的多薩多半非常稀薄，就我而言，這是相當無味的）。我將多薩做成墨西哥玉米餅的厚度，這些成品就可以用來包捲各種不同的餡料。我通常會將碎火雞肉或碎羊肉混以調味料及碎洋蔥，並加入幾湯匙椰子纖維和一顆蛋，這有助於食材黏合在一起。最後，塑形成魚雷形狀，這樣的份量剛好可以放進一份多薩裡。我也會用新鮮水果、發泡奶油、自製蘋果醬等材料包住多薩做成甜點食用。我們喜歡甜甜內餡搭配多薩的酸味。

他香草或香料。不過，傳統上作法十分簡單，只加點料（多薩）、燉料（伊得利）和印度甜酸醬[1]作為點綴。我喜歡在玻璃罐中發酵伊得利糊與多薩糊（不超過2/3滿），這樣我才能看到豆糊發酵時顯著上升。

當豆糊明顯膨脹上升時，你就可以製作成伊得利或多薩。但如果膨發的時間過長，豆糊就會像麵包的麵糊一樣，會因耗光養分而喪失膨脹的動力。製作伊得利時，先在特殊的模具（或是任何蒸鍋）裡蒸煮豆糊，蒸煮時間約為20分鐘。伊得利常會與一種稱為桑姆巴（sambar）的辛辣蔬菜料理搭配食用。製作多薩時，豆糊必須更稀薄，並在抹了油的鍋子或是不沾鍋上盡可能鋪展開來。

多克拉與伊得利相似，只不過是用不同豆類和不同模子蒸煮。多克拉通

1 編注　Chutney，主要基底為糖、檸檬汁、醋，另外依個人喜好加入水果，如蘋果、芒果、鳳梨等等。

常是用未去殼的孟加拉豆和米一起製成。我的一位印度朋友西恩（Sean）說，他最愛的多克拉是用鷹嘴豆製成的。豆糊在較大的模子（或是上油的派皿）裡蒸煮，蒸煮過後的多克拉會切成一塊塊以供食用，西恩說：「我吃過的多克拉是當蒸好時，芥末籽會連同一小撮阿魏[2]放入油中，之後鋪在多克拉上，再撒上不甜的椰子碎片和芫荽。」另一種豆糊製品卡曼，除了不使用米，作法完全跟多克拉一樣。豆糊是用未去殼的孟加拉豆（或其他豆類）製成，並只加入水和鹽。

<h1 style="text-align:center">阿嘎拉些（非洲－巴西<br>發酵黑眼豆炸麵團）</h1>

　　這些用發酵黑眼豆製成的巴西炸麵包口感滑順、清淡且美味！我的家人覺得阿嘎拉些嘗起來就像馬鈴薯煎餅。我是從「罌粟集」（Bloodroot Collective）的馬利安（Selma Miriam）那裡得知關於這種食物的知識。罌粟集是康乃迪克州一間以素食發酵和女性主義為經營理念的餐廳，餐廳年齡已經超過30年。阿嘎拉些來自巴西的巴伊亞州，但如同黑眼豆，最早可溯源至西非。在西非的約魯巴語中，阿嘎拉些稱作阿嘎拉（acara）。

　　製作阿嘎拉些其實相當簡單。首先，將黑眼豆浸泡過夜。250公克的豆子可供4~6人食用。浸泡過夜後，便盡可能地去除豆殼。將雙手伸進水中，各自朝反方向繞圈壓擠和搓揉豆子，試著去除豆子外皮。你可能需要用大拇指和食指壓擠豆子，或是用重的鈍物搗擊豆子。定時加水沖洗並將水打成漩渦，使脫離的外皮浮出水面，方便取出丟棄。必要時加入更多水並重複幾次動作。去掉的外皮越多，豆糊就會越滑順。不過你可能無法完全去除外皮，至少我從來沒成功過。之後，將浸泡好的豆子與一顆粗切的洋蔥、一根辣椒、鹽及胡椒一起攪碎或在研缽裡壓碎，使這些材料成為糊狀。必要時加一點點

---

2　編注　Asafoetida，一種用於印度料理的植物調味料。

水使豆糊濕潤並黏合在一起。接著，把豆糊留在碗中發酵，墨粟集的食譜表示，至少要發酵1~4小時，不過我實驗了長達約4天的發酵，而且嘗起來更美味。然而，再經過幾天，味道就不是變得更濃，而是開始出現腐味。實際天數依溫度、鹽度及其他因素而定。

　　在巴西，阿嘎拉些通常是以棕櫚油油炸。儘管炸的確實美味，但大多時候我都只用少許油下去煎成煎餅。無論你用的是哪種方法，你都可以用你喜歡的油，只是要記住，在開始製作之前，要先將豆糊拍打好一陣子，讓豆糊變得滑順扎實。必要時每次只加一點點水。拍打的動作會大幅改變豆糊，使豆糊變得更加滑順。如同打鮮奶油或與蛋白泡沫，拍打的動作能把更多空氣和氣泡打入豆糊。馬基解釋：「關鍵在於蛋白質遭受物理壓力時，會打開摺疊的結構而彼此鍵結。」他說（在不同背景脈絡下所說的）：「它們很容易彼此鍵結，造成蛋白液擾動並聚集。如此一來，連續而堅固的蛋白質網會遍及泡沫壁，將水與空氣固定住。」將豆糊攪打至呈硬挺且能維持尖角的狀態。我用手提式攪拌機攪打約10分鐘後，豆糊（量並不多）便達到此狀態。你可以使用任何你用來攪打鮮奶油或是蛋白泡沫的工具，例如機械式攪拌器、電動攪拌器，或是裝上攪拌槳的食物處理機。我從沒想過豆類攪打後竟會是如此輕盈蓬鬆！在巴伊亞州，阿嘎拉些是一種平民街坊食物。通常在油炸過後切開，淋上或填入燉菜、醬料，也多半搭配蝦子一起食用。在網路上快速搜尋一下就會出現很多誘人的搭配方式。

　　在奈及利亞，同樣的豆糊會被包在香蕉葉裡煮熟或蒸熟成阿巴拉（abará）。要蒸煮阿巴拉，必須先讓豆糊保持在相當濃稠的狀態，並裹入玉米莢（份量視個人喜好），最後用麻線綑綁蒸煮約20分鐘，如同料理玉米粉蒸肉（tamale）一般。

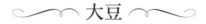

## 大豆

　　其他我所知道的傳統豆類發酵品，大多與中國、日本、韓國、印尼及亞

洲其他地方的大豆有關。歷史學家阿爾巴拉指出，中國統治者提倡大豆農業已將近三千年之久，其穩固的文明與帝國之姿，也有助於大豆的興盛、傳播，並延續其精緻複雜的變化。除了將尚未乾燥的生鮮大豆煮成毛豆之外，大豆鮮少只是就這樣煮熟來吃，因為所含的抗營養物質，如酵素抑制劑及高居第一的植酸鹽含量，都使大豆難以被人體消化。在中國及亞洲其他地方，乾燥的大豆幾乎會進行發酵處理，或是打成漿、凝結並壓製成豆腐（過程就像在製作乳酪）。

在亞洲，大豆一般不會保持原狀直接食用。根據阿爾巴拉的說法，早期到亞洲旅行的歐洲人「很難分辨出『豆子』及『豆子製成的食物』之間的關聯」。在美國，最早對大豆的興趣，只是將這種植物視為整土的覆蓋作物以及動物飼料，而非人類的糧食作物。然而，幾件互不相關的事件卻刺激了20世紀初的數十年間，美國大豆農業的迅速成長。第一次世界大戰糧食短缺，創造了肉類替代品和烹飪食用油的需求。1920年代美國棉花作物遭受棉籽象鼻蟲之害，更增加了對新的植物油來源的需求。另外，植物培育的新發展使各種大豆品種更適於美國中西部栽種，當地農夫也發現這種作物可以和玉米配合栽種得很好。

除此之外，農業科技的改良及政府農業政策的推進也有利於大豆生產。當人們降低了對役畜的依賴，意味著原本數百萬英畝用來放牧的土地得以轉作農作物耕種，其中也包括了大豆。另外，因為美國農場馬匹大多被豬取代，而豬所食用的食物是大豆，因此進一步刺激了農業對大豆的需求。再者，更大更好的牽引機和聯合收割機大幅提高了勞動效率，使美國大豆在世界市場上更具競爭力。最後一點，儘管在經濟大蕭條時期，美國的農場政策為了穩定價格、支撐農場經濟而限制了玉米和其他作物生產，但對大豆耕地卻沒有這樣的限制。

科技不僅刺激了大豆的生產，同時還在運用上做出創新。美國阿徹丹尼爾斯米德蘭公司（ADM）在1934年從大豆油中

取得卵磷脂後，很快就發現這種物質在產業上有許多用途。福特（Henry Ford）也看到了大豆的發展機會，並贊助了許多研究，試圖要將卵磷脂結合到汽車製造業。在農場上長大的福特想要大規模地支持農民，於是在1941年展示了一個車身是以大豆作為基底的塑膠汽車模型。如今，大豆被運用在汽車及電腦上已是常見之事，另也運用在油、油漆塗料、塑膠、墨水、化妝品及其他數不盡的各類產業，甚至包括食品加工。第二次世界大戰時，奶油和烹飪用油短缺，促使美國消費者開始使用以新興產氫技術從大豆油中製出的瑪琪琳[3]和酥油。為了要符合戰時的需求，美國大豆的生產急速增加，戰爭期間，美國甚至超越了中國，成為世界上最大的大豆生產國。

明茲寫道，戰時必需品「成了和平時期一種令人歡喜且經濟的便利品」。大豆在今日是美國重要的經濟作物之一，而且非屬巧合的是，這種作物有93%是經過基因改良的品種，可適應嘉磷塞[4]這種有機磷除草劑。然而，由於基因漂變的特性，改造過的基因在另外7%的作物中出現也是可預期的。不過，法律禁止有機產品中含有基因改造材料。[5]

明茲觀察到，如同基因改造一樣，消費者很難察覺產品中是否含有大豆成分，而大豆油也「鮮少在商品正面印出『大豆』字眼」。油、卵磷脂、蛋白質及其他非完整形式的大豆產物幾乎出現在所有加工食物中，但在行銷上卻鮮少呈現相關訊息。大多數美國人的大豆攝取量，都是間接攝取自食用的雞肉和豬肉，也由於吃了許多這些肉品，細數之後，你會發現美國人的大豆平均消耗量遠高於日本人。

大豆被拿出來當作食物談論的時機，只有在作為肉類替代品或是在口耳相傳其健康益處時。早在1921年，健康食品推廣者凱洛格（John Harvey

---

3 譯注　Margarine，即人造奶油或是植物性奶油。

4 譯注　Glyphosate，商品名「年年春」（Round-Up）。

5 編注　在台灣，截至2011年1月止，衛生署已經核准的基因改造食品計有6種單一品系基因改造大豆、15種單一品系基因改造玉米，以及17種混合型基因改造玉米，且全部都是進口的基因改造食品，現在尚未有本土研發的基因改造食品上市。至於目前在台灣市場中常見的基因改造食品，則是大豆、玉米及其加工製品。（引自衛生福利部食品藥物管理署資料）

Kellogg）醫師就寫道，大豆是高蛋白肉類的替代品。1970年代，隨著西方非主流文化下所爆發的素食主義，豆漿和豆腐也被視為乳品和肉品的替代品。矛盾的是，這個對於農業和產業具有顯著重要性的作物，卻成了歷史學家貝拉斯可（Warren Belasco）所稱的「反烹飪的印記」（icon of the countercuisine）。

　　大豆產業打著「機能性食品」的名號，並資助能證實大豆對健康有益的研究（能為更年期婦女提供治療，以及減少癌症風險、心臟疾病、動脈硬化及骨質流失），以期吸引主流群眾的關注。不過，醫療保健從業者和提倡者都漸漸質疑這些益處，也找出了食用未經發酵大豆可能導致的問題。營養學家丹尼爾（Kaayla Daniel）在她《大豆的完整故事：美國人喜愛的健康食物的黑暗面》（The Whole Soy Story: The Dark Side of America's Favorite Health Food）一書中指出，大量攝取未經發酵的大豆可能與許多日益嚴重的健康問題有關聯，包括胎兒、嬰兒與孩童性發育異常，以及認知能力降低、大腦加速老化、罹患阿茲海默症、造成不孕症並降低生殖功能、心律不整、甲狀腺失調，以及增加罹患某些癌症的風險，而且所引發的問題和病症還不只這些。藥草學醫師韋德（Susun Weed）治療以豆漿和豆腐代替乳品和肉品的病患已有數十年之久。她說：「一旦缺乏動物性蛋白質，或是攝取量太低，卻還經常食用未經發酵的大豆，抗營養物質就會造成大規模的破壞，包括骨質疏鬆、甲狀腺疾病、記憶力衰退、視力損傷、心律不整、抑鬱、免疫系統低落而導致易受感染等。」

　　幾乎所有我見過對於大豆的批評都與未發酵的大豆有關。如果你要食用大豆，攝取經過發酵的大豆絕對是最佳方式。若你想要避開基因改造食物，就使用有機大豆。幾乎任何你處理大豆的方式都可以運用在其他豆子上，只不過得出的結果會有所不同，但你也不用太擔心，大豆和其他豆子在經過發酵作用後，許多方面都會得到改善。

## 味噌

味噌是日本的發酵豆醬，作法是將完全煮熟的豆子加上清酒麴（以米麴菌培植的穀物，見第六章的「製作清酒麴」）、鹽，通常也會加入製好的味噌或其他原料一起磨碾。日本傳統文化包含了各種變化及不同地區型態的味噌。夏利夫與青柳昭子合著的《味噌之書》是英語界重要的味噌指南，書中有許多對不同傳統種類味噌的資訊。夏利夫和青柳昭子在另一部史詩般的壯闊作品中這麼談及味噌歷史：「味噌在風味與色澤、質地與香氣上的範疇，至少也都與世界上高級的葡萄酒和乳酪一樣變化多端。」我個人則是走比較實驗性的路線，我在參照夏利夫與青柳昭子所提出的基本方法後，將所能想到的每一種豆子都混合在一起，並隨著時間使用較高比例的清酒麴，最後再加入蔬菜。

我也比以往使用更多清酒麴，因為從上一章內容可看出，我已經學會如何自製清酒麴。一旦我聞到清酒麴誘人的香氣、感受到新鮮的力道，又想到不必要花重金購買無需感到負擔時，我使用的清酒麴比例就會增加。我喜歡使用高比例的清酒麴製作味噌，因為這樣就可以少用很多鹽，而且不需要地窖般的涼爽環境來進行長時間熟成。

接下來是製作味噌的基本步驟，材料比例於下文說明。製作味噌前，要先備有清酒麴，你可以參照第六章的方法自製，也可以購買市售產品。將要製成味噌的豆子浸泡過夜，浸泡的水量要足以覆蓋膨脹後的豆子。隔天一早，用新鮮的水烹煮豆子，豆子（尤其是大豆）煮沸時，要將聚積在表面的泡沫全數撈除。烹煮時我通常還會加些昆布。將豆子煮軟至容易壓碎的程度，烹煮時間長短則隨著豆子種類而異，若是大豆，烹煮時間最多為6小時。豆子煮過頭沒有關係，只要確實不斷攪拌鍋底，使豆子不至燒焦就好！

豆子煮好後瀝乾，並保留一點煮豆水（或沸水）倒

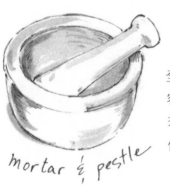

mortar & pestle

在量好份量的鹽上。**攪拌讓鹽融化後放一旁備用**。接著，**壓碎豆子**。我一般在製作20公升的豆糊時，喜歡將豆子裝在大鍋裡，鍋子放在地板上，再從上頭用我超大尺寸的壓泥器壓碎。必要時可一邊加入煮豆水或水，使之成為糊狀。很多工具都可以用來將豆子壓碎成滑順均勻的質地，不過，若你喜歡，也可以讓豆子維持略帶粗糙的質地。據我了解，傳統味噌都是粗糙顆粒狀的，到了晚近大規模生產下，才普遍被壓碎、磨碾成市售的滑順成品。你可以努力讓味噌達到這樣的滑順狀態，或是像我一樣，享受粗糙的質地。

將清酒麴加到豆糊之前，需先評估一下溫度。清酒麴的酵素可耐受的最高溫度約為60℃，因此，當你將清酒麴加入豆子時，要確定溫度沒有超過這個範圍，對你來說也不會太燙。萬一豆子在壓碎之後還是太熱，就放久一點使之冷卻，並**不斷攪拌以釋放內部高溫**。一旦豆子完全放涼，就加入清酒麴攪拌，或將清酒麴壓拌進豆子裡。

現在，回到稍早你用煮豆水或沸水淋過的鹽巴，此時鹽巴應該已經冷卻至體溫溫度。如果你要製作長時間熟成的高鹽分味噌，就加入未經殺菌的活菌味噌，並攪拌至完全均勻分布。此時加入的味噌是當酵種，引入存在於味噌裡的乳酸菌和其他生物，所以這種味噌也稱為「種味噌」（seed miso）。任何未經殺菌的味噌都可以用於這般用途，包括市售的味噌也一樣。短時間發酵的味噌一般都只仰賴清酒麴而不加入種味噌，因為種味噌會加速酸化。無論你是否加入種味噌，都要將先前混合了煮豆水（或沸水）的鹽巴加到壓碎的豆子和清酒麴之中。加入蔬菜（這個很快就會談到）或是依據喜好加入其他材料。加入更多的煮豆水或水，使其濕潤且容易塗抹開來，不過，質地仍得夠濃稠以維持形狀，而非流動的狀態。如果味噌的是熱的，那麼在放涼的過程中會繼續變稠。此外，清酒麴也會吸收一些水分，尤其是乾的而非新鮮的清酒麴。不論何時，如果味噌看起來太乾，都可以少量混入一些水。

一旦味噌材料完全混合均勻，就要裝填到缸裡進行熟成。味噌填入缸裡時，要注意每次都要壓實不能留下氣室，因為留下的氣室可能導致內部長黴，並產生一股霉味。裝填入缸之後，熟成中的發酵味噌也要不斷壓實，在我的

Chapter 7
• 發酵豆類、種子和堅果 •

經驗裡，這個步驟其實不難，因為裡頭有著你可以用來緊緊壓實的發酵蔬菜。味噌的清酒麴剛開始發酵時相當活躍，膨脹速度也很快。我是從一次剩餘的味噌中發現這個現象的。當時，我把這些多出來的味噌裝到罐子裡，然後鬆鬆地蓋上蓋子放在地下室。大約一週之後，味噌已經推開蓋子，溢滿罐子周圍。罐子需要用重物重壓，以防味噌滿溢或爆炸，但容器本身還是必須能釋放氣體才行。

我都是用陶缸製作味噌，上面蓋上平盤或硬木板，且通常用4公升的水重壓。接著，以一條舊被單或是布覆蓋陶缸，並用繩子捆緊，以此隔離蒼蠅和灰塵。這個步驟就跟製作酸菜時一樣，見第三章「缸發酵法」的說明。你也可以在耐用的大塑膠袋或是多夾層的塑膠袋中裝水，用來重壓。這個方法對於非圓柱狀或是瓶口小於瓶身的器皿來說尤其好用，見第三章的「缸蓋」。

你必須事前先想好要在哪裡熟成味噌，因為選擇什麼地點也意味著你會製作出什麼樣的味噌。發酵時間相對較短（大約2~6週）的甜味噌可以在各種環境下熟成，較溫暖的溫度會使其發酵得快一些，較涼的溫度則會慢一點。甜味噌用的是高比例的清酒麴和低比例的鹽。至少發酵6個月（但通常是好幾年）的鹹味噌則需要儲存在溫度穩定之處（例如地窖），尤其當你熟成的時間要拉更長時更是如此。這種長時間發酵的味噌一般用的是較高比例的鹽及較低比例的清酒麴。最好是在你找到適合熟成的地方後，再嘗試這些需要較長時間發酵的味噌，如果你居住的地方很熱，最好是製作甜味噌就好，因為在溫度較高處所製作的味噌，在經過了一年或是更久之後體積就會縮減，而且還會硬如磚頭。我便看過這樣的情形發生。

我所用的比例很簡單：若是甜味噌，豆子和清酒麴大約等量，加上大約6%的鹽；若是長時間發酵的鹹味噌，則用比清酒麴多出1倍的豆子，加上大約13%的鹽。這些鹽分比例與乾燥材料的重量有關，製作大約12公升甜味噌所假定的比例為：用2.25公斤乾燥的大麥製成清酒麴，加入與大麥等重量

的紅菜豆，然後用這些重量的總和下去計算。以這個例子來說，4.5公斤乘以6%（0.06），就會得出 0.27公斤，也就是大約1.25杯的鹽。製作鹹味噌時，同樣2.25公斤的大麥清酒麴則可以生產出20公升的味噌，這是因為你用了2倍（即4.5公斤）的紅菜豆，接著，將總重量（6.75公斤）乘以13%（0.13），就會得出 0.88公斤，也就是大約4杯的鹽。不論你用的是哪一種測量單位，以上這些計算方法都是一樣的。你可以以將乾燥穀物和豆子的每磅重量換成2杯的單位，或者是將每公斤換為1公升。一定重量的鹽，體積取決於鹽的精細度還有密度，因此重量會是最準確的計算方式。如果你沒有廚房用秤，見第三章的「鹽」，裡頭有談到將鹽大約轉換成體積的計算方法。

不可否認，味噌是一種「重鹹」的食品，因為鹽分不夠的話豆類很快就會腐壞。然而，你也不必拘泥於這些比例，如果你喜歡，可以實驗在最低限度下使用最少量的鹽，但是我並不確定你究竟可以少到多少。味噌的含鹽量與你想要的熟成時間息息相關，因此，這事關特定比例鹽分的味噌，會需要多久時間來熟成。

長時間發酵的鹹味噌通常是在一年中較涼爽的時期製成的，此時空氣中的細菌含量相對較低。另外，為了進一步防止細菌汙染，我通常會在填裝味噌前，於陶缸內潮濕的表面撒上鹽巴。這個點子是夏利夫和青柳昭子所建議，為的是要增加陶缸邊緣的含鹽濃度。我將這個步驟視為一種保護儀式。另一點同樣重要的是，我也會在用重物重壓前，在味噌表面多撒上一點鹽。

| 味噌的通用比例 | | 甜味噌 | 鹹味噌 |
|---|---|---|---|
| | | 4公升 | 4公升 |
| | 豆類 | 1公斤 | 1公斤 |
| | 清酒麴 | 1公斤 | 500公克 |
| | 鹽 | ~6%=120公克 | ~13%=200公克 |

Chapter 7
• 發酵豆類、種子和堅果 •

味
噌
湯
與
夏
利
夫

夏利夫，與青柳昭子合著《味噌之書》、《天貝之書》等

我在寫這本書時，拜訪了夏利夫在加州拉法葉的家，也就是大豆資訊中心（SoyInfo Center）。1994年我首度製作味噌時，便是以他那本《味噌之書》為指南。通了幾年的電子郵件後，我問道是否能在路過舊金山附近時順道拜訪他。當他邀請我去喝一碗味噌湯時，我真的感到興奮不已。

夏利夫在近幾年致力於大豆歷史各面向的學術工作，且積極將這些資訊建檔。他已將早期中國文獻翻譯成英文，開創了一套大豆的編年誌，並將早期美國販售味噌和天貝的製造商記錄建檔。這是他一生的志業。他不僅對這件事非常有熱情，更致力於免費分享相關資訊。他和妻子青柳昭子所寫的書，都在 Google Books 上可找到，還可免費全文存取，而最近寫的書籍則都是數位獨立出版，在 Google Books 和他們網站[6]上都是免費的。夏利夫喜歡網路廣大的能力與便利性，並且希望自己所彙整的資訊和文件資料可以為遙遠地區的人們提供幫助，以激發他們去挖掘大豆的潛在營養。

由於夏利夫致力於學術工作和資料建檔，使得他無暇顧及廚房裡的工作。無獨有偶，我花在寫書和教學上的時間，也占去了我過去致力於園藝和烹飪的時間。當我拿出一罐自製的味噌給夏利夫看時，他才驚覺自己離當時自製味噌的時期已經好多年了。事實上，當天午餐時間，他用的便是乾燥的速食味噌包輔以現磨薑末提味，做出了一道絕頂美味的湯品。看著製作味噌的大師吃著這終極慢食的粉狀速食版本時，某種程度上就好像發現奧茲大帝不過也是一名平凡的魔法師。夏利夫對這整件事情的態度相當平實泰然，他非常清楚自己在做什麼，且不感到愧疚。此外，夏利夫剛好也是當初推出速食味噌包業者的諮詢對象，所以他確實在這些粉狀味噌上扮演了重要角色。在我們的漫漫對談中，夏利夫不斷引述佛教中道的概念，即不要懷抱極端或是武斷的觀點，要在不同面向上尋找價值，追求兼容並蓄的包容度，而不是非此即彼的排他性。雖然夏利夫實行素食已有40年之久（這也是當初他對味噌產生興趣的原因），但招待我的速食味噌湯裡頭仍有柴魚片。這也讓我再次見識到，夏利夫如何實踐中道這種非教條主義的價值觀，並對看似矛盾的事物感到相當自在。

6  www.soyinfocenter.com

我不在味噌上著墨太多，因為《味噌之書》中對此主題已有鉅細靡遺的
描述，他們也將許多著作放上網路供人自由存取。夏利夫和青柳昭子描述的
傳統日本味噌之中，目前我最喜歡的是兩種短時間發酵的甜味噌，其中一
種是裡頭加了蔬菜的「吮指」味噌（是傳統名稱，不是我冠上的名號）[7]。製作
吮指味噌時，除了用等量的清酒麴和紅菜豆，以及6%的鹽，還要加入發酵
過的蔬菜。蔬菜比例大約為剩餘體積的10~25%。比起甜酸醬和醃製類的醬
料，吮指味噌比較不這麼濃稠，且甜、鹹、酸一次到位，有著吸引人的質地
變化。我通常是在2週之後開始試嘗吮指味噌，吮指味噌也會隨著時間而逐
漸變酸。

納豆味噌是另一種濃稠的甜味噌，因保持了整顆大豆形狀而獨樹一格。
1份煮熟的大豆（仍保持顆粒狀）會用大約2份大麥清酒麴和1份醬油（要確
認不含防腐劑）混合，再加上昆布、大麥麥芽（或是其他甘味劑）和幾片薑，
之後一起發酵2~4週。納豆味噌裡閃閃發亮的大豆，樣子就跟發酵納豆中
粒粒可見的豆子一樣，是一種非常不同的大豆發酵物（見本章的「納豆」），
「納豆味噌」這個名稱也因此常造成某種程度的混淆。對於有興趣自製味噌
但不想等上一年（或更久）的人，我建議試試吮指味噌、納豆味噌，或是其
他短時間發酵的甜味噌做實驗。

## 味噌的運用

只要在日本餐廳用過餐，對味噌湯都不會陌生。將味噌做成湯品，的確
是很棒的運用，不過，味噌在其他許多方面也是極具功能的調味品。甜味噌
和吮指味噌可以作為餐桌上的調味料，但是一般長時間發酵的鹹味噌若要當
作調味料，味道就過強了。下文提供一些把味噌運用在烹飪及食物備製上的
參考。

7　編注　原文finger licking miso，直譯「舔味噌」，是該味噌的俗名，正式名稱為「菜味噌」，
　　為日本飛驒地區的傳統食物。

### • 味噌醃料

味噌可以是醃料的絕佳基底，用來調味肉類、蔬菜、豆腐、天貝，以及任何你要燒烤、水煮、烘烤或拌炒的食物。味噌可以混合醋、油、辣醬、蜂蜜、糖、啤酒、葡萄酒、清酒、味醂（甜的日本烹飪酒）、香草植物等等，幾乎所有東西都可以跟味噌一起搭配。將材料完全混合均勻後，塗抹在要醃製的食物表面並放置幾個小時或幾天，必要時定時翻面，讓味噌覆蓋食物表面。最後記得要讓殘餘的醃料留在食物上，這樣烹煮食物時，醃料才能進行焦糖化。

### • 味噌淋醬、醬料和抹醬

富含脂肪的種子和堅果醬、優格及酸奶油，都非常適合搭配濃厚的鹹味噌。味噌芝麻醬是素食者的經典食物，但味噌花生醬和味噌優格的組合也一樣美味。味噌與醬料主要成分比例約是1：4，你可以根據自己的喜好調整，並選擇柑橘汁、酸菜汁、韓式泡菜汁、煮蔬菜後留在鍋中的液體或水來稀釋。加入任何你喜歡的調味料。成品隨著其稠度，可以當成抹醬、醬料或是淋醬。

### • 味噌漬物

味噌是很棒的醃漬媒介。見第四章的「漬物：日式醃漬法」。

### • 甜味噌稠粥

甜味噌是短時間發酵，所以一般來說，裡面仍含有可將複合式碳水化合物分解成單醣的酵素。南河味噌公司創辦人之一艾威爾（Christian Elwell）曾與我分享這個技巧。首先，要在晚上煮粥，且不加鹽。當粥的溫度冷卻至60°C以下時就加入甜味噌，仔細攪拌使味噌在粥裡均勻分散開來，最後蓋上蓋子，放在溫暖（但不過熱）的地方過夜。隔天一早，粥會稍微液化且變甜，此時，你只要稍微再加熱一下，就有甜粥可以享用了。

## • 味噌湯

　　這道食物不僅經典且美味。料理時，一般都是最後才加味噌，這麼做的原因是為了避免沸煮味噌使其受到不必要的加熱。夏利夫和青柳昭子指出：「過度烹煮會使味噌最重要的香氣散逸，同時也會摧毀協助消化的微生物和酵素。」當然，即便是低於沸點的溫度，還是會摧毀湯裡大多數微生物，但若能避免沸煮，有些酵素便仍可存留。沸煮也一定會揮發掉散發風味的化合物。

　　一般而言，味噌湯是種簡單的湯品，只使用昆布，有時頂多再加柴魚片。另外，如同夏利夫教我的，你可以加入一點現磨薑末使簡單的味噌高湯變得風味鮮明。任何湯品和燉菜都會因為加了味噌而使風味更為豐富，包括用肉或是魚為基底製成的湯品。加入味噌之前需先離火，舀出一大瓢湯，再將味噌搗入其中使之溶化。每1杯湯需要大約15毫升的味噌，但若湯品本身已經很濃郁，味噌的用量就要減少。將混合好的味噌倒回湯裡並試喝，若有需要就重複上述步驟。

miso

## 〜 醬油 〜

　　英文的「soy」（醬油）一字來自於日文的shoyu。的確，發酵醬油這種在中國、日本及其他東亞料理中不可或缺的調味品，是第一種引入歐洲的大豆食品，至今已普遍應用在西方廚房裡。人類學家明茲指出：「醬油是世界上最為廣布的發酵豆類產品。」最早的醬油，其實就只是發酵中的大豆糊（例如日本的味噌，以及中國的「醬」）在醬缸表層的液體。不過隨時間推移，醬油的獨立製程也隨之出現。

　　味噌和醬油的最大差異在於製程。味噌裡的麴黴一般生長在穀物（清酒

麴）上，而在大豆上活動的是黴菌所產生的酵素，而非黴菌本身。醬油裡，麴黴不僅生長在穀物上還直接長在大豆上，結果形成「更複雜的代謝化合物」，並使蛋白質進一步水解和液化。此外，比起味噌，醬油的風味更強烈也更鮮明。

從微生物的觀點來看，醬油是最複雜的發酵食物之一。在兩種截然不同的發酵過程裡有著三組截然不同的生物在行使發酵作用：麴黴、乳酸菌和酵母菌。聯合國糧農組織報告：「在這些發酵作用中，黴菌、細菌和酵母菌之間會發生幾種親密關係，最後產生帶有不同風味和氣味的化合物成品。」除了將黴菌培植在大豆及小麥上需要人力完成，後續出現的微生物都是在添加酵種（如少量活菌味噌或醬油）之後自行發展而成，所以醬油並不會特別難製作。亞洲地區有許多形式獨特的醬油，像是加了魚、辣椒、棕櫚糖或是其他辛香料。

在我們這個時代，許多醬油都是經過酸水解（acid hydrolysis）的「脫脂」大豆製成。也就是說，醬油是脫脂大豆在榨出油脂之後的副產物。這種醬油的製作過程並不包含發酵作用。根據《工業微生物學與生物科技期刊》的說法：「酸水解的醬油在氣味和風味上較不吸引人，因為缺乏從發酵作用中產生而出的香氣基質，如酯類、酒精和羰基等化合物。某些國家會結合發酵和酸水解兩種方法，製出價格較低廉的醬油。高品質的醬油則完全必須透過發酵作用才能製成。」

我試過發酵兩種日式醬油：用大豆和烘烤過小麥製成的醬油，以及不用小麥等穀物只用大豆製成的溜醬油（tamari）。結果我製作出的醬油比溜醬油來得成功，所以這裡我描述的是醬油的製程。一開始我以為小麥製的醬油是美式醬油，不過，現在我已經知道中國使用小麥早有數千年之久，而且將小麥用在製作醬油的傳統也十分悠遠。事實上，添加小麥也會增加醬油風味的深度和複雜度。

製作醬油時要將麴黴培植在大豆和小麥的混合物上，各1.5公斤的大豆和小麥可生產出大約4公升的醬油。將大豆浸泡過夜，然後蒸煮使其熟軟到

足以輕易壓碎。水煮時間為5~6小時，或者是用壓力鍋煮1.5小時。煮大豆的同時，將小麥穀粒（軟的小麥為佳）或小麥片在鑄鐵鍋裡乾烘，不斷攪拌到散發出香氣且開始呈現褐色。GEM培養物公司的史提梅爾說：「微微烘焦可以引出風味來。」我是隨著她詳盡的指南一步步完成整個過程的。如果你要使用完整的小麥穀粒，先在穀物研磨機裡粗磨，不要磨成粉，而是將穀粒打成碎片。如果你用的是現成碎麥，就不需要再研磨。

　　大豆完全煮熟後就瀝乾，並趁熱拌入烘烤好的碎麥，再放涼到體溫的溫度。冷卻時加入酵種（GEM的建議量為3.8公升的量用2茶匙酵種），然後以第六章「製作清酒麴」所述方法培養。過了大約48小時（實際時間可能更短或更長），一旦清酒麴覆蓋了白色黴菌，且開始出現形成芽孢的徵兆（出現黃綠色斑點），就可以混入其他材料使其變成醬醪[8]，而發酵6個月至2年後就變成醬油了。

　　加入的鹽量，是乾燥大豆和小麥重量的40%（若兩種乾料各為1.4公斤，那麼用鹽量就是1.1公斤）。接著加水。加入的水量，相當於大豆、小麥和鹽重量的加總（乾料總重若為3.8公斤，用水量則約為4公升）。攪拌至鹽完全溶解後加入清酒麴，也加入一點生醬油（nama shoyu）或味噌，以導入乳酸菌和酵母菌。將所有東西混合在一起，換裝到缸裡或是其他發酵容器中，並蓋上一塊布防蒼蠅。

　　第1週每天都要攪拌，之後每週攪拌1~2次（在夏季時1週一定要攪拌2次）。定期攪拌可以預防黴菌生成，倘若發現表面長黴，將之撈除即可。將發酵中的醬油放在溫熱的空間中。如果醬油的量因蒸發而減少，必要時可加入去氯水以維持原本的量。根據史丹克勞斯的說法：「傳統的發酵在室溫之下會持續1~3年，顏色和風味也會隨時間變得更濃烈。」成熟醬醪的顏色是非常深的鐵鏽色，且濃稠、帶有宜人香氣。要品嘗你釀的醬油並不需要等上3年，至少1年後就可以汲取一些出來，剩下的則可以繼續熟成。

---

8 譯注　大豆與小麥發酵後、壓榨前的狀態，在這個階段大豆與小麥皆富含活菌。

　　這個過程最艱難的部分，除了等待，就是從濃厚的醬醪裡榨取出液態醬油。將醬醪放進網篩、帆布或其他粗織的壓榨用袋，或是好幾層的濾布裡，然後卯盡全力來扭轉、壓擠出液體。你可以抵住一塊堅固的木板來壓榨，藉著木板將液體引流入碗。你也可以請幫手一起把醬醪的液體壓出。在你認為已經盡所能地榨出液體後，打開袋子攪拌一下內容物，再次使出全力、扭緊袋子，再壓榨一次。運用你的聰明才智，想盡各種辦法從醬醪中壓榨出醬油。

　　將裝在瓶子裡的醬油儲存在冰箱或是其他涼爽處，未經殺菌的醬油若暴露在外，表面可能會長出黴菌。不過，若發生這種情形，將黴菌撈除就好，不需要感到憂心。將你風味濃郁又複雜的自製醬油作為調味料使用，但要留下一些當作下一批製作醬油時的酵種。壓榨後剩下的醬醪可以當味噌使用，或是當醃漬蔬菜的醃料。

## 〜〜〜 發酵大豆「塊」：濱納豆及豆豉 〜〜〜

　　大豆「塊」是顆粒完整的發酵大豆，在中國稱為豉。豉在西方鮮為人知，卻也認為豉是他們所熟知的發酵大豆糊和大豆醬的先祖。創造大豆塊這個詞的夏利夫和青柳昭子寫道：「諷刺的是，這是所有發酵大豆食物最古老的源頭，但在今日的世界卻最不為人所知。」此外，雖然「塊」這個字暗指這些大豆是硬的，事實上卻軟得如葡萄乾一樣。

　　我在美國零售市場所看過的唯一一種發酵大豆塊是中國發酵黑豆（豆豉）。下文描述的日式大豆塊，則稱為濱納豆（Hamanatto）。請注意，濱納豆與較廣為人知的納豆（將在下一節說明）是完全不同的東西。我第一次對濱納豆感到興趣，始於與貝茨（Cynthia Bates）這位在田納西州主持天貝實驗室的發酵大豆狂的對話。她告訴我，她嘗過最美味的發酵大豆就是濱納豆。如其所言，這種甘甜、綿密、鮮美、酸酸鹹鹹的大豆蘊含了某種濃厚且令人折服的鮮味。

　　製作濱納豆時，要先將大豆浸泡過夜並蒸煮至柔軟。濾出豆子並放涼到

體溫的溫度後，接種大豆清酒麴（可在GEM培養物公司取得），並以第六章「製作清酒麴」所述的方法，在27~32°C下培養48小時或者更長的時間。在這個例子中，你要讓黴菌產孢直到轉為綠色。當黴菌在大豆上產孢時，讓大豆曝曬於陽光下或放在食物風乾機裡乾燥。濱納豆並不需要百分百酥脆乾燥，美國農業部

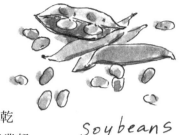

Soybeans

科學家研究日本發酵物的一份報告指出，市售的日本濱納豆製品，豆子會被乾燥至「濕度降為12%」。我並不是說水分含量得測量到這般精準的程度，只是說豆子應該要大致乾燥，但仍帶點濕度和軟度。

　　在發酵的第二個階段裡，將乾燥長黴的豆子放進一口缸或是其他可施以重壓的容器裡，並混合15%的鹵水覆蓋過豆子（鹵水的濃度會被豆子本身大大稀釋掉）。每1公斤的大豆我會取約6杯的鹵水來覆蓋，這樣醃製過的豆子剛好可以裝滿大約1公升的容量。加入薄切的薑片到醃製的大豆中，攪拌均勻、重壓、蓋上一塊布防蒼蠅，然後在室溫下發酵6~12個月。

　　你可以不時嘗嘗看濱納豆，因為濱納豆的風味在發酵期間會不斷演進。當你認為濱納豆已經製作完成，再次放至陽光下曝曬或是在食物風乾機裡乾燥。我會在發酵6個月後乾燥我的濱納豆。在尚未乾燥前，這些豆子還是濕的，此時要把豆子一顆顆分開，難免會壓碎。因此，我把發酵中的豆子倒在烤盤上，分成數團塊，然後將盤子置於室外明媚的陽光下，幾個小時後，團塊就會乾燥而使豆子能夠輕易分開成一顆顆，看起來就像葡萄乾一樣。白天日曬，夜晚風吹，如此交替乾燥數日之後，大豆塊就會乾了。不要過度乾燥，大豆不應該變硬或變得易碎，而是要像葡萄乾一樣柔軟滑順。

　　濱納豆是如此美味可口！我把這當點心享用，但實在太鹹了，不能吃多，所以我大部分都仿照著名的中國黑豆醬，把這當作醬料和淋醬的調味基底（中式黑豆的發酵過程幾乎一樣，下文會說明）。用水覆蓋過數湯匙的濱納豆，浸泡在水中幾分鐘，然後從水裡取出豆子並切成細末（留下浸泡水）。以熱油拌炒蒜頭、紅蔥頭、洋蔥與大豆塊細末，接著加入浸泡水、高湯、米

酒（或醋）、醬油、辣醬、一點點蜂蜜、糖（或其他甘味劑）、任何喜愛的調味品，以及一點點在水中溶解的太白粉下去收汁。幾乎所有東西都可以與這令人愛不釋手的發酵豆醬一起搭配享用。發酵豆醬也可以加入醬汁或燉煮的汁液中一起烹煮。

　　中式黑豆（豆豉）的製程類似於濱納豆。浸泡大豆或黑豆，煮到軟後放涼，接種麴菌菌孢或是混合黴菌菌種，並在27~32℃下培養大約72小時，直到豆子上的黴菌顏色轉綠（表示產孢作用開始）。相較於上述濱納豆的製作方法，製作豆豉時，這個階段並不需要乾燥豆子，而是要清洗去除會產生苦味的孢子。第二階段的發酵裡，豆子則會在鹵水中發酵，有時候會加糖或是辣椒醬。發酵時間為4~6個月，然後乾燥。

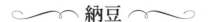

## 納豆

　　納豆是一種日式的大豆發酵製品，豆子上會產生一層滑溜、黏滑的物質，如秋葵一般。在日本，這樣的質感被稱為內巴[9]（neba），而超黏的納豆則稱為內巴－內巴。根據《食品科學期刊》報導：「高度黏性的黏液是高品質納豆最重要的評判標準。」納豆的風味帶著尿素的味道（如同某些乳酪或是過熟的天貝），且發酵越久，這個味道會越強烈。我喜歡納豆，但是許多人不僅提不起興趣，甚至覺得很可怕。

　　納豆在日本的市場和餐廳裡相當常見，雖然餐廳裡的服務生總試著勸我不要點納豆，我想這是因為不知道納豆為何物的人通常都不喜歡納豆。納豆絕不是眾人皆愛的東西，不過有些人是**真的喜歡**，因此，倘若你是個勇於嘗試的食客，我強烈建議你一定要嘗嘗看。納豆就跟許多食物一樣，風味的差異都來自於如何備製和呈現。

　　類似納豆的發酵物在中國（如豆豉）、泰國（如蘇阿鬧[10]）、韓國（如清

9　譯注　黏黏的意思。
10　編注　*Thua-nao*，一種碟形豆片。

麴醬和淡樸醬）及尼泊爾（如克尼瑪）等東亞地區都有。西非也有一組用其他種子備製出的類似發酵物（將在下一節說明）。納豆與其親屬的不同之處，在於其他大豆發酵物在發酵過程中並不含黴菌也沒有乳酸菌。枯草芽孢桿菌納豆菌變種（*Bacillus subtilis var. natto*，以前名為 *Bacillus natto*）是將大豆轉化為鹼性而非酸性納豆的細菌。我大多用日本進口的酵種，但你也可以從市售的納豆或是前一批的自製納豆開始，以傳統方法將稻草製成酵種。或者讓納豆在建議的溫度範圍內，自發性地在大豆上生成。納豆之所以能自發性生成，是因為大豆上多半都有枯草芽孢桿菌納豆菌變種，且其孢子極為耐熱。

製作納豆唯一的挑戰，是要找出或創造出一個合宜的培養空間。雖然發酵納豆時，可容忍的溫度範圍較大，從37~45°C皆可，不過，理想溫度約為40°C。我通常是用烤箱的指示燈來培養納豆，你也可以將熱水瓶放在預熱過的保冷箱裡幫助維持溫度。

納豆通常都是用大豆製成。我嘗試過用其他豆類來製作納豆，即使成品都可以吃，有時還是會缺少納豆特有的黏滑覆蓋層。製作納豆時，先將豆子沖淨並在足量的水中浸泡過夜，浸泡期間大豆體積會膨脹兩倍以上。將浸泡好的豆子水煮（或蒸煮）至能用大拇指和食指輕易捏碎的程度。水煮或蒸煮時間大約是5小時，用壓力鍋就只需要約45分鐘。使用壓力鍋時，蒸煮會比水煮來得好，因為水煮會使豆子表皮脫落，漂浮在浮沫之中，進而堵塞排氣閥。過去便有壓力鍋因為排氣閥堵塞而發生爆炸的案例。

一旦大豆煮軟，便瀝乾、放涼。如果你要用孢子來起酵納豆，就在豆子仍熱氣蒸騰、溫度大約為80°C時接種孢子。文獻指出，孢子不僅能夠容忍如此高的溫度，且這樣的「熱沖擊」還有助於孢子發展。另外，務必採用所建議的酵種比例，像這樣只需要極小量酵種的狀況下，就需要額外多一點的粉狀介質（麵粉）一起混合，才能讓酵種有效分散開來。倘若你的納豆酵種是上一批留下來的納豆，那酵種的使用比例大約是5%。將酵種納豆切碎，並加入一點處於培養溫度（40°C上下）的水。煮好的豆子要放涼到培養溫度後，才能加入酵種納豆，因為生長中的細菌不像孢子一樣具有相同的耐熱

性。無論用哪種方式,都要將酵種完全混進大豆裡,也要注意將邊邊的大豆刮拌下來,務必讓所有豆子都混合均勻。

將培酵好的大豆平鋪在玻璃或不鏽鋼烤盤裡,高度不超過5公分,並用保鮮膜、鋁箔紙或蠟紙蓋上以保持濕度。接著,放進培養室,根據溫度和喜好的風味發酵6~24小時。監控培養室,必要時撐開培養室的門降溫,或是放入熱水瓶調整溫度。要確定納豆是否已經製作完成,可以用筷子或湯匙下去繞圈攪拌,看看是否有黏稠的絲狀物形成。培養時間越久,絲狀物越明顯,風味也越強烈。

若你不想用酵種製作納豆,就按照上述的方法,但是跳過培養的步驟。若你想要自然發酵納豆,就不要用壓力鍋烹煮豆子,因為較高溫的烹煮可能會將水煮時仍能存活的孢子殺死。我們要的納豆是要能以較長的時間發展,風味也要比擇汰過的菌株所製成的納豆更強烈。你也能嘗試以稻草當作酵種的傳統方法。根據夏利夫和青柳昭子的說法:「早期納豆通常只是將煮好的大豆包裹在稻草中,並放在溫暖處過夜直至其變得黏稠。」發酵愛好者貝特(Sam Bett)從日本回報,說他吃了一些在雜貨店買的稻禾(稻草)納豆(wara natto),「比起塑膠包裝的納豆,這種納豆土味更重、味道更刺鼻,而且更黏稠、更美味」。

納豆很少單吃。如果你想要體驗日本經典食用納豆的方法,就取一些納豆和一顆生雞蛋的蛋黃,並與一點點醬油、芥末及米醋混合。筷子以畫圓的方式攪拌,讓濕的調味料和豆子黏液融合在一起,最後與蔥花、海苔碎片一同放在白飯上享用。若你希望去除或是降低豆子的黏稠感,可以將豆子加到海苔卷、沙拉、薄餅裡,或是切碎當作醬料和淋醬的基底材料。

近幾年,納豆因為含有納豆激酶(nattokinase)這種有益健康的特殊化合物而備受矚目。納豆激酶為發酵細菌所生,並且存在於黏液中。《細胞與分子生命科學》在1987年的一篇報導中聲稱:「納豆激酶已證實具有強大溶解血纖維蛋白的活動力(意即能分解血栓)。」研究人員在文中甚至有點牽強地將納豆激酶描述為「蔬菜乳酪納豆」。15年後,一份醫學評論總結:「所

有先前的流行病學和臨床研究都指出，納豆激酶對範圍廣闊的疾病，包括高血壓、動脈粥狀硬化、冠狀動脈疾病（例如心絞痛）、中風以及外圍血管疾病都很有效且安全。日本人長期大量食用的證據指出了納豆激酶是安全的營養物，且是非常強力的血纖維蛋白溶解介質。」最新的研究則在探究，除了分解血纖維蛋白之外，納豆是否還可以緩解阿茲海默症澱粉樣斑的病徵。醫學總是從食物中將活性化合物分離出來，如今，納豆激酶已被當作是一種市售的維生素萃取物，比起全食物形態的納豆更容易取得。

<h2 style="text-align:center">達瓦達瓦以及相關的<br>西非發酵種子調味品</h2>

　　西非料理的特色，是一系列用野生和栽培植物種子，製成如納豆般的發酵調味品，這些種子有些在未經發酵時是不能食用的。被運用在這類料理上的植物種子包括甜瓜（*Citrullus vulgaris*）、非洲槐豆（*Parkia biglobosa*）、非洲油豆（*Pentaclethra macrophylla*）、牧豆（*Prosopis Africana*）、猴麵包果（*Adansonia digitata*）、薩滿樹（*Albizia saman*）、凹槽南瓜（*Telferia occidentalis*）、蓖麻（*Ricinus communis*），也包括用得越來越頻繁的大豆。根據奈及利亞微生物學家阿奇（O. K. Achi）的說法：「傳統用來製作調味品的基底非常多樣，每一種調味料的原料也都不只一種。」

　　如同納豆，這些發酵物也是鹼性的，是枯草芽孢桿菌及與其緊密相關的細菌共同產生的結果，且同樣被當作調味料和調味劑來使用。這些發酵產品有一些比較常用的稱呼，在奈及利亞稱為「達瓦達瓦」（dawadawa）和「歐吉利」（ogiri），在布吉 法索、馬利和幾內亞被稱為「蘇姆巴拉」（soumbala），在塞內加爾則被稱為奈鐵投（netetou）。一份在塞內加爾首都達喀爾的調查指出：「奈鐵投幾乎運用在所有塞內加爾的菜餚裡。」

　　我冒著以偏概全的風險將這些發酵物一起歸類在這裡，是為了闡明豆子和種子裡鹼性芽孢桿菌的發酵作用是全世界都在上演的，而非單限於一個地

區。我在西非旅行的時候，一定吃過用這些發酵品調味的燉菜，遺憾的是，我當時對這些燉菜並不了解，沒辦法辨識出風味並詢問生產過程。直到我開始嘗試製作達瓦達瓦，並試著將之作為調味料用在烹調上時，我才意識到這獨特的風味是多麼熟悉。伴隨過往的印象，一股西非燉菜的鮮味潛流霎時隱約而現。

從文獻中，我發現這類發酵品相當獨特，且備製的細節大不相同，但似乎仍展現某些共同模式。通常豆子與種子會先煮過，有時候要煮很長的時間直到可以用手去殼。去殼後視情況還會再煮一次。在某些傳統裡，種子會整顆進行發酵，在另一些傳統中，則是會切碎或搗碎，有時甚至會混入灰燼。備製物一般會被包裹在香蕉葉或是其他大型樹葉裡以維持濕度。通常不會使用酵種，但有時會取前一批成品的一小部分進行培酵。然而，根據阿奇的說法：「芽孢桿菌在豆類發酵期間具有支配性。當發酵作用進行時，發酵蔬菜泥的稠度好比一種濃稠的乳酪布丁。」發酵時間長短隨著基質、環境和傳統而有變化。大多數情況下的發酵成品為了能夠儲存，都會在陽光下曝曬乾燥。「因為如果讓發酵無限制地進行下去，保存效果就不會很好。」

我在實驗這些發酵品時所面臨的主要限制，在於無法取得文獻中所描述的特殊種子。我在亞利桑那州的朋友蘭卡斯特（Brad Lancaster）曾寄來西南沙漠的牧豆種子，就在我嘗試運用時，發現這些種子實在是太小了，以至於花了1小時去殼之後，收集起來的種子仍不滿1茶匙。我將這些種子包裹在莧菜葉裡，結果卻發霉了。我曾想過用蓖麻籽代替，但是我發現，只要1毫克的蓖麻毒素（種子裡最具毒性的化合物）就足以導致一名成人死亡，而這也挑戰了我對發酵作用具有解毒能力的信念。雖然傳統實行的發酵都顯示可以去除種子的毒性，但在不同環境中所進行的自然發酵實驗可能會導致非常不同的結果。如果我發酵了一把蓖麻籽，我是否準備好要嘗嘗看種子是不是依舊具有劇毒呢？而我也要鼓勵讀者這麼做嗎？因此，在無法取得這些調味品所使用的其他非洲豆子之前，我只好隨著歷史潮流，試著用大豆這個全球第一超級巨星豆來發酵就好。

　　帕爾庫達（Charles Parkouda）等人總結了大豆達瓦達瓦的製程：「大豆會先挑揀、清洗並浸泡在水中12小時，然後用手去殼。接著，去殼的大豆會烹煮2小時，並在鋪了車前草葉的葫蘆裡培養發酵72小時。」阿奇另外描述了略為不同的方法：

> 66 豆瓣平鋪在鋪了香蕉葉的拉菲亞草籃裡，然後用好幾層香蕉葉覆蓋其上，就這樣發酵2~3天。也可能加入木頭灰燼一起發酵。發酵好的成品會放在陽光下乾燥1~2天，最後就會形成深棕色或是黑色的成品。99

　　我將大豆浸泡過夜並用雙掌摩擦去除豆子外殼。我將大豆烹煮大約4小時直到柔軟，不加任何材料，直接放進一個鋪了玉米莢（而非香蕉葉或車前草葉）的玻璃派盤裡，並將大豆裹在玉米莢中維持濕度以利細菌生長。我把碗倒扣，蓋住包裹好的大豆，然後留在烤箱裡發酵（關掉烤箱的火，開啟照明燈，烤箱門略微撐開）。在38℃下發酵大約36小時。氣味會變得越來越濃烈，聞起來就像納豆一樣。

　　接下來的乾燥步驟，是大豆達瓦達瓦與納豆的真正區隔。進行乾燥時，我選擇讓豆子保持完整的形狀，不過有些調味品的傳統是會先把豆子磨碎。盡可能用日曬乾燥，或是以食物風乾機或低溫烤箱進行乾燥。乾燥好的發酵豆子相當耐放，要使用時就磨成粉末，加到燉菜和其他食物裡當作調味料。不需要加很多，只要可以微妙帶出風味，同時保有濃厚的層次感即可。塞內加爾的食物部落客拉瑪（Rama）在她網路上的一份食譜裡使用奈鐵投（一種屬於此類群的調味品），並鄭重警告：「奈鐵投有著非常強烈的氣味，但可以為燉菜添加令人意想不到的風味。」我愛極了，甚至打算把這加到所有我要煮的東西裡實驗看看。好吃！

## 發酵豆腐

豆腐是少數製程**不經發酵**的傳統大豆食物。不過，一旦大豆製成了豆腐，就可以進行發酵。事實上，發酵豆腐有許多不同的方法，發酵的豆腐也有各種名稱，例如腐乳及豆腐乳。豆腐是味道平淡的食物，但發酵過程可以讓豆腐產生更顯著的風味。黃興宗觀察到：「讓發酵豆腐久負盛名的，是發酵而成的怪味美食，讓嗜吃者難以抗拒，同時讓門外漢敬而遠之。」由於採用的製作方法及發酵的時間不同，最後呈現的風味也有不少差異，從微嗆到極度刺鼻都有。發酵作用也能提升人體消化豆腐的程度。一本1861年的中國食物百科全書指出：「變硬了的豆腐是很難消化的，對於孩童、年長者和生病的人來說並非健康的食物。由豆腐製成的腐乳則是比較好的食物，因為經過熟成，對病人來說很好。」

關於這個主題，就我所能找到的英文資訊中，討論最為廣泛的是夏利夫和青柳昭子的另外一本書《豆腐之書》(*Book of Tofu*)。書中描述，發酵豆腐最直截了當的方法是將豆腐切片或是切成一口大小的塊狀，且只要浸泡在味噌醬或醬油裡數日即可。在中國，這被稱為「醬豆腐」。你可以生吃醬豆腐、用任何處理豆腐的方式處理醬豆腐，或是將發酵的豆腐和原醃料混合在一起製成醬料。

大多數發酵豆腐的方法都要將黴菌培植在豆腐上，並將長黴的豆腐浸在鹵水或是摻了香料的米酒裡熟成。長黴的豆腐稱為坯。微生物的分析顯示，長黴的坯通常由放射毛黴、根黴、毛黴屬的黴菌占居要角。傳統的接種方式，是將豆腐切片或切塊放在稻草或南瓜葉上，也有用新鮮的木頭灰燼裏覆的。有些則是將豆腐切塊，置於以最低溫度加熱過的烤箱裡進行10~15分鐘的乾燥和消毒。

我試過將豆腐塊包在草稈（雖然不是稻草）和南瓜葉裡，使之自然長出黴菌。根據文獻資料，長出的是白色或灰色黴菌。夏利夫和青柳昭子將之比喻為「香氣十足的白色密麻菌絲墊」，史丹克勞斯則形容為「灰如髮的菌絲

體」。不過，我用草稈與南瓜葉進行實驗所產生的黴菌，顏色是帶著紅色斑點的黃色，並不適合食用。但當我試著用從美國農業部菌種收集處取得的放射毛黴來培酵時，結果卻大為成功。在毛茸茸的白色黴菌長出來後，我混合了鹵水（見第四章的「鹵水醃漬法」）、米酒（見下冊第四章的「亞洲米釀」）和新鮮辣椒，然後將長黴的豆腐放進裡頭發酵。發酵後的豆腐塊會發展出極為滑順的質地及明顯嗆鼻的風味。這些豆腐塊極像乳酪，且一週比一週更美味。但大概3個月後就會明顯走味了。

我採用中國紹興市製作臭豆腐的方法，不使用黴菌也發酵出結果很棒的豆腐，我參照的是飲食作家鄧洛普所描述的方法。在發酵豆腐前，你必須先在鹵水中發酵莧菜菜梗，這會是豆腐進行發酵的介質，方法在第四章的「中式泡菜」裡有說明。之後，你只要將豆腐切塊放入，並放進玻璃罐或缸裡淹浸發酵即成。如同多數發酵資料，鄧洛普也未提供確切的發酵時間。在最初的幾天和幾週，發酵中的豆腐聞起來、嘗起來都很棒，完全沒有臭味。6週後，進入發酵後期，豆腐雖然嗆鼻且刺激，但絕不至於令人倒胃口或讓你在送入口中時感到為難。此時的豆腐對我來說仍然很美味。

不過，當我又放了3週再回來品嘗時，豆腐已變得奇臭無比。鄧洛普解釋：「在一或多種含硫胺基酸的分解過程中所產生的硫化氫，是成品臭味的來源。」腐臭的蛋所發出的惡臭也是來自同樣氣體。根據鄧洛普的說法，紹興街頭炸臭豆腐的小販就是利用這個臭味「使整個鄰里充滿香氣」，此味也「激發死忠愛好者對其產生令人難以置信的激情」。但就我而言，我會把發展到這個階段的臭豆腐倒進堆肥裡，並提醒自己下一批的製品一定要趁其還芳香美味時就趕緊取來享用。

即便沒有備製特殊的鹵水，豆腐還是能加到蔬菜發酵品裡。發酵愛好者魯特（Anna Root）寫道：「我通常會加韓式泡菜調味，不過原味也是不錯。此外，這種豆腐可以保存得很好（不像新鮮豆腐），且即便是生吃也非常容易消化。如果鹹度夠的話，嘗起來就更像羊乳酪。」

## 疑難雜症解答

### • 味噌表面長黴

味噌缸在不經干擾下放置發酵一年以上,表面可能會長黴。有時第一次開缸時,表面所生長的東西會使味噌看起來很駭人,聞起來也很可怕。不過,發生這種情形時並不需要感到害怕,只要將長黴層和任何因此變色的味噌刮除,下方隔離了空氣的味噌看起來、聞起來和嘗起來仍然是很棒的。

### • 乾掉和變硬的味噌

如果長時間發酵的味噌是在一個溫熱的空間進行熟成,那麼在過程中就會乾掉或變硬。對此,要如何進行處理必須視乾掉和變硬的程度而定。如果味噌聞起來和看起來很好(在你刮除黴菌之後),就只要加一點水下去攪拌均勻,使味噌回復到糊狀可塗抹的質地即可。但如果味噌已經變硬,甚至硬到像磚塊一樣,那可能就沒辦法弄濕回到糊狀了。這種情況一旦發生,就直接丟棄。製作長時間發酵的味噌需要放置在溫度涼爽的地窖空間,或是將缸子埋進土裡。如果你想要在一般生活空間裡製作味噌,我會建議製作只需要數週就能完成的甜味噌。這種味噌可以在溫熱的室溫下發酵得很好,不會因為長時間熟成而乾熱到脫水。

### • 味噌裡遍布著黴囊

表面的黴菌很容易去除,因為存在範圍僅限於表面。不過,如果你做的味噌並未緊實地壓入容器裡,內部還留下氣室的話,那麼在你把味噌從缸裡挖出來時,就會發現寄居其中的黴菌。如果這樣的情況只有一兩處,你可以將這些部分隔離,然後去除黴菌。但如果情況遍布整缸味噌,那麼要一一撈除也許就不可能了。想要避免這個問題發生,就一定要將味噌緊實壓塞入發酵器皿裡,絕對不能讓裡面保有任何空氣。

Chapter 7
· 發酵豆類、種子和堅果 ·

# · 致謝 ·

　　我是本書唯一的作者，你若發現書中任何錯誤、誤解或是疏失，皆由我一人負責。不過，在寫作這本書的過程中，有許多地方不是我能夠獨力完成的，而是透過很多人的協助和幫忙。我在發酵方面的學習和訓練，雖然很多都是得自於自身經驗，也從未跟著任何老師上課，但事實上，這些學習和訓練皆獲益於與無數對象的密切互動、資訊流通和指導，有的是直接面對面，有的則是透由網路交流而得。我從中所學到的，讓我決定要寫下這本書。書的內容有來自於人們分享的家庭食譜，有微生物學家的洞察，有網友寄給我的有趣文章，也有一些是人們所提出的問題，這些都迫使我去思考、研究以及進一步實驗，以求更深入了解發酵以及提出更佳解釋。我沒有拜過師，不過說真的，書中的你們都是我的老師。謝謝你們。

　　書中所引述的許多人，以及更多沒有被引述的人，都與我分享了他們點滴拾集而成的發酵智慧。接下來我要感謝以下這些人，你們與我分享資訊、想法、文章、書籍、圖像和故事，而清單中若疏漏了任何人，我也在此先說聲抱歉：

　　Ken Albala、Dominic Anfiteatro、Nathan and Padgett Arnold、Erik Augusti-jns、David Bailey、Eva Bakkeslett、Sam Bett、Áron Boros、Jay Bost、Joost Brand、Justin Bullard、Jose Caraballo、Astrid Richard Cook、Crazy Crow、Ed Curran、Pamela Day、Razzle F. Dazzle、Michelle Dick、Lawrence Diggs、Vinson Doyle、Fuchsia Dunlap、Betsey Dexter Dyer、Orese Fahey、Ove Fosså、Brooke Gillon、Favero Greenforest、Alexandra Grigorieva、Brett Guadagnino、Eric Haas、Christy Hall、Annie Hauck-Lawson、Sybil Heldke、Lisa Heldke、Kim Hendrickson、Vic Hernandez、Julian Hockings、Bill Keener、Linda Kim、Joel Kimmons、Qilo Ki-netichore、David LeBauer、Jessica Lee、Jessieca Leo、Maggie Levinger、Liz Lip-ski、Raphael Lyon、Lynn Margulis、E. Shig. Matsukawa、Sarick Matzen、Patrick McGovern、April McGreger、Trae Moore、Jennifer Moragoda、Sally Fallon Mo-rell、Merril Mushroom、Alan Muskat、Keith Nicholson、Lady Free Now、Rick Otten、Caroline Paquita、Jessica Porter、Elizabeth Povinelli、Lou Preston、Thea Prince、Nathan and Emily Pujol、Milo Pyne、Lynn Razaitis、Luke Regalbuto、Anthony Richter、Jimmy Rose、Bill Shurtleff、Josh Smotherman、Jillian Sprado、

Sterling、Betty Stechmeyer、Aylin Öney Tan、Mary Morgaine Thames、Turtle T. Turtlington、Alwyn de Wally、Pamela Warren、Rebekah Wilce、Marc Williams、and Valencia Wombone. 我要感謝牛津膳食研討會（Oxford Symposium on Food and Cookery）邀請我在他們2010年的研討會上發表文章，當期會議主題正是「醃製、發酵與煙燻」。另外我也感謝在會議上的其他發表者和參與者，他們提供了各種不同的觀點，刺激我的想法。

一直以來我都有很棒的幫手在協助我從事實驗、研究以及訊息整合，這裡要特別感謝Caeleb Grey、Spiky、MaxZine Weinstein以及Malory Foster。另外我要感謝Char Booth和我一生的摯友Laura Harrington，遠距給我研究上珍貴的協助。我要感謝Layard Thompson、Rya Kleinpeter以及Benjy Russell，在寫作這本書的初期，提供我寫作的靜僻之處。我也要感謝Spiky、Silverfang、MaxZine Weinstein、Betty Stechmeyer、Merril Mushroom以及Helga Thompson，在我手稿一邊完成時一邊閱讀並且提供意見。

我要感謝供應食物給我享用、實驗以及書寫的對象：這些植物、動物，以及加以照管的人。特別是要感謝提供乳品的Simmer and Krista；提供蛋類的Branch、Sylvan、Daniel、Junebug及Dashboard；提供肉類的Neal Appelbaum和Bill Keener（Sequatchie Cove Farm）；提供蜂蜜的Hush and Boxer；提供藍莓的Hector Black和Brinna；以許多提供蔬菜的人，特別是Daz'l、Spiky，以及其他在Short Mountain菜園中的眾仙子；Maxzine以及IDA園藝中從未更換的工作人員；感謝Billy Kaufman、Stoney、John Whittemore、Jimmy Rose以及在Little Short Mountain Farm的那些老人家；Mike Bondy和Rob Parker；Daniel；思夸奇灣農場（Sequatchie Cove Farm）的赤腳農夫Jeff Poppen，還有很多慷慨大方的朋友們。我要感謝Angie Ott和Daz'l提供我們這麼大量、多樣又健康的酵種；Merril和Daz'l總是會分享他們保存下來的種子。身處在這個食物產製與交換的網絡裡，真的是深感值得又備受鼓舞。

最重要的，我要感謝一直以來放縱我並且鼓勵我流連於發酵這件事的朋友和家人。感謝我出生的家庭，我非常幸運可以擁有這麼一個我如此喜愛的家，在這裡，我一直得到源源不斷的支持。當我在寫作這本書的時候，我做了一個困難的決定，搬離我住了十七年的社區，遷居到一個僅屬於我自己的地方。我的生活已經上了新的軌道，而且一切都很好。我要感謝住在Short Mountain Sanctuary、IDA以及這整個團體的仙子，謝謝你們的愛以及奉獻，而且還嘗遍了我端出來的所有發酵實驗品。這群人以及我們的常客，都是我最摯愛的朋友。你們知道我說的是誰，你們也了解我有多愛你們。

# •中英名詞對照•

## 專有名詞

### • 1~5 劃

土坑醃製 grubenkraut
大腸桿菌 *Escherichia coli*
大豆 soybean
大腸菌 coliform bacteria
小米稠粥 Millet Porridge
山中雪 snow-in-the-mountain
什寐 shmates
什錦泡菜 muraturi asortate
天貝 tempeh
太初渾湯 primordial soup
少孢根黴 *Rhizopus oligosporus*
尤加麵包 pan de yuca
巴丹椰 Eugeissona tristis
巴氏殺菌法／高溫消毒法
　pasteurization
巴米 bammy
巴希 basi
巴契 baälche
手工麵包 artisan bread
扎克瓦斯 zakwas
扎克伐司卡 zakvaska
方卡索 funkaso
日本甘酒 amazaké
日式醬油 tamari
木灰 wood ash
木舟形容器 canoa
木豆 dal
木恩 mune
木那 mana
比重計 hydrometer
比菲德氏菌 MF 20/5 *B. bifidum*
　MF 20/5
毛黴／白黴 Mucor
水合 hydration
火烤麵包 fire loaves
牛蒡 Burdock

牛膝草
　Hyssop
包心菜 cabbage
丙烯醯胺 acrylamide
仙人掌葉 nopales
代謝基質 metabolic substrate
加里 gari
半酸醃菜 half-sours
卡瓦 kawal
卡瓦斯 kvass
卡兒 cal
卡姆酵母菌 Kahm yeast
卡帕送／去雄 capazon
卡洛 kalo
卡曼 khaman
卡維亞納蜂蜜酒 kaviana mead
去氯水 dechlorinated water
古漬 furu-zuké
可可 cacao
可斯艾爾 kisiel
外圍血管疾病 peripheral vascular
　disease
奶油 butter
巨嗜細胞 macrophages
布里乳酪 Brie
布榮伊思達 burong isda
必需胺基酸 essential amoni acid
玉米私釀酒 moonshine
玉米黑穗菌 *Ustilago maydis*
玉米糕 polenta
玉蜀黍 maize
甘味劑 sweetener
甘草 Licorice
甘薯 sweet potato
生物利用度 bioavailability
生物多樣性 biodiversity
生物燃料 biofuel

生物鹼 alkaloid
生態棲位 ecological niche
生醬油 nama shoyu
甲狀腺腫 goiter
甲狀腺腫原 goitrogens
甲芽菈 jayaras
白脫乳 buttermilk
白狄亞 bidia
白袍 white robe
白粥 whitish porridge
白櫟樹皮 White Oak Bark
白蘿蔔泡菜湯 tongchimi
石灰 lime

### • 6~10 劃

交叉連接 cross-link
伊得利 idli
伍斯特醬 worcestershire sauce
光合作用細菌 photosynthesizing
　bacteria
共生發源 symbiogenesis
共同演化 coevolution
印度黑豆 black gram (dal)
同型發酵 homofermentative
回春水 rejuvelac
因傑拉 injera
地中海橡樹 Quercus suber
地被接骨草 round-elder
多克拉 dhokla
多洛米蒂山 Dolomites
多香果 allspice
多爾曼 dolma
多醣 polysaccharide
多薩 dosa
好氧 aerobic
宇佐美麴菌 *Aspergillus usamii*
尖辣椒 banana peppers

專化 specialized
專性好氧菌／專性厭氧菌 obligate
　aerobe / bligate anaerobes
康卡威 kaanga wai
康門貝爾乳酪 Camembert cheese
康普茶 kombucha
排氣閥 release valve
接種發酵 backslopping
控溫器 thermostats
曼陀羅 datura
梅干 umeboshi
梭狀芽孢桿菌 Clostridium
氫氰酸 hydrocyanic aci / ydrogen
　cyanide
液化 liquefaction
液態克菲爾 water kefir
涼拌泡菜 geotjeoli
淋巴細胞 lymphocytes
淡樸醬 damsue-jang
深水地平線鑽油平台 Deepwater
　Horizon
混合香藥草 gruit
混和培養物 mixed cultures
清酒 saké
清酒粕 saké lees
清酒麴 koji
清麴醬 joenkuk-jang
甜椒 parika
甜椒醬 ajvar
產孢 sporulation
產酸細菌 acid-producing bacteria
異型發酵 heterofermentative
異硫氰酸鹽 isothiocyanates
硫化氫 hydrogen sulphide
硫胺素（維生素 B1）thiamin
硫配醣體 glucosinolates
硫磺 sulphur
粕漬 kasu-zuke
碎玉米粉粥 grits
細口瓶 carboy
細菌和酵母的共生體 symbiotic
　community of bacteria and
　yeast, SCOBY
細菌素 bacteriocin

細菌叢 bacteria clump
莎莎醬 salsa
莧菜 amaranth
蛋白酶解 proteolytic
蛋哈波斯 egg hopper
野生春蒜 spring ramps
野生韭蔥 wild leek
野生海茴香 critmo
野種酵母 wild yeast
陳蒿 artemesia
陶壺 burma
鹵水 brine
鹵水醃漬法 brining
麥角固醇 ergosterol
麥芽處理 malting
黃瓜乳酸桿菌 Lactobacillus
　cucumeris
傘形科羊角芹 Aegopodium
　podagraria
傘形科雜草（獨活屬）Heracleum
　spp.
傘形喜冬草 Pipsissiwa
單一碳水化合物 simple
　carbohydrate
單寧酸 tannin
單糖 simple sugars
堪吉 kaanji
富爾人 Fur
惠喬族 Huichol
散熱器 radiator
斯佩耳特小麥 spelt
普拉卡利 placali
棉籽象鼻蟲 boll weevil
棗子 Jujube
森德糾啤酒 sendecho
棲位 niche
植物乳酸桿菌 Lactobacillus
　plantarum
植物乳酸桿菌 299 L. plantarum
　299
植物性化合物 phytochemical
植物性催化劑 botanical catalysts
植物鹽 phytic aci / Phytates
氮 nitrogen

氯胺 chloramine
無花果 fig
無麩質 gluten-free
焦亞硫酸鉀 potassium
　metabisulfit
猴麵包果 baobab
猶太人特區 Pale of Settlement
猶太小鎮 shtetl
猶加敦 Yucatán
畫眉草麵粉 teff flour
發粉 baking powder
發芽 germination
發酵生物 ferment
發酵乳酸菌 fermenting lactic acid
　bacteria
發酵箱 rising chamber
硝石 saltpeter
硝酸鉀 Potassium nitrate (KNO₃)
硝酸鹽 nitrate
硬粥 stiff porridges
稀粥（thin）gruels
紫質 porphyran
紫蘇 Shiso
絲蘭 yucca
菇蕈 mushroom
菊芋 Helianthus tuberosus
菊澱粉 inulin
菌元 barm
菌相 microflora
菌株 strain
菌絲 myceliae
菌落／細菌群落 bacteria colon /
　acteria community
菜豆 Phaseolus vulgaris
菜豆凝血素 phasin
菲達乳酪 feta
菸鹼酸（維生素 B3）niacin
萊馬尼亞 Rymania
越橘 Bilberry
鄉村火腿 country hams
順勢療法 Homeopathy
黃芪 Astragalus
黃麴菌 Aspergillus flavus
黑麥 rye

## 人名／族名

### • 1~5 劃

### • 6~10 劃

安塔姬 Ana Antaki
米瓦克族 Miwok
米勒 Miller
米羅斯拉夫 Miroslav
考夫曼 Klaus Kaufmann
艾利歐特 Rives Elliot
艾杜 Kofi Aidoo
艾威爾 Christian Elwell
艾華德 Alyson Ewald
西格爾 Ronald Siegel
佛思特 Malory Foster
克萊門特 Charles R. Clement
克魯茲 Santa Cruz
坎貝爾－麥克布賴德 Natasha
　Campbell-McBride
坎普登 Campden
希波克拉底 Hippocrates
李 Jessica Lee
李 Suzanne Lee
李辛格 William Litzinger
李周煥 Lee Ju-woon
李德 Daniel Leader
杜克 James Duke
沃力 Alwyn de Wally
沃木斯 Manfred Warmuth
沃洛克 Anne Volokh
沃恩馬汀尼 Ann Vaughan-
　Martini
沃爾 Max Wall
貝拉斯可 Warren Belasco
貝特 Sam Bett
貝特 Jonathan Samuel Bett
貝納 Deanne Bednar
貝納特 Rebecca Beinart
貝茨 Cynthia Bates
辛格 Gail Singer
亞馬遜 Nuri E. Amazon
亞當斯 Carol Adams
佩德森 Carl S. Pederson
奇羅 Qilo
妮娜 Nina

姆拉克 Mrak
宜兒伍德 Lagusta Yearwood
帕克 Julia F. Parker
帕克 Ernest Parker
帕克森 Heather Paxson
帕帕吉安 Charlie Papazian
帕底斯 Pardis
帕爾庫達 Charles Parkouda
彼契褔特 Paul Pitchford
拉芬格 Maggie Levinger
拉斯邦 Anna Rathbun
拉爾森 Caylan Larson
拉瑪 Rama
拉德法 Lilija Radeva
拉爵 Greg Large
明茲 Sidney Mintz
杰克 Jake
林多斯 David Rindos
法芙 Phaff
法瑞爾 Jeanette Farrell
法漢 Orese Fahey
波其伐 Bronwen Percival
波洛斯 Áron Boros
波特 Amy Potter
波特 Jessica Porter
波斯特 Jay Bost
波登 Anthony Bourdain
金 Marcee King
金艾可 Echo Kim
金努恩 Van, Waino Alexander
　Kinnunen
金努恩家族 Kinnunens
金斯特德 Paul Kindstedt
阿奇 O. K. Achi
阿塞夫 Mikal John Aasved
阿爾巴拉 Ken Albala
阿維亞卡 Marilou Awiakta
阿珠納 Shivani Arjuna
青柳昭子 Akiko Aoyagi
哈里斯 Lynn Harris
哈奇森 Randolph Hodgson

哈洛 Dan Harlow
哈迪 Alan Hardy
哈斯 Eric Haas
垂 Liz Tree
威思特蘭德 David Westerlund
威格摩爾 Ann Wigmore
威爾森 Michael Wilson
威爾森 Edward O. Wilson
查米里 Rick Chumley
查德 Chad
柯伊 Sophie D. Coe
柯尼托 I. N. Cognito
派優族 Paiute
珊朵 Sandor
耶爾伍德 Lagusta Yearwood
英格漢 Elaine Ingham
迪拉爾 Hamid Dirar
迪格斯 Diggs
韋斯 Ira Weiss
韋德 Susun Weed
唐布羅 Christina Haverl
　Tamburro
唐納森 Andrew Donaldson
唐諾克 Gerald W. Tannock
夏利夫 William Shurtleff / Bill
　Shurtleff
席普利 Besty Shipley
席維頓 Nancy Silverton
庫克 Frank Cook
庫克 Astrid Richard Cook
庫克船長 Captain James Cook
庫欣 Frank Hamilton Cushing
徐堅 Jian Xu
格里菲斯 Carl T. Griffith
格林威爾 Johnni Greenwell
格特曼 Naomi Guttman
泰利萊納 Tallyrana
海何 Richard Hayhoe
海倫 Helen
海瑟廷 Clifford W. Hesseltine
特百惠 Tupperware

班奈特 W. C. Bennett / Wendell C.
　　Bennett
納夫茲費兒 Rosanna Nafzifer
索尼亞 Sorin Sonea
索許 Shosh
馬古利斯 Lynn Margulis
馬可姆 John McComb
馬汀尼 Alessandro Martini
馬利安 Selma Miriam
馬革辛 Maxzine
馬修 Léo G. Mathieu
馬基 Harold McGee
馬許倫 Merril Mushroom
馬爾切利諾 R. M Noella
　　Marcellino

### · 11~15劃

密克力高夫 Elie Metchnikoff
寇克邁爾 Leslie Kolkmeier
寇斯夸斯其 Frank Kosikowski
梅·蕙絲 Mae West
梅卡 Meka
梅奇可夫 Eliw (Ilya) Metchnikoff
梅金 Mei Chin
梅雷迪恩 Leda Meredith
梅爾 Mel
莫利兒 Merril
莫拉高達 Jennifer Moragoda
莫拉維克 Lorna Moravec
莫雷爾 Sally Fallon Morrell
許贛榮 Xu Gan Rong
雪諾夫 Leon Shernoff
麥 Volker Mai
麥戈文 Patrick E. McGovern
麥可尼爾 F. Marian McNeill
麥可·波倫 Micheal Pollan
麥克奎爾 April McGreger
麥拉 Maila
傑佛瑞 Madhur Jaffrey
凱洛格 John Harvey Kellogg

喬丹 Jordan
斯丹迪奇 Tom Standage
斯巴果 John Spargo
斯克拉兒 Mikey Sklar
斯帕羅 Jeff Sparrow
斯邁爾 Yonah Shimmel
森德斯 Mary Ellen Sanders
湯普森 Michael Thompson
琵里雅 Priya
舒茲 Barb Schuetz
舒曼 Peter Schumann
舒德爾 Gary Schudel
舒聶克 Annelies Schöneck
華盛頓 Martha Washington
菲利浦斯 Linda Gardner Phillips
菲爾普斯 Vickie Phelps
萊帕德 Dan Lepard
黃興宗 H. T. Huang (Hsing
　　Tsung Huang)
黑爾德格 Lisa Heldke
塔拉烏馬拉族 Tarahumara
塔倫提諾 Maria Tarantino
奧貝爾 Claude Aubert
奧爾特 Judith Orth
愛基喬伊斯 Molly Agy-Joyce
敬格 R. M. Zing / Robert M.
　　Zing
當寧頓 Anneke Dunnington
葛里夫 Maud Grieve
葛林弗瑞思特 Favero Greenforest
蒂策 Harald W. Tietze
蒂蒂 Didi
賈思勰 Chia Ssu-Hsieh
路卡 Luca
道夫久司 Michio Kushi
達能 Danone
達德利 Robert Dudley
雷狄 Ruby Ready
雷格布托 Luke Regalbuto
寧卡絲女神 Ninkasi

瘋狂貓頭鷹博士 Dr. Crazy Owl
福特 Henry Ford
維恩 Andre G. van Veen
蓋比 Gabby
赫拉克利特斯 Heraclitus
赫茲費德 Herbert Herzfeld
齊格飛 Siegfried
齊格曼 Jane Ziegelman
齊絲 Karmela Kis
歐勒馬 Greg Olema
歐祥 Suellen Ocean
歐騰 Rick Otten
鄧洛普 Fuchsia Dunlop
魯特 Anna Root

### · 16劃以上

蕭 Hank Shaw
諾珊 Blair Nosan
錢德勒 Chris Chandler
霍布斯 Christopher Hobbs
霍普金斯 Elizabeth Hopkins
默立森 Bill Mollison
薛爾林克 Ilse Scheirlinck
薛皮羅 James Shapiro
賽卡 S. Sekar
邁克古瑟 Jenny McGruther
邁德森 Karen Madsen
韓德森 Nancy Henderson
黛依 Pamela Fay
薩根 Dorian Sagan
藍儂 John Lennon
羅伊 Jean Van Roy
羅辛 Michael Roussin
譚 Aylin Öney Tan
蘇士 Suze
蘭卡斯特 Brad Lancaster
蘭達 Diego de Landa
蘭德 Justin Lander

## 書刊名

## 機構名

### • 1~5劃

GEM 培養物公司 GEM Cultures, Inc.

大地之母 Terra Madre

世界自然基金會 World Wildlife Foundation

北卡羅萊納農業實驗站 North Carolina Agricultural Experiment Station

古斯塔夫・阿道夫學院 Gustavus Adolphus College

札巴 Zabar's

### • 6~10劃

西方自然發酵品 Wild West Ferments

伯利・克萊公司 Burley Clay Company

阿徹丹尼爾斯米德蘭公司 The Archer, Daniels, Midland Company

俄亥俄陶器公司 Ohio Stoneware Company

南河味噌公司 South River Miso Company

哈施牌 Harsch

思夸奇山谷學院 Sequatchie Valley Institute

美國味噌公司 American Miso Company

美國疾病預防管制中心 US Centers for Disease Control

美國國家衛生研究院 US National Institutes of Health

美國國家衛生院 US National Institutes of Health

美國農業部 US Department of Agriculture

美國農業部發酵實驗室 US Department of Agriculture Fermentation Laboratory

美國農業部酵種收集處 USDA's Culture Collection

美國聯邦貿易委員會 Federal Trade Commission, FTC

美國醫學會 American Medical Association

根留在地咖啡館 Local Roots Café

益生元國際科學協會 International Scientific Association for Probiotics and Prebiotics

紐約州立農業試驗站 New York State Agricultural Experiment Station

### • 11~15劃

國家毒性計畫 National Toxicity Program

國際慢食總會 Slow Food Presidium

傑克丹尼爾酒廠 Jack Daniel's

塔撒加拉禪學院 Tassajara

溫斯頓・普萊斯基金會 Weston A. Price Foundation

葛蘭斯啤酒 Grolsch

農夫的女兒 Farmer's Daughter

達能 Donnon

慢食協會 Slow Food

酸酵國際 Sourdoughs International

戴美爾牌 Dremel

聯合國糧農組織 the United Nations Food and Agriculture Organization (FAO)

羅賓森・蘭斯伯藤公司 Robinson Ransbottom

麵包傀儡劇團 Bread & Puppet

## 地名

### • 1~5劃

巴伊亞州 Bahia

布里奇波特市 Bridgeport

印第安納波利斯 Indianapolis

吉薩 Giza

### • 6~10劃

托利多 Toledo

貝靈漢市 Bellingham

東哈德威克 East Hardwick

河瀑地區 River Falls

施泰爾多 Styria

### • 11~15劃

喀拉拉邦 Kerala

達佛 Darfur

雷狄菲爾 Readyville

維洛夸 Viroqua

德威爾敦市 Dowelltown

霍桑谷農場 Hawthorne Valley Farm

羅斯維爾 Roseville

羅諾克市 Roanoke

# · 發酵相關資源 Resources ·

## 第三章

### 手工陶缸製作者

- 波特（Amy Potter）
www.members.cox.net/amypottery/Amy_Kraut_Crocks.htm
- 海丁格爾（Robbie Heidinger）
www.robbieheidinger.com/products-page/pickling-crocks/
- 奧古斯基（Jeremy Ogusky）
www.etsy.com/people/oguskyceramics
- 克爾斯登（Sarah Kersten）
www.counterculturepottery.com
- 菲爾德（Adam Field）——傳統韓國甕齊缸（onggi crocks）
www.adamfieldpottery.com

## 第五章

### 書籍

- 安朵荷，《感謝：慶贊日本純素與素食傳統》
Elizabeth Andoh. *Kansha: Celebrating Japan's Vegan and Vegetarian Traditions.*
Berkeley, CA: Ten Speed Press, 2010.
- 久松鬱子，《簡易快速的醃菜：日本醃漬食譜》
Ikuko Hisamatsu. *Quick and Easy Tsukemono: Japanese Pickling Recipes.* Tokyo: Japan
Publications, 2005.
- 考夫曼與舒聶克，《在家自製德國酸菜和醃漬蔬菜》
Klaus Kaufmann, and Annelies Schöneck. *Making Sauerkraut and Pickled Vegetables at
Home.* Summertown, TN: Books Alive, 2008.
- 金滿喬、李優泰與李歐陽，《韓式泡菜食譜：韓國國民美食的熱辣風味以及文化歷史》
Kim Man-Jo, Lee Kyou-Tae, and Lee O-Young. *The Kimchee Cookbook: Fiery Flavors
and Cultural History of Korea's National Dish.* Singapore: Periplus Editions, 1999.

- 清水《醃菜：日本醃漬蔬菜》
Kay Shimizu. *Tsukemono: Japanese Pickled Vegetables*. Tokyo: Shufunotomo, 1993.
- 聯合國糧農組織，〈發酵水果和蔬菜：全球的展望〉
（Fermented Fruits and Vegetables: A Global Perspective）
- 線上閱讀：www.fao.org/docrep/x0560E/x0560E00.htm.

# 第八章

## 酸酵麵包烘焙索引

### 書籍

- 阿爾弗德與杜吉德，《圓麵餅與風味：烘焙地圖集》
Jeffrey Alford and Naomi Duguid. *Flatbreads and Flavors: A Baker's Atlas*. New York: William Morrow, 1995.
- 布朗，《塔薩加拉麵包書》
Edward Espe Brown. *The Tassajara Bread Book*. Boston: Shambhala, 1971.
- 布勒，《麵包科學：製作麵包的化學與技藝》
Emily Buehler. *Bread Science: The Chemistry and Craft of Making Bread*. Hillsborough, NC: Two Blue Books, 2006.
- 丹佐爾與菲爾德，《蓋一座屬於自己的土窯：低成本柴燒泥造爐、簡易酸酵麵包、完美的麵包》
Kiko Denzer and Hannah Field. *Build Your Own Earth Oven: A Low-Cost Wood-Fired Mud Oven; Simple Sourdough Bread; Perfect Loaves*, 3rd Edition. Blodgett, OR: Hand Print Press, 2007.
- 哈梅爾曼，《麵包：技術與配方烘焙書》
Jeffrey Hamelman. *Bread: A Baker's Book of Techniques and Recipes*. Hoboken, NJ: Wiley, 2004.
- 里奧納德，《麵包書：天然全穀製作的真麵包》
Thom Leonard. *The Bread Book: A Natural, Whole Grain Seed-to-Loaf Approach to Real Bread*. Brookline, MA: East West Health Books, 1990.
- 雷納《自然麵包：你自己廚房中的手作酸酵手工麵包》
Lisa Rayner. *Wild Bread: Handbaked Sourdough Artisan Breads in Your Own Kitchen*. Flagstaff, AZ: Lifeweaver, 2009.

- 萊因哈特,《烘焙學徒:風味出眾的麵包技藝》
  Peter Reinhart. *The Bread Baker's Apprentice: Mastering the Art of Extraordinary Bread*. Berkeley, CA: Ten Speed Press, 2001.
- 羅伯特森,《塔汀的麵包》
  Chad Robertson. *Tartine Bread*. San Francisco: Chronicle Books, 2010.
- 溫與史考特,《麵包築工:窯爐麵包以及石造烤爐》
  Daniel Wing and Alan Scott, *The Bread Builders: Hearth Loaves and Masonry Ovens*. White River Junction, VT: Chelsea Green, 1999.

**網路**

- 新鮮麵包(The Fresh Loaf)
  www.thefreshloaf.com
- Google酸酵群組(Google Sourdough Group)
  www.groups.google.com/group/rec.food.sourdough
- 酸酵群組的常見問答
  www.nyx.net/~dgreenw/sourdoughqa.html
- 萊帕德的烘焙麵包論壇(Dan Lepard's Breadbaking Forum)
  www.danlepard.com/forum
- 英國衛報烘焙專欄作家在網路上的互動專欄
  www.danlepard.com/forum
- 一日一酸酵(Sourdough Daily)
  www.sourdough.typepad.com/my-blog
- 酸酵常見問答,由發酵愛好者迪克森(Brian Dixon)張貼
  www.stason.org/TULARC/food/sourdough-starter/
- 酸酵之家(Sourdough Home)
  www.sourdoughhome.com

## 第十章

### 天貝酵種資源

- 健康培養物公司（Cultures for Health）
  www.culturesforhealth.com
- GEM 培養物公司（GEM Cultures）
  www.gemcultures.com
- 天貝之訊（Tempeh.info）
  www.tempeh.info
- 天貝實驗室（Tempeh Lab）
  PO Box 208
  Summertown, TN 38483
  (931) 964-4540
  tempehlab@gmail.com
- 天貝線上（Tempeh Online）
  www.tempehonline.com

### 天貝資源

#### 書籍

- 夏利夫與青柳昭子，《天貝之書》
  William Shurtleff and Akiko Aoyagi. *The Book of Tempeh*. New York: Harper and Row, 1979. Available full-text at www.books.google.com.
- 夏利夫與青柳昭子，《製作天貝》
  William Shurtleff and Akiko Aoyagi. *Tempeh Production: A Craft and Technical Manual*. *Lafayette*, CA: Soyinfo Center, 1986. Available full-text at www.books.google.com.

#### 網路資源

- 貝琪天貝基金會（Betsy's Tempeh Foundation）
  www.makethebesttempeh.org
- Tempeh.Info（天貝之訊）
  販售天貝的比利時網站，提供許多相關資訊和食譜，以及優質的天貝黴菌顯微影像
- 沃木斯（Manfred Warmuth）
  http://users.soe.ucsc.edu/~manfred/tempeh/tempehold.html

**購買清酒資源**

美國清酒製造商

• 金山清酒麴（Cold Mountain Koji）：這是我在日本雜貨店、自釀供應商店以及許多郵寄供應商裡發現的加州清酒麴製造商
  www.coldmountainmiso.com

• 南河味噌公司（South River Miso Company）：位於麻州的糙米清酒麴製造商（可直接購買）
  www.southrivermiso.com

  如果你認識任何鄰近的味噌或是清酒製造商，可以聯繫他們詢問看看是否有在販售清酒麴

清酒麴零售商

• 健康培養物公司（Cultures for Health）
  www.culturesforhealth.com

• GEM培養物公司（GEM Cultures）
  www.gemcultures.com

# 第十一章 ——————————————————————————————————————

**納豆酵種資源**

我所知道和使用的納豆酵種，都來自同一個品牌：三德傳統納豆孢子（Mitoku Traditional Natto Spores）。可以從以下幾處購得：

• 健康培養物公司（Cultures for Health）
  www.culturesforhealth.com

• GEM培養物公司（GEM Cultures）
  www.gemcultures.com

• 自然進口公司（Natural Import Company）
  www.naturalimport.com

• 納豆之王（Natto King）是個很棒的資源網站，裡面提供了納豆的所有相關資訊：
  www.nattoking.com.

# • 名詞解釋Glossary •

Acetobacter 醋酸菌屬｜在有氧氣的狀態下會將酒精代謝為醋酸（醋）的細菌。

Acidification 酸化作用｜產生酸的過程。酸化作用經常能帶來發酵作用，也是發酵作用能夠安全保存食物的關鍵因素。

Aerobic bacteria 好氧細菌｜需要氧氣方能作用的細菌。

Alkaline 鹼性｜酸鹼值高於7為鹼性，低於7則為酸性。

Amylase enzymes 澱粉酶酵素｜能夠將澱粉（複合碳水化合物）分解成糖（單一碳水化合物）的酵素

Anaerobic bacteria 厭氧細菌｜不需要氧氣就能作用的細菌。這樣的細菌可以是「絕對」厭氧生物，亦即只能在缺氧的狀態下行使功能；也可以是「兼性」厭氧生物，亦即有氧無氧的狀態皆可行使功能。

Aspergillus 麴菌｜在亞洲傳統中，普遍用來發酵穀物和豆類的黴菌菌種。

Backslopping 接種發酵｜擷取前一批發酵成品的一小部分，導入下一批材料中，作為發酵作用的引子。

Bioavailability 生物利用度｜生物能夠吸收利用營養物質或其他基質的程度。

Biodynamics 生物動力自然農法｜有機農業的一種總體理論和方法，由斯坦那（Rudolf Steiner）首次提出。

Botulism 肉毒桿菌中毒｜由肉毒桿菌產生的毒素所引發的罕見疾病，一旦感染經常會致死。肉毒桿菌中毒主要與罐頭食物處理不當有關，不過也有可能來自於不當處理的魚類和肉類。

Brine 鹵水｜醃漬和保存食物用的鹽水。

Carbonation 碳酸化｜將二氧化碳捕捉起來，以在氣體釋放時產生氣泡。

Chloramines 氯胺｜新型態的氯，因為不具揮發性，無法藉由煮沸來排除。

Culture 培養物｜具有許多層面的意義。在發酵方面，通常是指由單獨分離出來的生物（純培養物）或是延續的生物群落（混合培養物）所組成的酵種。

Curdle 結塊｜讓乳汁凝結，使乳脂和固狀物從乳清中分離出來。

Curds 凝乳｜乳汁凝結所產生的固狀物。

Curing 醃漬｜泛指農產品採收後的熟成過程。用在熟成肉類和魚類時，通常是指加入亞硝酸鹽或硝酸鹽這種「醃漬鹽」。

Decoction 熬煮液｜沸煮植物材料（通常是植物根莖、樹皮，或是其他厚實的木質組織）所製成的植物萃取液。

Distillation 蒸餾｜蒸發和濃縮酒精（或其

他揮發性物質）的過程。

**Dry-salting 乾醃**｜在不加水的情況下鹽醃固態食物。

**Eukaryotic 真核**｜細胞裡的 DNA 是被包在細胞核中，而其他構造是包在細胞膜裡的生命體。動物、植物和真菌是真核生物，細菌則是原核生物。

**Facultative 兼性**｜可在有氧或無氧狀態下行使功能的生物。

**Flora 相／群落**｜在既定的基質或環境中的原生生物群。

**Germination 發芽**｜從種子發出芽。

**Glucose 葡萄糖**｜作為細胞能量主要來源的單糖。

**Hull / hulled / dehulled / unhulled 殼／去殼／脫殼／未去殼**｜殼是種子（包括穀類、豆類和堅果類種子）的外層物，多半堅硬且難消化。去殼或是脫殼種子就是去除了外殼的種子；未去殼的種子則是讓外殼保持完整狀態。這對某些製作過程相當重要，例如催芽或是麥芽處理。

**Incubate 培養、培麴**｜將環境維持在某個特定的溫度範圍。在發酵過程中採用此法是為了要激發微生物達到最佳生長狀態。

**Infusion 浸泡液**｜以熱水浸泡（而非沸煮）植物材料後所得到的植物萃取液。此法通常用來萃取植物的葉片或花朵。

**Inoculate 接種**｜引入酵種進行發酵培養。

**Lactic acid bacteria (LAB) 乳酸菌屬**｜細菌的一個大類，包含幾種不同的菌種。不同菌種間以主要代謝的乳酸副產品為分類標準。

**Lacto-fermentation 乳酸發酵**｜主要由乳酸菌主導的發酵作用。

**Lactobacilli 乳酸桿菌**｜乳酸菌的一種。

**Lactose 乳糖**｜乳汁中的糖分。

**Leaven 膨發劑**｜酸酵麵包的發酵菌種。

**Lees 酒渣、酒粕**｜清酒或者是其他米類酒精發酵品所剩下的殘餘固體，由米和酵母組成。

**Liquefaction 液化**｜固體物質變成液態的物理過程，會發生在某些發酵過程中。

**Live-culture 活菌發酵物**｜乳酸發酵食物因為發酵後不經加熱處理，所以裡頭的活菌仍舊活躍而未受破壞。

**Malt 麥芽處理**｜使大麥或是其他穀類發芽。發芽可以啟動酵素，將複合碳水化合物（澱粉）分解成單一碳水化合物，進而發酵為酒精。

**Metabolism 新陳代謝作用**｜在活細胞內發生的化學反應，使細胞得以運用營養物質。專責每一種營養物質及其最後產物的過程，則稱為新陳代謝途徑。

**Mycelium 菌絲**｜真菌生長時生成的精細網絡。

**Nixtamalization 鹼法處理**｜在木頭灰燼或石灰的鹼性溶液中烹煮玉米的過程，這種方式可使玉米仁的堅硬外殼鬆脫、分解，

進而提升玉米的營養價值。

Oxidation 氧化作用｜與氧氣的化學反應。

Pectins 果膠｜在非木質植物組織細胞壁裡的化合物。

Photosynthesis 光合作用｜植物、藻類以及某些細菌在陽光照射下的能量生產過程。

Phytates 植酸鹽｜在穀類、豆類、種子和堅果類外層的化合物，會與礦物質結合而使人體無法吸收。

Pickling 醃漬｜把食物浸漬於在酸性介質中保存。

Probiotics 益生菌｜可以為消化它們的生物帶來某些益處的細菌。

Prokaryotic 原核生物｜單細胞生物，其DNA是自由流動而非束縛在細胞核中，也沒有專化的胞器。細菌屬於原核生物，動、植物和真菌則屬於真核生物。

Racking 轉桶｜將部分發酵酒精飲料虹吸到另一個發酵器皿，目的是讓發酵液體與酵母沉積物分離，轉桶還能通氣，重新啟動「卡住的」發酵作用。

Rhizome 根莖｜某些植物（例如薑）的地下莖。根莖通常水平生長，並在固定間隔之間長出芽苗和根。

Rhizopus 根黴｜運用在天貝等亞洲傳統發酵豆類和穀類製品中的黴菌菌種。

Rind 外皮｜水果的外層邊緣或是外皮，通常又韌又硬。

Saccharomyces cerevisiae 釀酒酵母｜在製作紅酒、釀造啤酒和烘焙中最常見的酵母。

Salinity 鹽度｜含鹽分的程度。

SCOBY 細菌和酵母的共生體｜以某種外形存在的酵種，會從這一批培養物移轉到下一批，以此為生存延續的方式。

Siphon 虹吸｜藉由管子和重力，將液體從一個器皿移轉到另一個放置在較低處的器皿。

Sporulation 產孢｜黴菌生長的繁殖階段，可由顏色的變化識別。

Starter 酵種｜導入細菌或真菌培養物，以引發發酵作用。

Substrate 基質｜人類進行發酵的食物或是飲料，同時也是這些發酵生物的食物及其賴以為生的介質。

Tannins 單寧酸｜存在於許多植物上的苦澀化學化合物。

Thermophilic 嗜熱菌｜在高於45°C下活動的菌種。

Wild fermentation 自然發酵｜仰賴自然存在於基質或是空氣中的生物（而非人為引入生物）所進行的發酵作用。同時也是本書作者上一本關於發酵的著作標題。

Yeast 酵母菌｜包含了釀酒酵母和其他可以將糖代謝為酒精的真菌類別。

# 精采發酵彩圖

## ·卡茲的發酵實作現場·

1. 醃製泡菜的大缸，還附有內蓋與外蓋。
2. 在氧氣的協助下，醋母（mother of vinegar）會將酒精轉換為醋酸。
3. 圖中玻璃罐口上方的鎖氣閥，讓空氣只能出不能進。
4, 5. 山鐸·卡茲今年於澳洲塔斯馬尼亞州首府荷巴特開設工作坊教授發酵課程。
6. 自己親手醃製的食物，一定跟其他人醃製的不一樣！

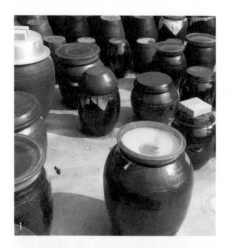

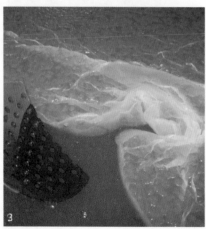

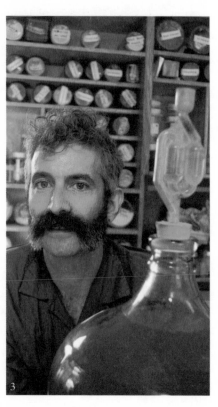

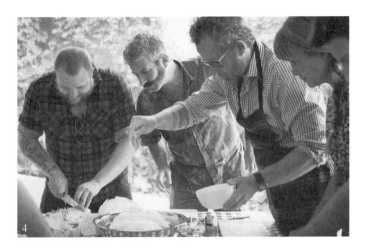

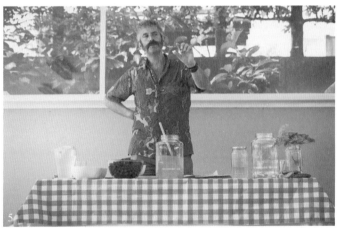

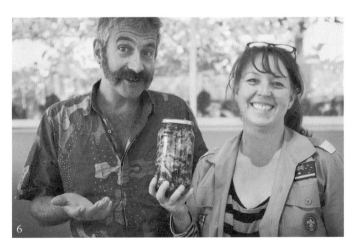

# ·少見發酵物·

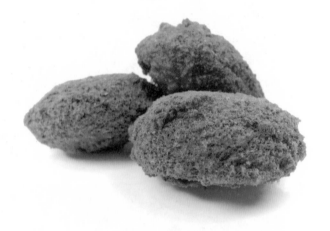

1

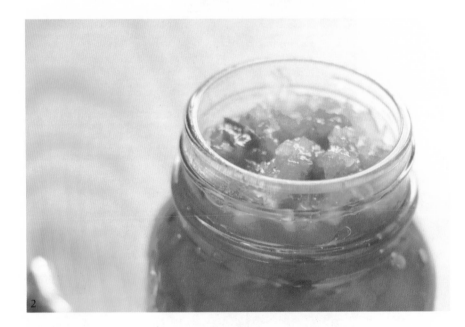

2

1. 阿嘎拉些（acarajé）是非洲與巴西當地將黑眼豆發酵後油炸製成的麵包。
2. 甜酸醬（chutney）由水果與蔬菜一起醃漬發酵而成。圖中所見為以鳳梨為基底的甜酸醬。

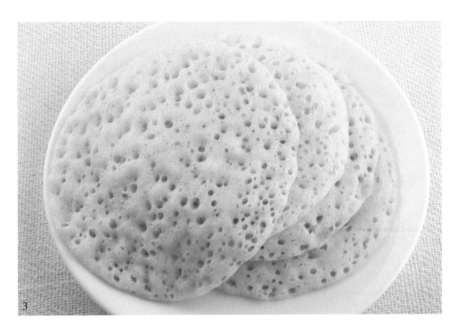

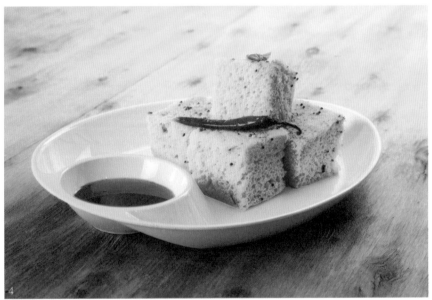

3. 阿旁（appam）在南印度地區用來稱呼發酵米加椰子製成的薄煎餅。

4. 多克拉（dhokla）通常是用未去殼的孟加拉豆和米一起製成的。

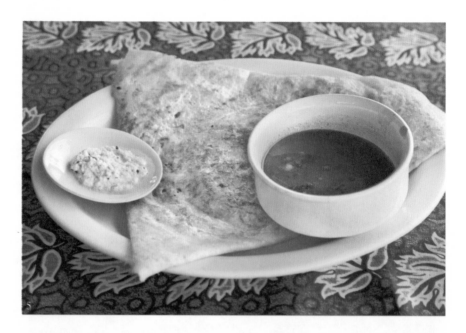

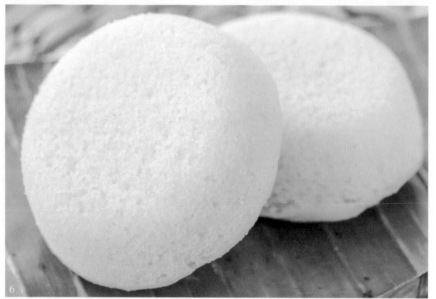

5. 多薩（dosa）材料為米和印度黑豆，製作時，豆糊必須稀薄並盡可能塗開在沾了油的鍋上。

6. 伊得利（Idli）是流行於南印度的蒸糕，由發酵米和扁豆製成。

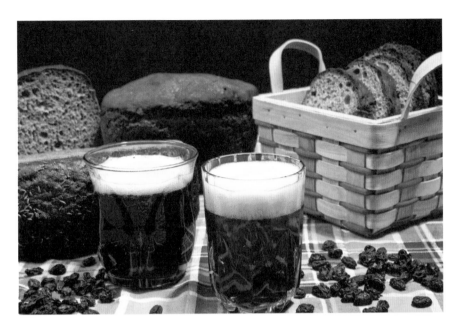

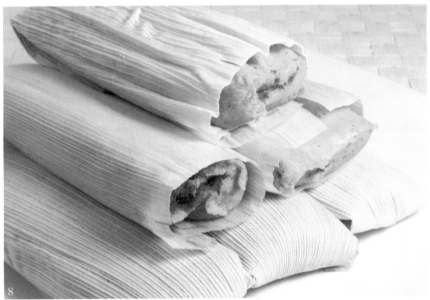

7. 卡瓦斯（Kvass）是將蔬菜泡在水裡、並加了少量鹽分的發酵飲料。

8. 塔馬力（tamale）是中美洲一種以葉子包裹馬薩蒸煮的傳統食物。內餡可以有肉、乳酪、蔬果、辣椒等等。

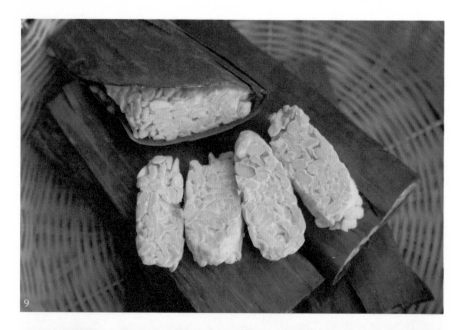

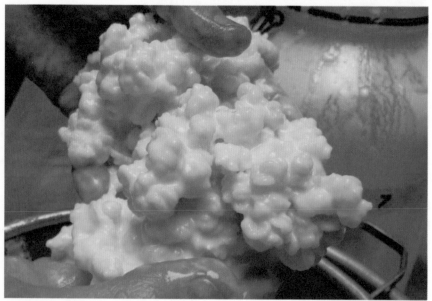

9. 天貝（tempeh）是由少孢根黴發酵製成，通常以大豆為基質。

10. 加州葡萄酒商Lou Preston製作的克菲爾（kefir）

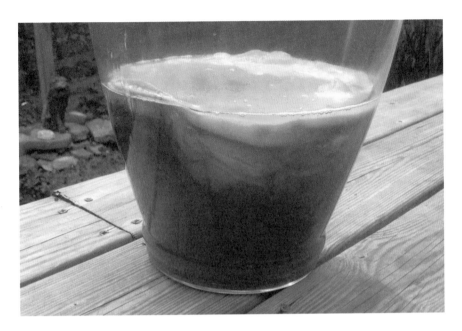

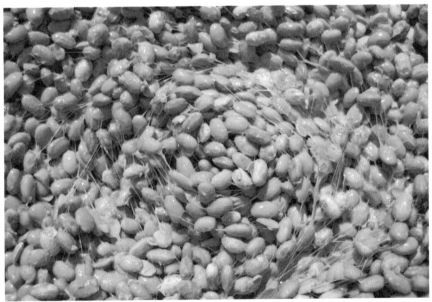

11. 作者自製的康普茶，漂浮在表面的是康普茶菌母。

12. 作者自製的納豆成品，黏稠的絲狀物清楚可見。

# · 顯微世界中的菌種 ·

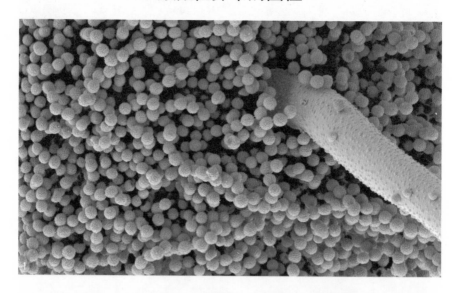

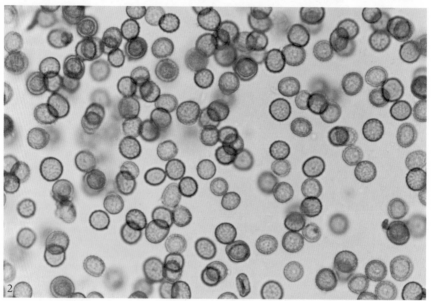

1. 麴菌（*Aspergillus*）常見於穀物與豆類發酵，例如味噌、清酒等等。圖中所見為麴菌孢子。

2. 玉米黑穗菌（*Ustilago maydis*）這種真菌能引出玉米的獨特風味，因此常被墨西哥人刻意引到玉米上。

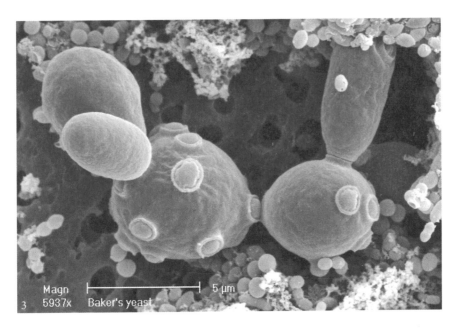

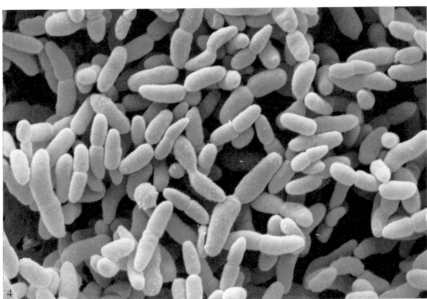

3. 釀酒酵母（*Saccharomyces cerevisiae*）是用來釀酒、做麵包最主要的酵母菌。

4. 酒精在進行發酵作用時，醋酸菌屬（*Acetobacter*）很容易在其表面滋長，使酒精和氧氣轉化成醋酸。

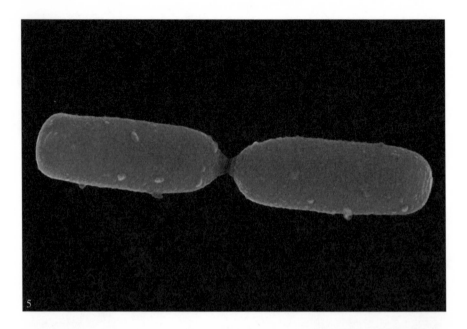

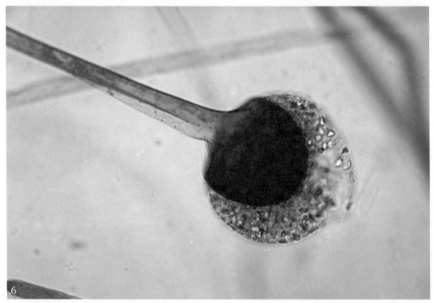

5. 黏糊糊的枯草芽孢桿菌（*Bacillus subtilis*）是納豆與天貝發酵成功與否的關鍵因素。

6. 根黴（*Rhizopus*）在37°C的人體體溫會生長得很快，而比起小麥、麥麩或大豆，米粒上的根黴孢子產量也較高。圖中所見為產孢狀態的根黴。

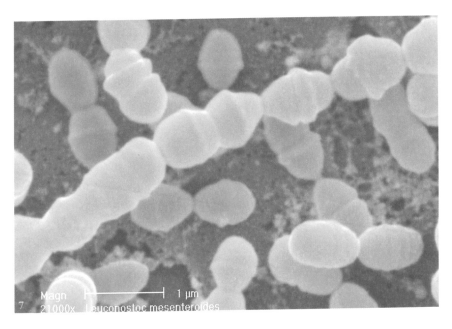

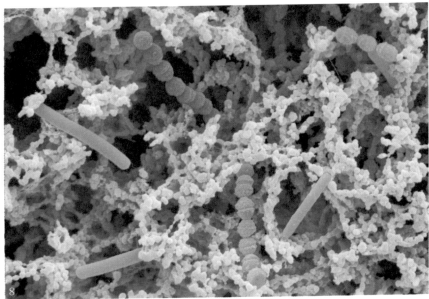

7. 腸膜明串珠菌（*Leuconostoc mesenteroides*）是最常見的乳酸菌，多作用於發酵蔬菜。

8. 優格適合約44°C的暖和環境，這樣的溫度適合喜好溫熱的保加利亞乳酸桿菌（*Lactobacillus delbrueckii*）生長。圖中圓柱狀的細菌為保加利亞乳酸桿菌，圓球鏈狀的細菌為嗜熱鏈球菌（*Streptococcus salivarius*）。